森林疗养师培训教材
——基础知识篇

周彩贤　南海龙　马　红
朱建刚　程小琴　吴建平　著

科学出版社

北京

内 容 简 介

《森林疗养师培训教材——基础知识篇》以林学、心理、旅游、医疗、服务、文化等多个领域为知识基础，服务于森林疗养的基础理论、基地建设、课程编制、实施方法等领域，从技术储备和人才储备的角度，为行业的发展奠定良好基础。 本教材将从森林疗养元素、森林疗养与人体健康、森林疗养基地建设、森林疗养师能力要求、森林疗养途径及有效实施方法等方面全面论述森林疗养的基本理论、实施方法和重要意义。本教材旨在帮助学生掌握森林疗养基本原理，了解森林疗养的相关硬件及软件建设。森林疗养是一个很有潜力的交叉学科，其涉及的林学、心理、文化、旅游、医疗、设计、服务等多个领域，均为热点行业，且随着城镇化程度的提高和人民对物质文化需求的进一步提高，森林疗养已成为主流。通过本教材学习使学生能够在今后的森林疗养实践中综合应用林学、心理、文化等多学科的知识和理念，在森林疗养活动中兼顾人体健康和维护森林资源的可持续利用。

本书可为从事森林疗养工作的管理人员、科技人员及农林院校的师生提供重要参考，也可作为高等院校森林疗养专业教材，或林学类、环境科学类及生态学专业教材。

图书在版编目 (CIP) 数据

森林疗养师培训教材. 基础知识篇/周彩贤等著. —北京：科学出版社，2018.6

ISBN 978-7-03-058030-6

Ⅰ. ①森… Ⅱ.①周… Ⅲ. ①森林–自然疗法–技术–培训–教材 Ⅳ.①R454.6

中国版本图书馆 CIP 数据核字(2018)第 131573 号

责任编辑：张会格 / 责任校对：贾伟娟
责任印制：张 伟 / 封面设计：铭轩堂

科学出版社 出版

北京东黄城根北街 16 号
邮政编码：100717
http://www.sciencep.com

北京科印技术咨询服务有限公司数码印刷分部印刷
科学出版社发行 各地新华书店经销

＊

2018 年 6 月第 一 版 开本：720×1000 1/16
2024 年 9 月第四次印刷 印张：14 3/8
字数：290 000

定价：99.00 元
(如有印装质量问题，我社负责调换)

前　言

森林是以乔木为主体的生物群落，是陆地生态系统的主体，更是人类赖以生存的自然环境。随着当今世界社会与经济的快速发展，人类文明的不断进步，人们对生态环境的需求越来越强烈，森林及其资源对人体健康的功效也越来越受到人们的重视和关注。森林不但有蓄水保土、调节气候、改善环境、提供林产品、保护野生动植物、美化生活等功能，还有医疗保健功效。

在德国、日本等森林医学发达国家，森林对高血压、冠心病、心肌梗死、消化性溃疡、过敏性肠炎、强迫症和不安症、更年期障碍、酒精依赖症、惊悸、摄食障碍10种常见疾病的疗愈效果已被证实。另外，森林疗养对糖尿病、高血脂、哮喘、慢性闭塞性肺炎、肥胖病等也有一定的缓解作用。森林疗养是近年来国际非常流行的一种健康体验模式，集林业、医疗、卫生、养老、旅游、教育、文化等于一身，并逐渐发展为一个新兴产业，是未来森林服务业的重要发展方向之一。森林疗养不仅能为国民带来巨大福祉，而且产业前景也相当可观，因此备受青睐，逐渐成为国际林业发展新趋势。

全书共计7章，第1章探讨了森林疗养的起源与发展趋势；第2章介绍了森林疗养的主要治愈要素；第3章介绍了森林疗养对人体健康的作用机理；第4章详述了森林疗养基地建设；第5章介绍了森林疗养师的能力要求；第6章介绍了森林疗养的实现途径；第7章介绍了森林疗养有效实施的方法，包括森林疗养对象、课程编制、操作步骤、疗效评估和注意事项。本书既可以作为森林疗养师考试的指导用书，亦可供林业工程技术人员、管理人员工作和学习参考，或作为大专院校相关专业（林学、心理学、预防医学、环境医学等领域）的教学参考书。

本书在写作过程中参考和引用了国内外学者的一些文献和成果，在此谨表谢忱！森林疗养是一个很有潜力的交叉学科，其涉及的林学、心理、旅游、医疗、服务、文化等多个领域，发展和变化较快，实践中面临的问题也比较多，书中难免存在不当之处，恳请读者批评指正。

著　者

2018 年 1 月

目　　录

1 森林疗养概要

1.1 森林疗养的起源

森林疗养最早起源于 20 世纪早些时候的德国，此后由于其特殊功效，被人们逐渐接受并得以普及。自 20 世纪 80 年代以来，日本、韩国、美国和欧洲部分国家等纷纷调整森林经营模式，根据各自的特点，寻求森林生态效益、经济效益和社会效益的平衡点和增长点，将森林疗养作为林业提质增效和转型升级的重要抓手，作为提高国民福祉、民族整体健康水平和生活质量的重要手段和措施，并且成为各国国民的一种福利。因此，无论是世界的发展趋势还是国外的研究结果和实践均已充分证明，森林疗养将成为未来国际社会发展的主要方向和动力，是目前乃至今后相当长一个时期林业发展的最高境界，既可使森林的社会效益、生态效益得以充分提升，又可以最大限度地彰显森林的经济价值和生态服务价值。

1.1.1 国外森林疗养的形成与发展

随着社会发展，人类对森林的认识，由最初的原始崇拜、资源获取与简单利用，向着审美自然、陶冶身心、医疗保健等综合认知方向发展。人们逐渐开始对森林有了新的认识和回归自然的渴求，同时对森林疗养的理解也不断丰富与发展。在国外，森林疗养的发展经历了三个阶段。

1.1.1.1 萌芽期

1980 年以前，以德国为代表的雏形期。德国是世界上最早开始森林疗养实践的国家。1840 年，德国人为治疗"都市病"创造了气候疗法。1855 年，赛帕斯坦·库乃普医师倡导利用水和森林开展"自然健康疗法"。他选择了德国一个叫巴特·威利斯赫恩的小镇作为实验场所，随着疗养效果的显著及到访人数的增多，镇上建立了数十家专门为体验者开设的旅馆。旅馆中配有精通库氏疗法的医师，体验者按照医生的指导专心疗养。在 19 世纪 40 年代，德国就在巴特·威利斯赫恩镇创立了世界上第一个森林疗养基地，并先后建立了 50 处森林疗养所。目前德国的巴特·威利斯赫恩镇，森林茂密，温泉资源丰富，人口仅有 1.5 万，却拥有 70 名专业医生和 280 名森林理疗师，每年接纳 7 万客人，约 60%的当地居民的工作与森林疗养有关。以德国为首的欧洲国家，对森林疗养的接受程度较高。根据德国政府1990年的一项调查，德国大约70%的公民都接受过自然疗法的治疗，52%的公民确信该疗法有一定疗效。从20世纪70年代初到80年代末，经常接受自然疗法的比率从30%上升到46%。据德国医生对就诊患者的调查，34%的患者经常接受自然疗法，48%很少接受自然疗法，10%的患者是应医生要求接受自然疗法，只有8%的患者从未接受过自然疗法。

美国则是开展森林疗养条件研究最早的国家，也是最早开始发展养生旅游的国家之一。美国2007年的森林面积有2.98亿hm^2，占国土面积的33%。其中28%的森林为国有林，森林养生度假是森林旅游的重要形式，进入森林休憩健身，早已成为美国人生活方式的一部分。美国太阳河度假村，被誉为美国前十大家庭旅游度假区，占地面积13.4hm^2，三面被森林环绕，拥有如茵的草地和美丽的松树林，是不同年龄的度假游客、户外运动爱好者的养生天堂。这里提供了创新、变化的配套服务和深度体验运动的空间养生场所，成为世界各地开发养生度假基地学习借鉴的标杆项目。其体系构建主要分为"旅"、"居"、"节"和"业"4个体系，通过旅游项目、节事活动等形成完整的养生度假功能。

1.1.1.2 形成期

1980~2000年，以日本、韩国为代表的形成期。20世纪80年代，在日本前林野厅长官前田直登等的倡导下，日本引进了森林疗养，首次提出了将森林浴纳入民众健康的生活方式，在日本西北部的长野县举行了第一次森林浴大会，并系统地开展了森林疗养效果证实研究。1983年，日本林野厅又发起了"入森林、浴精气、锻炼身心"的活动。日本的森林疗养起步稍迟，但发展迅速。目前，森林疗养在日本已成为被广泛接受的治疗活动，森林疗养预防疾病和促进健康的效果已成为公众关注的焦点。

韩国于1982年开始提出建设自然休养林，1988年确定了4个自然休养林建设基地，1995年将森林解说引进到自然休养林，启动森林利用与人体健康效应的研究。

20世纪90年代以来，"森林体验及心理健康"方面的实证研究得到关注，结果表明，不同人类群体在参与森林项目或体验森林环境时心理健康方面产生了积极的变化，这一时期的代表性论文有《森林露营者及其自我实现的增长》、《森林体验及酗酒者之抑郁症》、《森林项目及大学生之抑郁症》、《窗外森林美景及上班族工作满足感》及《城市森林用户及其心理社会产出》等。

1.1.1.3 发展期

21世纪初以来，有关森林健康与森林医学等方面的研究得到更多关注，世界林业发达国家和国际组织的相关机构也应运而生。例如，2005年韩国设立了"森林疗养论坛"的跨学科研究小组，主要目标是研究森林对人体健康的益处并将结果提供给公众。迄今为止，该论坛涉及 200 名森林、医学、运动科学领域的研究人员。欧洲联盟（简称欧盟）于 2004～2008 年发起了森林、林木及人类健康与福祉（COST 行动 E39）的研究，旨在增加自然环境对欧洲居民健康和福祉贡献的了解，并进一步了解森林和树木与人体健康的关系。而国际林业研究组织联盟（International Union of Forest Research Organizations，IUFRO）于 2007 年在芬兰建立了新的森林和人体健康专门研究小组，调查森林与人类健康的关系。该研究小组促进了这一领域的跨学科交流，尤其是林业和卫生专业人员之间的对话。2010 年芬兰启动了"well-being-themed restorative forest trail"活动，并在欧盟国家，特别是波罗的海国家得到了拓展。

2004 年，日本成立了森林疗养学会，正式开始从事森林环境及人类健康相关的循证研究。日本农林水产省在 2004～2006 年发起了一项研究，旨在从科学的角度来调查森林对人类健康的促进效果。该研究取得了大量数据，证明了森林可以通过减轻压力进而达到促进生理及心理健康的功效。例如，日本医科大学的李卿博士、千叶大学的宫崎良文博士、森林综合研究所的香川隆英博士等研究人员，以东京工作繁忙的白领和高血压、抑郁症、糖尿病等患者为研究对象，通过他们在森林中不同时长的散步、休息，发现他们血液中的自然杀伤细胞（natural killer cell，NK）细胞（是机体重要的免疫细胞）活性明显增加，证明森林对高血压、抑郁症、糖尿病等症状具有显著的预防和缓减作用。2006 年，"森林医学"（Shinrin Igaku）一词首次在日本被提出。2007 年，日本森林医学研究会成立时首次使用了"forest medicine"这一英文说法，进一步丰富了森林疗养内涵。由此，日本也成为世界上拥有最先进、最科学的森林养生功效测定技术的国家。

随着生理测量及评估技术的发展，人类接触森林时的生理活动变化得到了定量研究。日本林野厅开展了"森林生态系统环境要素对人体生理影响的研究"，该项目发现，森林疗养可以减少交感神经的活动，增加副交感神经的活动，通过降低唾液中皮质醇、尿液中肾上腺素和去甲肾上腺素的分泌水平，能够稳定植物性神经活动。森林疗养可以降低前额叶脑活动，降低血压，产生放松的作用。日本医科大学李卿等对比城市观光和森林疗养后发现，森林疗养可以提高人体自然抗体（NK）活性和抗癌蛋白数量，认为森林疗养提高 NK 细胞活性和增加抗癌蛋白的作用可以保持 7 天以上，甚至 30 天之久（Lee，2012）。这表明，如果市民每月接受一次森林疗养，身体就能够保持更高水平的 NK 细胞活性，这对于促进健康和预防疾病是非常重要的。

目前，针对芬多精的研究也取得了显著进展，研究发现，芬多精（植物杀菌素）在森林疗养中发挥着重要作用，针叶林中的芬多精主要是单萜类化合物，包括 α-蒎烯、莰烯和 β-蒎烯。在日本扁柏和柳杉林中 α-蒎烯含量特别高，而在赤松

林中 α-松油烯则为主要组成部分。一般认为，树种组成不同，检测到的芬多精的组分和含量也不相同。这是由于芬多精主要由树叶释放，不同树种叶片的释放浓度是不同的。阔叶林中通常包含不同树种，因此阔叶林中芬多精没有明确的特点。研究发现，异戊二烯是阔叶林中芬多精的重要组分，但是由青冈栎、蒙古栎、泡栎等树种组成的森林例外。

1.1.2 国内森林疗养的形成与发展

中国自古以来就清楚地认识到森林的疗养、医药、卫生、保健功能。秦汉时期高人雅士的隐居实际上就是一种心理和肌肤的治疗，通过山水、森林的作用抚慰人的心理和肌肤创伤。历朝皇家行宫别苑均建在风景秀丽、森林茂密之处，就是利用森林的优美环境来调养身心，恢复体力与健康。因此森林疗养对于我们只是一个概念和现代技术、模式的引进，其实践早已有之。

我国是最早发现和提倡利用森林中的清新空气和芳香物质医治疾病、强身健体的国家。唐代医学家孙思邈在其《千金翼方》医著中早已提出："山林深处，固是佳境。"明代医学家龚廷贤，在其《寿世保元》中提出了"山林逸兴，可以延年"的论点。这一见解，比100多年前德国人提出的"森林浴"和"库乃普森林疗养"要早200多年。到了近代，人们不仅认识到森林的自然美景能让人赏心悦目，而且认识到绿色是生命之色，能给人以宁静爽朗之感，茂盛的树木给人以生机勃勃的印象，还认识到许多树木散发出来的芳香气体具有杀菌疗病的作用。这些物质被鼻腔吸入肺部，刺激黏膜，"纳鼻而通十二经"，通过经脉，直达病所，起到加快呼吸器官纤毛运动，利尿、止咳、消炎、镇静、降低血压等作用。我国的中医学界，近年来在利用森林、花卉的"闻香"原理中总结，创造了一系列"闻香"疗病养生理论及方法，这些理论及方法，是建立森林疗养院治病的基础。森林疗养院疗法，适用于慢性支气管炎、肺结核、哮喘、焦虑症、消化不良、神经衰弱、高血压、高楼综合征、办公室职业病，等等。蒋家望等（1997）研究显示，昆明疗养地康复疗养有效率达99.7%，证实昆明疗养地多种自然疗养因子对机体的有益作用，1109例康复疗养中发病率最高的前13种疾病分别为冠心病、高血压病、骨及关节退行性疾病、慢性支气管炎并COPD、慢性胃炎等。表明疗养医学要重视自然疗养因子对人体的生理、病理的影响，充分利用疗养因子的作用，提高人类生存质量。

目前国内的森林疗养无论在理论研究还是在生产实践方面都处于起步阶段，就理论研究而言，目前的内容还主要集中在森林旅游休憩功能、规划等方面，而在森林疗养方面尚未形成较为完整的理论体系（叶晔和李智勇，2008）。中国共产党第十八次全国代表大会（简称十八大）提出的生态文明建设"五位一体"架构、全面建成小康社会的目标为我们进一步明确了方向，全国人民都在努力为实现伟大复兴的中国梦而奋发图强。森林疗养是生态文明建设和全面建成小康社会的具体体现和实践，是服务党和国家工作大局与中心任务的重要抓手，完全契合伟大中国梦的实现。

当前我国已经进入了城镇化快速发展时期，全国城镇人口比例超过人口总数的一半以上。然而由于我国目前所处的发展阶段，经济发展与环境保护处于矛盾状态。据世界卫生组织的统计资料显示，全球处于亚健康状态的人超过 60%，而我国随着经济的快速发展，相当部分人群已经出现了精神紧张、压抑、烦躁、高血压、高血脂等亚健康症状。不仅如此，按照民政部的标准，2014 年年底，我国 65 岁以上老年人为 1.375 亿，占 10.1%。预计 2020 年将突破 2.43 亿，2025 年将达到 3 亿。森林疗养将是改善和解决这些问题的良方，并为这些事业的进一步发展带来生机。就中国林业而言，我们适时地提出了大力发展"生态林业、民生林业"的号召，而森林疗养就是生态林业、民生林业的具体体现。森林疗养的初衷就是让人们享受森林的恩惠，使他们零距离地接触自然、感受自然、亲近自然，在享受森林恩惠的同时也接受森林及大自然的教育，使他们更加了解自然，最终热爱自然，进而激发全民走进森林、热爱森林的新热潮。

我国森林资源丰富，而森林疗养则是以优质的森林资源和不破坏森林植被为先决条件，以因地制宜为基础，以充分保持和发挥森林植被和环境功效为前提，以适度的人工设施为辅助，以科学缜密的医疗监测数据为依据，以健康的衣食住行为保障，以亚健康、老年人和病体康复人群为主要目标群体，以城镇居民为主要服务对象。由于森林中对人体有益的物质和成分的作用，人体的生理和精神发生很大甚至是质的变化，从而达到防病治病、缓解压力、修身养性、解除疲劳、康体健身、益寿延年的目的。

森林疗养是在我国新常态下，发展健康产业的创新模式，是撬动整个健康全产业链的杠杆，不仅迎合现代人预防疾病、追求健康、崇尚自然的要求，更是把生态旅游、休闲运动与健康长寿有机地结合在一起，形成内涵丰富、功能突出、效益明显的新产业模式。

目前我国已经成为世界第二大经济体，经济增长速度位列国际前茅，庞大的人口基数及消费能力，可以为森林疗养事业和产业的发展提供巨大的发展空间和市场潜力。森林疗养作为一项新生事物，尽管还处在萌芽阶段，但终将成为推动国家经济和社会发展的又一新的亮点和增长点，具有广阔的市场空间和发展前景。

1.2　森林疗养的含义

1.2.1　森林疗养的概念

森林是人类的摇篮，也是人类文明的发源地，千百年来，两者依存共生、彼此影响。人类对森林有着天然的亲近感，人类通过嗅觉、视觉、听觉、味觉和触觉 5 个感官享受来自森林的芳香、色彩、潺流、鸟鸣和一草一木等。伴随着社会的发展，人类对森林的认识，由最初的原始崇拜和资源获取与简单利用，向着审美自然、体验文化、感知生命、陶冶身心、医疗保健等综合认知方向发展，人们逐渐开始对森林有了新的认识和回归自然的渴求。在此进程中，对森林疗养的理解也在不断地丰富与发展。

森林疗养（forest therapy）是个全新的事物，其称谓在不同的国家虽有区别，但实质上基本相同。日本和德国称之为森林疗养（上原严，2007），韩国称之为森林休养（森本兼曩等，2006），我国台湾地区称之为森林调养（刘华亭，1984；徐启佑，1984）。称谓虽有区别，但本质相同，其基本含义是"利用特定森林环境和林产品，在森林中开展森林静息、森林散步等活动，实现增进身心健康、预防和治疗疾病目标的替代治疗方法"。森林疗养是在森林浴基础上提出来的，是森林浴的进一步发展。不同的是森林疗养需要对森林环境进行认证，疗养课程需要得到医学证实，一般需要森林理疗师现场指导。目前，与健康有关的话题包含健康生活方式、保健和治疗三个层面，而森林疗养正是处于保健和治疗两个层面的过渡区域（上原严，2007，2009；大井玄等，2009）。

1.2.2 森林疗养的内涵

森林疗养与传统意义上的森林旅游相比，更加强调审美自然、体验文化、陶冶情操和恢复身心等目的，其形式更加多样，内涵也更加丰富，概括起来，主要有以下几个特点。

1.2.2.1 以森林环境为主要载体

森林疗养是生活在现代文明社会中的人们对山林野趣和自然风貌的享受与寻觅，是对孕育人类文明的大自然的回归。亲近自然是人类永恒的情结，当前快速的城市化进程更加剧了人们回归自然的渴望，而森林疗养可以使这种渴望得到良好的满足。所以森林疗养的环境载体应以森林自然环境为主，而非人工痕迹过重的造景或展览馆式的陈列与堆砌。

1.2.2.2 改善体验者的心理与生理状态

森林疗养更加注重体验者的精神和生理的双重改善，强调人在环境品质良好的森林中从事休闲、疗养活动，一方面可明显改善身心健康状况，包括缓解疲劳、愉悦放松、改善心情、调节情绪；另一方面，森林中高浓度的空气负氧离子可起到调节中枢神经、降低血压、促进内分泌功能等作用，而植物芬多精、植物杀菌素等则可杀死细菌和真菌，提高人体免疫力，起到疗养康复的效用。

1.2.2.3 在形式上更具有多样性

森林疗养不拘泥于固定的形式，森林疗养的参与者可依据个人的喜好、需求和身心承受能力，以轻松自由的精神状态和生态责任感，选择开展各种不破坏生态环境，倡导生态保护、生态文明，同时，有利于身心恢复、精神愉悦、机体健康的活动。因此，从活动内容上看，森林疗养具有形式多样性的特点。

1.2.2.4 是森林文化的有效载体

森林疗养是森林文明的一种表现形式，其本质特征就是参与者变换原有的文化环境，探奇求知，变换生活节律，汲取天然无暇而又浑然厚重的森林文化，可以说文化性是森林疗养的灵魂所在。同时，森林疗养也体现了开发、经营、管理者和疗养活动参与者的生态责任感，其中蕴含了深厚的生态道德与伦理，即人与自然相互协调尊重和森林生态系统的可持续发展。所以说，发展森林疗养是新时期弘扬生态文明及构建人与自然和谐家园的良好着力点。

1.2.2.5 具有普及性特点（日常性与大众性的特点）

森林疗养活动从时间上看可长可短，也不用拘泥于早晨、傍晚、周末、节假日等时间，从空间上看，森林疗养场所到体验者的居住地距离可近可远，体验者可根据自己条件选择不同距离的场所开展疗养活动，因此，体验者可适时适地开展森林疗养活动，很少受时间和空间的约束，充分体现了它的日常性特征。同时，随着人们对回归自然的渴望，作为一种现代森林文化的体验形式，公众都愿意参与森林疗养活动，因此，其具有很高的公众接受度。

1.2.3 森林疗养的基本属性

森林疗养与按摩、催眠和针灸一样，均属于替代疗法，它包含预防、治疗、康复和保健 4 个属性。

1.2.3.1 预防属性

森林疗养的预防属性主要针对生活习惯病。生活习惯病是在城市紧张生活中，由不良生活习惯造成的亚健康状态，包括肥胖、高血糖、高血压、过敏、头痛、抑郁等。据调查，北京地区平均每 10 个成人中，就有 5 个人受生活习惯病困扰。生活习惯病大多因为压力而产生，由心理问题传导为生理病态，而森林疗养可有效调节生活压力，因此预防生活习惯病效果显著。日本相关研究表明，每月进行 3 天 2 晚的森林疗养，可有效预防生活习惯病

1.2.3.2 治疗属性

森林疗养的治疗属性主要集中在心理疾病领域。认知障碍、自闭症等心理疾病患者长期或定期进行森林疗养，其精神和情感表现为安定化，恐慌行为减少，交流行为增加。日本称这类森林疗养为"疗育"，欧美和日本均有大量疗育效果的证实报告。此外，森林疗养对治疗部分生理疾病也具有重要意义，早在100多年前，德国通过森林疗养来治疗肺结核。随着证实研究的进一步发展，森林疗养对肿瘤等疾病的治疗机理也有望得到阐明。

1.2.3.3 康复属性

森林疗养的康复属性是指疾病治疗之后的健康恢复过程。人与森林有一种天然亲和感，森林里的溪流和植物光合作用可释放大量负氧离子，为患者提供了符合康复要求的身心环境。近年森林康复机构在各地不断兴起，2010年，第一个模拟原始森林环境的"室内森林环境康复中心"在上海现身；2014年，北京协和医院在大兴安岭建设了第一家森林康复医院，森林疗养有望为患者康复带来春天。

1.2.3.4 保健属性

森林疗养的保健属性以高端休闲业态存在。政府、公众和研究机构都非常关注森林保健功能，研究表明，森林中高浓度的负氧离子可起到调节中枢神经、降低血压、促进内分泌功能等作用，而植物芬多精则可杀死细菌和真菌，增加NK细胞活性，提高人体免疫力。现阶段，公众对森林保健功能已有一定认识，养老产业与森林疗养相结合的实践项目也取得了显著成效，随着对森林保健功能研究的不断深入，森林疗养的保健属性将得到充分开发和利用。

1.2.4 森林疗养的主要形式

森林疗养形式有与森林相关的直接疗养方式和辅助疗养方式两种形式。直接疗养方式包括以森林浴为代表的游憩疗法，以体验森林经营、木工制作和园艺制作为代表的劳动疗法，利用森林中特有地形和自然条件的气候疗法，利用从森林中提取精油的芳香疗法，以科学搭配本地食材为代表的食物疗法、森林中的拓展训练和心理疏导，通过在森林中实施教育活动以改善孩子厌学，等等。辅助疗养方式包括泡温泉、睡火炕、体验当地文化，等等。依据森林疗养的内涵，依托森林资源及其环境建设森林疗养基地是实现森林养生的主要途径（表1-1）。

表 1-1 森林疗养的主要途径

主要途径	实现方式
森林景观的欣赏	利用优美的各类植被景观，向游客提供观赏资源，激发游客积极的心态，领略自然的美景，达到愉悦心情、修身养性的目的
森林环境的体验	通过森林环境中的空气负离子、植物精气等养生因子，促进游客达到身心放松、康体保健的功效
森林空间的游憩	利用森林区域的空间、地形及环境等条件，满足各类游客的需求，提供各具特色的运动机会，提高健康水平
森林文化的熏陶	通过加深对人与自然关系的认识，对林区各种民俗、宗教或历史文化等的接触与理解，达到拓展视野、陶冶情操的效果，有利于培养尊重、包容、合作、积极的人生态度
森林食品的食用	通过提供生态、安全、营养的林产品及其初加工食品，并引导改善饮食结构与习惯，可满足人类健康饮食的需求，促进人体健康

资料来源：程希平等，2015

1.3 森林疗养理论基础

1.3.1 森林与人类的关系

1.3.1.1 森林决定人类的进化

人为什么在自然环境中感到舒适？这是因为人类在其发展进化的 500 万年间一直生活在自然环境中。在人类发展历史上，城市的出现是极其近代的事情，人类的各种生理功能全部都是在自然环境的作用下产生并在自然环境中进化发展而来的（佐藤方彦，1994）。古代，人们对森林和树木的朴素的敬畏之情，举行一些纪念活动。美洲印第安人视森林为图腾："树木撑起了天空，如果森林消失，世界之顶的天空就会塌落，自然和人类就一起死亡。"事实上，森林确实是人类的医院，它具有抗御风沙、涵养水源、保持水土、调节气候、净化环境和保护周围其他生态系统等作用。著名生态学家 E.O.威尔逊曾提出的 biophilia（意为"生命亲和"或"亲生命"）。"生命亲和"假说认为，人类天生就渴望与其他生命形成紧密的连接，这是我们的天性。人类祖先就是从森林中走出来的，人类的祖先，依赖森林提供的起码生活条件，栖息、取食、劳动，甚至用森林作为防御敌人（其他动物）进攻的场所。人类的产生和发展，一直与森林相伴随着。

地球在演化过程中，形成了丰富多彩的、各种各样的、形形色色的物种，每一个物种，由于遗传的特性，还保留着自己特有的一些形状，这些物种的存在对于了解自然界有非常重要的意义。植物的进化历史可分为菌藻时代、裸蕨时代、蕨类植物时代、裸子植物时代和被子植物时代。目前，全世界命名的物种有 200多万种，包括植物 26 万种、昆虫 75 万种、脊椎动物 50 万种，但科学家对整个地球上物种估测有 500 万～3000 万种。我国森林植物资源有 3.3 万种，其中，木本植物有 8000 余种；森林动物资源已命名的：兽类 583 种、鸟类 1316 种、爬行类 382 种、两栖类 275 种、昆虫类 5.1 万种，形成了极为丰富的生物资源和基因库。这些基因资源的存在，对于我们了解物种之间的关系，尤其是与人类有关的一些物种之间的关系是有很大帮助的。除了了解物种之间的关系，还可以了解这些物种是怎么来的，将来又向哪个方向发展。

回顾植物的起源，我们发现最先登上陆地的植物是蕨类（*Pteridophyta*）、鼠尾草（*Salvia japonica*）等无种子维管束植物，接着是裸子植物中的苏铁类、银杏类、针叶类植物，最后是被子植物。被子植物具有真正的花、雌蕊、双受精现象、孢子体高度发达、配子体进一步退化等特征，是植物界最高级的一类，自新生代以来，它们在地球上占着绝对优势。被子植物的产生，使地球上出现色彩斑斓、花果丰茂的景象，随着被子植物花的形态的发展，果实和种子中高能量产物的储存，直接或间接地依赖植物为生的动物界，获得了相应的发展，迅速地繁茂起来。正是有了被子植物为食物来源后，哺乳类动物才出现在陆地上。森林中被子植物果类含有重要的碳水化合物、矿物质、蛋白质等，灵长类正是食用了这些果品，吸收了果品当中这些有效的养分，才能变成智人。例如，被子植物中蔷薇目蔷薇科植物对人类进化具有非常重要的作用。一直到今天，我们现在所使用的相当一部分的果类，如苹果、梨等都属于蔷薇科植物的果实。可以说没有森林这些果品的出现，我们人类是不能进化的。

为了适应不同的生存环境，人类在由动物进化的过程中演变出了各种特性的人类族群，如尼安德特人，他们肌肉发达，脑容量大，抗寒；如现在人类的始祖、智人等一系列的族群。在人类脱离森林后的社会生活中，仍然依附于森林资源，从中攫取物质财富，并依赖林业建立了人类社会的文明。农业生存让智人们付出了更多的代价，如体力的大量消耗，收成的不确定性。从另外一个角度来说，不是人类驯服了植物，而是植物驯服了人类。它们提供了能量的诱惑，却让人类付出了一生去为它们侵略其他植物生存的空间及养分。因此，不管是人类、植物还是动物，彼此之间都是利益的相关者，都是彼此影响的。

从以上进化史可以看出，森林的重要性在于为我们人类社会的进化和繁衍提供了最重要的基本保障。森林为我们人类提供了食物，为人类的进化提供了条件，树叶蔽身、摘果为食、茹毛饮血、钻木取火、刳木为舟、构木为巢、弦木为弧、剡木为矢，森林成为人类繁衍进化的发源地，森林是人类文明的摇篮。森林最早养育了人类，森林对人类的作用也绝不仅仅止于人类的原始阶段，在现代社会森林提供的食品在人类的生活中仍然具有特别的意义。

1.3.1.2　人类对森林的影响

人类社会经历了渔猎社会、农业社会、工业社会、信息社会，与之相对，出现了原始文明、农业文明、工业文明、信息（生态）文明，不同文明时期最大的区别就在人类与森林关系处理上。人类社会发展历史实际上也是人与森林关系演进的历史。原始社会是采集渔猎社会，对森林的改造能力很微弱，只能偶尔从森林中得以馈赠、得以生存。人与森林是一种顺从和服从的关系。随着人类智能不断发展，人类进入农业社会，人类有效地利用和改造森林，并且保护自己，总体来讲，由于生产力不高，对森林的破坏不大，应该是一种人与森林和谐的关系，像男耕女织，"采菊东篱下，悠然见南山"等都是我们现代人向往的生活。但是人类不敢超越自然，是一种顺应自然关系。随着近代科技的发展，进入工业社会，人类就不再畏惧自然，从顺从者、服从者变成征服者，森林被征服、被改造，虽然有报复和惩罚，但是人类不在乎。工业文明改变了传统生产和生活方式，但是它是不可持续的，森林的更新能力、再生能力、自净能力、自我调节能力有限，用这种有限能力满足人类无限要求是不可取的。它不仅带来生态危机而且使人类面临巨大挑战，使现在人类面临十大环境问题。发达国家由于过度消耗森林，发展中国家由于人口众多，大量利用资源和破坏森林，结果造成气候变化、臭氧层破坏、酸雨等一系列的问题。当对生态的关怀上升到伦理观的层面时，生态就成为一种文化，这意味着除了关心自己、关心他人以外，还要善待森林，关心全人类。把个人言行融入到人与森林、人与社会、人与人的整体和谐中。

1.3.2 森林生态学理论

森林是地球上最大的陆地生态系统，是全球生物圈中重要的一环。它是地球上的生物基因库、碳储库、蓄水库和能源库，对维系整个地球的生态平衡起着至关重要的作用，是人类赖以生存和发展的基础。地球在演化过程中，形成了丰富多彩的、各种各样的、形形色色的物种，每一个物种，由于遗传的特性，还保留着自己特有的一些形状，这些基因资源的存在，除了了解物种之间的关系，还可以了解这些物种是怎么来的，将来又向哪个方向发展。如果说没有这些基因资源的存在，我们就不知道各个物种之间的关系，尤其是我们人类，以及与人类有关的一些物种之间的关系，我们可能都不知道。另外，这些基因资源的存在，为我们寻找新的药物，提供了最重要的保障。

森林被称为"地球之肺"，是陆地生态系统的主体，具有固碳释氧的功能，同时森林也是陆地上最大的碳库。森林植物通过光合作用把大气中的二氧化碳固定在植被和土壤中，放出氧气。在全球范围内，森林的碳吸收和碳储量占每年大气和地表碳通量的90%。森林由于具有强大的碳汇功能，对维持空气中二氧化碳和氧气的平衡起着重要作用。当前温室效应成为人类面临的最大威胁之一，而温室效应的产生主要依靠二氧化碳的积累，森林具有强大的碳汇功能，能够有效降低空气中的二氧化碳含量，因此增加森林覆盖率对降低温室效应和改善生态环境具有重要的现实意义。

森林能防风固沙，防止土壤风蚀。狂风吹来，森林用自己高大的身躯挡住风的去路，降低风速，用自己坚实的根系抓住土壤，稳定浮土。可以有力阻滞土壤风蚀，防止土地沙漠化。

森林面积广阔，结构复杂，光合效率高，光能利用率达 1.6%～3.5%，生长更新能力旺盛，是地球上生产力最高的生态系统。据测算，森林生态系统每年固定的太阳能总量，占陆地生态系统每年固定太阳能总量的 63%。森林生态系统每公顷生物的总质量为 100～400t，是农田或草原的 20～100 倍。因此，森林的生物产量在所有植物群落中是最多的，是生物圈最大的能量基地，在维持生物圈的稳态方面发挥着重要作用。只要合理利用，森林就是一个取之不尽、用之不竭的巨大能源宝库。

1.3.3　森林美学理论

在《说文解字》中，"美"的字源包括"羊"和"大"（古人以羊长得肥大为美），反映了农耕文明背景下人们淳朴的审美取向。黑格尔（G. Hegel）也在《美学》中对"美"作了如下定义："美就是理念的感性显现"（朱光潜，1995）。森林美学创始人德国林学家冯·萨里休（V. Salisch）在他第一本《森林美学》（1885年）专著中指出"森林美学是林学的一个分支，在森林经营中应遵循美学原则，只要处理得当，美的森林往往也是经济上最有效的"。森林美学的几个特征：一是充满着蓬勃旺盛、永不停息的生命力；二是以生动过程的持续流动来维持；三是和谐性生命与环境在共同进化过程中的创造性。森林这个广阔领域在呈现美的形式与本质的层面包含着诸多美的基因，它体现着绿色之美、景观之美与生态之美的独特姿态。

色彩之美，森林植物在花、叶、果等方面均有动人的颜色，这些丰富的色彩，让我们走进森林中不会感到单调，而会有一种愉悦的美感，让我们心旷神怡（苏畅，2012）。春，有百花；夏，有绿荫；秋，有落叶；冬，有枝干。幼树，有可爱俏丽；中年，有直入云霄；老树，有挺拔苍劲。色，有红、黄、白、紫；香，有浓、淡、清、雅；姿，有垂、曲、弯、直；韵，有思想、意境（苏唱，2014），这些都是森林植物蕴涵的美感，能给人们带来独特的感受。北方森林的粗犷、明朗、四季分明，与南方森林的细致、阴柔、苍翠欲滴，完全是两种风格、两种情调。不管北方的森林还是南方的森林，那种四季轮回与生命绿色的美丽，都让人们有一种深深的爱恋。

景观之美，是以形、色、声、香为审美对象，叙述的是森林的形态美、色彩美、音韵美、氛围美。它既包含着森林中树木的个体之美，也体现在森林作为景观要素之美（周国文，2017）。

生态之美，是森林的本质内涵之美。森林生态之美的客观物质基础是生态因子、生态系统、生态功能（苏祖荣，2004）。首先，人们进入森林，森林生态因子给人们的是柔和的光线、舒适的温度、清新的空气，给人们带来荫凉、舒适、清新的感受，满足人们生理和心理的最基本的生存需求。其次，森林是陆地生态系统的主体，是支撑地球生命系统健康稳定的保障，森林在木连木、林连林的意义上成就了美的规模效应，表现出森林的空间容量，它是数量结构搭建起的景观之美（周国文，2017）。另外，森林以净化空气、保持水土、储藏资源、消除噪声等为切入点，其森林多种生态功能也将越发被人类所认识，森林生态功能的延伸能够把世界变得更美（周国文，2017）。

1.3.4 环境心理学理论

环境心理学这一名词到 20 世纪 60 年代初才出现，普罗夏斯基（Proshansky，1990）提出：环境心理学是关注人与环境的相互作用和相互关系的学科，又称为人类生态学或生态心理学。环境心理学是研究环境与人的心理和行为之间关系的一个应用社会心理学领域，是把环境视为一个整体，围绕环境整体。环境包含社会环境和自然环境，主要是指人所处的客观实在的物理环境，包括噪声、拥挤、空气质量、温度、建筑设计、个人空间等。环境心理学研究的主要目的是在生产活动中，通过调节各种物理环境，使环境遵循人的心理活动规律。充分发挥人的主观能动性和创造性，避免单调、紧张、焦虑等环境不适反应。开展环境心理学研究具有十分重要的现实意义。

噪声是环境心理学的主要课题，主要研究噪声与心理和行为的关系问题。从心理学观点看，噪声是使人感到不愉快的声音。对噪声的体验往往因人而异，有些声音被某些人体验为音乐，却被另外一些人体验为噪声。研究表明，与强噪声有关的生理唤起会干扰工作，但是人们也能很快适应不致引起身体损害的噪声，一旦适应了，噪声就不再干扰工作。噪声是否可控，是噪声影响的一个因素，如果人们认为噪声是他们所能控制的，那么噪声对其工作的破坏性影响就较小；反之，就较大。人们习惯于噪声工作条件，并不意味着噪声对他们不起作用了。适应于噪声的儿童可能会丧失某些辨别声音的能力，从而导致阅读能力受损。适应于噪声环境也可能使人的注意力狭窄。噪声被消除后的较长时间内仍会对认识功能产生不良影响，尤其是不可控制的噪声，影响更明显。

从心理学角度看，拥挤与密度既有联系，又有区别。拥挤是主观体验，密度则是指一定空间内的客观人数。密度大并非总是不愉快的，而拥挤却总是令人不快的。社会心理学家对拥挤提出各种解释。感觉超负荷理论认为，人们处于过多刺激下会体验到感觉超负荷，人的感觉负荷量有个体差异；密度-强化理论认为，高密度可强化社会行为，不管行为是积极的还是消极的，如观众观看幽默电影，在高密度下比在低密度下鼓掌的人数多；失控理论认为，高密度使人感到对其行为失去控制，从而引起拥挤感。处于同样密度条件下的人，如果使他感到他能对环境加以控制，则他的拥挤感会下降。一般说来，拥挤不一定造成消极结果，这与一系列其他条件有关。社会心理学家还研究诸如城市人口密度及家庭、学校、监狱等种种拥挤带来的影响和社会问题。

在 20 世纪末，"绿色"问题和生态学已经成为焦点。当环境心理学出现并在这一新的研究方向上产生相当大的影响时，西方社会的中产阶级开始非常关注这些出现的社会运动。心理-环境研究将其焦点集中在调查人们对环境的价值观和态度以及分析这些价值观和态度与保护环境行为之间的关系等问题上。所谓的"新环境范式"就反映出一种和环境保持联系的新信念和价值观。一个经常可以得到的调查结果就是，人群中对环境关注程度得分高的人并未表现出相应的重复利用或节能行为。对这一矛盾结果的一种可能的解释是对环境价值观的理解存在多个不同的维度：一方面，是自我本位的或以人类为中心的倾向；另一方面，是以生态为中心的倾向。这两种倾向都肯定了环境的重大价值，但两者的动机不同：前者肯定环境的价值是因为环境对人类的贡献及它满足了人类的需要；后者肯定环境的价值则是站在一个超越的角度上，而不是很功利主义地看它的价值。

环境心理学研究急切需要贯彻人和自然是和谐统一体的理论思维与价值取向。在这方面，东方思想特别是中国传统哲学"天人合一"思想有着较大的理论价值和现实意义。另外，环境心理学需要克服技术至上的思想倾向，改变在环境问题解决中自然科学"万能论"的片面观点。环境问题不单单是一个技术问题，也不能仅停留在工程学、物理学和化学等领域中寻求解决途径。社会科学对解决环境问题同样肩负重大责任。心理学家应该勇于挑战这一现状，充分挖掘心理学在环境问题的分析与解决上的潜在作用，在环境、经济和社会意义上提高心理学对可持续发展的贡献。

环境心理学将自然环境因素纳入到心理健康标准之中，主要研究生态环境中具有功能意义的心理取向，这类研究为以自然环境为背景的治疗方法提供了新思路。心理层面的森林疗养，本质上是将生态心理学原则与心理治疗相结合，是生态心理学的重要实践。

与森林疗养相关的心理学研究方向还有医学心理学和心理生理学。医学心理学介于医学和心理学之间，主要研究情绪和心理行为对疾病发生、发展过程的影响机制。心身相关理论是医学心理学理论的核心，大量研究表明，心理因素可以影响大脑分泌信息素，直接作用于大脑以外的躯体各器官，从而影响人体健康。

心理生理学，研究心理或行为如何与生理学的变化相互作用，研究人的认知、情绪及行为现象与生理学原理及变化的关系，是通过生理学的原理与其变化来揭示心理过程本质的科学，其中脑电波测试法就是广泛应用在心理学领域的方法之一。它的优点在于采用严格的实验设计、客观的测量手段和可靠的数理统计，可以准确揭示身心之间的相互关系，也因其严格控制外界条件而一度只能在室内进行测定。便携式脑电测试仪应运而生，为室外脑电波测试提供了便利。

1.4 森林疗养国内外实践

1.4.1 福利领域的案例

现在有各种设施，如残疾人设施和老年人设施等。在欧美，对残疾人与老年人的关怀，不是由设施来完成，而是转变为由地域共同体负责。但是在日本，由福利设施实施关怀仍然是巨大的支柱。在这种背景下，各种社会福利设施将森林疗养作为业余活动、休闲方式、转换心情的一个环节。另外，如果有残疾人时，作为治疗活动与关怀，他们也期待实施森林疗养。还有许多设置在远离街道的福利设施，如果在这些设施周围有可以用于散步的森林环境，在设施条件的允许范围内，作为使用设施的每天的习惯活动之一，则有进行森林散步和活动的可能性。

为了给残障人士创造就业和技能培训机会，帮助残障人士自立，很多国家为残障人士建设了福利设施。在日本，这种福利设施被称为"授产设施"。位于山梨县甲府市的一处特殊授产设施，名字叫作"水青冈之森"。在那里不仅能够烤面包、做蛋糕，还能享受森林疗养。

"水青冈之森"位于一个被称为"武田之杜"的县立公园内，公园区分为健康之森、树木标本园、山梨县鸟兽中心、天神山园地等各类空间，像"水青冈之森"这样用于健康管理的森林约有 200hm^2。从 2008 年开始，武田之杜森林管理所开始针对残障人士定期开展森林疗养活动，刚开始是一个月一次，从 2009 年开始增加到一个月两次。

"水青冈之森"所编制的森林疗养课程非常简单，主要是森林漫步、作业活动和放松训练。具体来说，早晨九点半集合出发，首先做 20min 的森林漫步；再做 30min 的粉碎木片或为菌棒接种菌根的劳动；紧接着搬运 5min 的原木；然后再做 15min 的森林漫步；之后找到一棵自己中意的树，把自己的名字和愿望写在纸上，并挂在树上，整个过程约 10min；然后做 25min 的落叶浴（将身体埋入落叶中）；之后继续做 25min 的森林漫步；活动结束之后，体验者还要互相交流感想 10min。

"水青冈之森"的最大接待能力是 20 人，但是平常这 20 人并不都是残障人士。一般情况下，福利机构会派出 3 名管理者，公园管理署也会派出 4 名工作人员陪同，有时还要聘请 2 名像上原严这样的专业人士进行指导，所以每次参与活动的残障人士不会超过 10 人，基本上每个残障人士可以得到一对一的照顾。

初次森林疗养活动结束后，福利机构的管理人员就发现，"大家的表情比以往更丰富了"，"有些人开始主动打招呼了"，"他们很愿意参加森林疗养活动"，"没想到他们还能够种蘑菇"。后续的跟踪研究表明：定期参加森林疗养的残障人士，更容易适应环境，攻击性行为减少，相互交流能力得到提高，自我表现和自我发现意识得到增强，脸部表情也开始丰富起来。

韩国的森林疗养以公立为主，私立为必要补充，并不完全是市场行为，政府为经营者提供优惠贷款或者免费安装游憩设施。2013 年，森林休养的投资总额达 1.212 亿美元，其中 1/3 的资金源于国家扶持建立的各种社会基金。到目前为止，韩国山林厅策划和运行着涵盖"从出生到死亡"不同生命时期的山林福祉服务课程。森林胎教是第一阶段，包括青少年、中老年、树木葬在内，男女老少都能体验山林福祉服务。

韩国青太山自然疗养林位于江原道横城郡，由韩国国立自然疗养林事务所管理，占地面积 403hm²；同时也是韩国育林示范区。林中栖息着各种野生动植物，如同一个大型的自然博物馆。为了方便游客游玩，青太山自然疗养林修建了森林教室、小木屋、林中修炼院、休养馆、露营地、烧烤屋、手工坊、学生宿舍、木栈道等。由于该自然休闲林地处幽静地带，人口密度小，环境优美又富有情调，且住宿费用低廉，因此深受游客欢迎。

1.4.2 医疗领域的案例

森林疗养院，或称为"绿茵疗养院"、"花园医院"，是近年来在俄罗斯、德国、日本等国家新出现的一种独特的"闻香"疗病医院。医院建于森林中（特别是针叶林），不吃药、不打针，主要是通过患者在森林中住宿一段时间及开展活动，用散步、慢跑、打太极拳、读书、下棋、绘画、唱歌、游戏等形式，呼吸森林中树木散发出来的芳香气味。这种芳香物质是以异戊二烯为基础的萜烯物质（单萜烯、倍半萜烯和双萜烯），人体吸入这些物质，可以达到治疗疾病、强身健体之目的。森林疗养院一般都建在高山森林中，以针叶林中为最好。针叶林中松科（Pinaceae）、柏科（Cupressaceae）等植物能散发出萜烯物质。据有关专家测定，每公顷针叶林，每天散发的萜烯在 2~5kg，萜烯有很强的杀菌能力，能杀灭白喉、伤寒、疟疾杆菌、沙门氏菌、结核杆菌，有增强抗炎、抗癌和增强机体免疫能力的作用，故被称为"森林杀菌素"。萜烯中含维生素原，可直接被人吸入肺部，故又被称为"森林维生素"，萜烯物质在氧化过程中产生过氧化氢，从而增加空气中的臭氧"阴离子"，有很强的杀菌作用。此外，阔叶林中的银杏（*Ginkgo biloba*）、观光木

（*Tsoongiodendron odorum*）、香果树（*Emmenopterys henryi*）、鹅掌楸（*Liriodendron chinense*）、香榧（*Torreya grandis*）等树木，也能分泌气态芳香物质，含氧量高并富含阴离子，对人体有补养强壮作用。

国际上，德国是唯一一个将森林疗养纳入国民医疗保险体系的国家。在德国，国民可以在保险范围内，每4年享受1次为期3周的森林疗养。德国早在19世纪中后期就已经建立"森林医院"，并提出了"森林向全民开放"的口号，规定所有国有林、集体林和私有林都向旅游者开放，每年森林游憩者近10亿人次。德国是森林疗养的发源地，其森林疗养发展模式有两个特点，一是森林疗养偏重于治疗功效，森林疗养课程已被纳入医疗保障体系，经医生处方后，患者进行森林疗养是不需要额外支付费用的。黑森林疗养院位于距离德国巴登巴登市60km的拜尔斯布隆，交通便利，空气清新，群山环抱。黑森林疗养院自1974年至今，已有47年的历史。疗养院外围的奥斯河，河水源头来自阿尔卑斯山，可直接饮用，含氧量高于杭州花圃300倍。黑森林疗养院占地2.5万 m^2，拥有套房4间，行政标间42间，豪华单间91间，配备世界上先进的体检设备、水疗中心；疗养院区内设直升机停机坪、高尔夫球场、网球场、大型停车场、游泳池、咖啡厅、健身房、按摩中心以及可以同时容纳200人的豪华餐厅；服务团队60余人，并与慕尼黑皇家医院和弗莱堡医学院达成全面亲密的合作关系。来到这里，不仅可以呼吸新鲜的空气，品尝纯净的水源、安全的食物，更可以享受优质服务。

日本民族是全世界最长寿的民族，其长寿的主要原因是注重饮食，均衡膳食，和睦共处，精神愉快，重视体育锻炼，环境绿化好，医疗保健完备。归纳其休闲养生之道主要有美食养生、沐浴养生、医疗养生、生态养生、运动养生、游乐养生。长崎以其得天独厚的自然环境，充分体现了日本休闲养生的精髓。长崎是日本九州岛西岸著名港市，长崎县首府。长崎位于日本的西端，面积406.35hm^2。长崎医疗体制健全、医疗质量和服务水平高。近期开辟了医疗旅游体验活动，以吸引更多东亚游客。具体安排是，3晚4日行程之中的一天在一家医院度过。游客首先在医院接受"诊断"，然后才开始在长崎市的观光之旅。

夏目漱石在日本近代文学史上享有很高的地位，旧版壹仟日元的人物头像便是夏目漱石，漱石是他的笔名，取自"漱石枕流"（《晋书》孙楚语）。1900年，夏目漱石前往英国留学。刚到英国的时候，日式英语在英国处处碰壁，国家给的留学经费也不够花，偏偏这个时候，夫人的来信也中断了，一系列挫折让夏目漱石患上了神经衰弱症。当时英国一个叫 Jonn Henry Dixon 的医生帮助夏目漱石渡过了这个难关，他把夏目漱石接到了 Pitlochly 疗养基地，Pitlochly 地处高原，空气清新、溪水潺潺、森林茂密，是英国有名的疗养胜地。在 Jonn 的悉心安排下，夏目漱石每日在森林中爬山、散步，与当地农民闲聊，在这里悠闲地度过了三周，神经衰弱症状显著缓解，才得以继续完成学业（杨欣宇等，2015）。

轻井泽于东京，就像北戴河于北京一样，都是离大城市较近的避暑胜地。轻井泽平均海拔 1000m 左右，落叶松和白桦生长茂盛。在肺结核还是医学难题的年代，森林疗养曾让很多来到这里的人恢复了健康。堀辰雄和神谷美惠子就是这其中的典型代表。堀辰雄是作家，神谷美惠子是心理学家，两位都年纪轻轻就感染了肺结核。他们在医生的安排下来到轻井泽，通过森林静息、漫步和调整饮食等方式，替代药物治疗。森林中芬多精和负氧离子保住了堀辰雄、神谷美惠子的性命，也成就了日本文坛和心理学领域的两个佼佼者。

高血脂分为原发性和继发性两类，原发性与先天遗传有关；继发性多数是由于代谢紊乱，与饮酒、吸烟、饮食、体力活动、情绪活动等有关。对继发性高血脂的治疗，控制体重、运动、戒烟和调整饮食都是有效的治疗方法。2015 年，解放军第三一三医院的一项研究成果，为森林疗养有效治疗高血脂增加了新证据。研究者将患有轻中度高血脂的男性基层军官随机分为两组，一组只接受常规疗养；另一组在常规疗养基础上，每日早晚进行森林漫步和腹式呼吸，每次 30min；但是两组均不服用任何降脂类药物。15 天之后，研究者重新测定疗养对象的血脂水平。结果发现，两组疗养对象的血脂水平均有明显下降，但接受森林疗养的军官血脂下降程度更大，而且与对照之间的降幅差异具有统计学意义。另外，很多研究者认为，森林中的负氧环境对轻中度高脂血症有较显著疗效。陶名章等（2011）利用负氧离子发生器，对高脂血症的临床效果进行过深入研究，结果表明：与传统药物治疗相比，负氧离子能更有效地降低高脂血症患者的三酰甘油水平。

1.4.3　心理咨询领域的案例

森林除了医疗、观赏等作用外，还是进行心理、道德教育的好地方。森林旅游已引起医学家、心理学家、生物学家、建筑学家、林学家、地理学家的重视。许多科学家认为：森林、山川美丽的风光有助于培养良好的性格和高尚的情操。美国著名的建筑学家西图爱尔说过：人的性格和情操的培养，不仅受着优秀的著作、电影及高尚人物交往的影响，而且还受着大自然风景的陶冶。森林中高大挺拔的树木，各种花草独特的芳香味，风掠过林梢的林涛声，悦耳的鸟鸣声，潺潺的流水声，静谧的林中空地，令人陶醉的空气等，都有利于身心之健康。

健康的森林能满足人类深层次的心理需求。人类的漫长岁月是在森林中度过的，森林为人类提供了心理和生理上的庇护场所，满足人类的种种需求。因此，人类对森林有着积极肯定的情感。人们一旦进入森林，这种感情就会爆发出来，心理自然得到镇静，中枢神经系统得到放松，全身得到良好的调节，并感到轻松、愉悦、安逸，人们因环境紧张或者心理因素引起的疾病，在森林的这种奇特功能的作用下会不治而愈。

贝多芬在耳聋情况下，完成了旷世巨著《第九交响曲》，让世人所惊叹。可事实上，贝多芬曾想过自杀，遗书也写了好几次，让他战胜绝望的，不仅是对艺术的执着，还有定期的森林疗养。在医生的劝告下，贝多芬定期到维也纳郊外的巴登（Baden）小镇进行疗养。这个巴登小镇并非德国巴伐利亚州的巴登巴登，但是这里的森林、硫磺温泉和溪谷同样非常有名。贝多芬在这里过着隐士的生活，每日到林中漫步，纾解耳聋的烦恼。贝多芬不止一次说，巴登的环境让他想起了他的出生地。言外之意，贝多芬找到了安全感，心里有了归宿。所以从心理层面来看，森林疗养对贝多芬的治愈效果是非常显著的，也是森林疗养帮世间挽留住了这位旷世奇才、音乐大师。

历史表明，人类的漫长"童年"是在森林中度过的，而且森林在不同的时期，都提供了人类心理和生理上的庇护场所，满足了人类的种种需求。根据巴甫洛夫的"大脑动力定型"理论，人类早期的这种积极肯定的情感，已经映入了人类大脑皮层深处，形成了一种潜在的意识。因此，尽管人类已从森林中走出，走入了城市与田园，然而这种深层次的要求时时会表露出来，影响到人们对森林的感情和需求。人们一旦进入森林，这种感情积愫就会爆发出来。人好像回到了童年，甚至母胎中的美好境界，心理得到镇静、中枢神经系统得到放松，全身得到良好的调节，并感到轻松、愉悦、安逸。许多因环境紧张或者心理因素引起的疾病，通过森林的这种功能会不治而愈。

森林疗养对常见精神压力疾病的治愈效果见表 1-2。

表 1-2　森林疗养与精神压力疾病

疾病名称	治愈效果	疾病名称	治愈效果
高血压	◎	肥胖	○
糖尿病	○	强迫症和不安症	◎
高血脂	○	更年期障碍	◎
冠心病、心肌梗死	◎	斑块脱发	◎
消化性溃疡	◎	酒精依赖症	◎
过敏性肠炎	◎	惊悸	◎
慢性闭塞性肺炎	○	摄食障碍	◎

注：◎治疗效果已证实；○治疗效果待证实。资料来源于 www.fo-society.jp

现在围绕学校环境有多种多样的问题，由于家庭变故、网络中毒和校园暴力等原因，让很多青少年置身危机之中。对于这些问题，森林疗养不仅是休养的方法，也能够作为疗愈的手段。韩国媒体做过一项调查，79.2%的国民和76.4%的患者对森林疗养持正面态度。2012 年 10 月，韩国山林厅专门策划了"预防校园暴力、平复孩子内心伤害"的森林疗养活动，2013 年这项活动增加到了 27 场。

通过森林疗养预防心理问题，适用于青少年，也适用于幼童。据 2012 年 4 月出版的《幼儿教育学论文集》披露，与一般幼儿园相比，森林幼儿园的儿童在身高、体重、肌肉量、敏捷性和情绪控制等方面都具有优势。韩国从 2008 年开设森林幼儿园，当时仅 8 家，2011 年迅速增加到 110 家。到森林幼儿园接受锻炼的孩子，从最初的 1.3 万人，迅速增加到 24 万人。

城市生活节奏快，人们要面对激烈竞争，要处理纷繁复杂矛盾，长期处于高度精神紧张状态，很多人都有失眠问题。有资料显示，欧洲失眠发病率约为 22%，我国失眠发病率也超过 17%。研究表明，引发失眠的原因是多方面的，而治疗失眠的方法也有很多种。服用安眠药物是最直接、最有效的一种方式，但是服用安眠药物会影响翌日认知能力，而且长期服药还会产生药物依赖等不良后果。

飞行员训练强度大、从业风险高，容易发生睡眠障碍。而睡眠不足会严重影响飞行员的注意力、警戒力、记忆力和判断力，增加飞行风险。为了避免产生药物治疗的不良后果，现阶段主要是通过物理治疗方法来改善飞行员的睡眠状态。2014 年，沈阳军区兴城疗养院尝试用森林浴对飞行员睡眠障碍进行干预。研究者将睡眠指数相同、年龄相近的飞行员分为两个小组，一组只接受常规疗养，另一组在常规疗养之外每天接受 1.5h 森林浴。三周之后，研究者对飞行员的睡眠质量进行重新评估。结果发现，接受森林浴飞行员的睡眠质量改善程度要明显优于常规疗养组。

其实有关"森林疗养和睡眠改善"的研究并不是个案。广州军区疗养院调查分析了森林疗养对 323 名军队疗养人员睡眠质量的影响，发现森林疗养对提升睡眠效果、睡眠感受、睡眠可持续性和缩短睡眠潜伏期等具有显著效果。森林疗养改善睡眠的机理目前还不明了，但是大量临床研究表明：森林中的负氧离子能够促进单胺氧化酶（MAO）的氧化脱氢基，降低脑及组织内的 5-羟色胺（5-HT）水平，对自主神经系统有良好的调节作用，能够改善睡眠和调节神经衰弱。

在一些发达国家，为了把握企业员工的心理负担程度，通常会对员工进行压力调查，并基于压力调查结果，由医生进行面谈指导。从 2015 年 12 月 1 日起，日本开始实施"企业员工压力调查制度"，将员工压力调查作为企业应尽的义务，用法律形式固定下来。森林疗养虽然和"压力调查制度"没有直接关系，但是作为最直接的预防对策，森林疗养的减压效果是被广泛证实的。所以森林疗养有望能够作为压力调查后的"自我保健方法"，得到广泛推广。日本森林疗养协会正是敏锐地认识到了这一点，2016 年 1 月 15 日，日本森林疗养协会专门召开了名为"压力调查制度导入和森林疗养应用"的主题论坛，邀请企业人事主管、心理医生、心理咨询师、森林疗养师、森林向导等相关人士聚集一堂，专门探讨如何利用压力调查制度来推广森林疗养。

1.4.4 康复领域的案例

康复疗养旅游是以治疗疾病、康复疗养为目的的特殊旅游形式，它以治疗、康复为主，娱乐和观光为辅，是旅游、医疗的有机结合。康复疗养旅游主要是凭借疗养地所拥有的特殊自然资源条件，先进或传统的医疗保健技艺，优越的设施，将休息度假、健身治病与旅游结合起来的专项旅游活动。具体包括为治疗和康复而进行的气功、针灸、按摩、矿泉浴、日光浴、森林浴、中草药药疗等多种形式的旅游，以及高山气候疗养和海滨、湖滨度假等。

康复疗养类型分为健康疗养、慢性病疗养、老年病疗养、骨伤康复、职业病疗养等，大多康复疗养旅游区有各自的特点和疗养适应症。康复疗养的时间较长，以一星期至一个月为主。疗养的科目也规范，并配备了专门的体能教练，出操、爬山、理疗、听讲座、参加各种文体娱乐活动，然后是体验、治疗等。自 20 世纪 70 年代起世界上出现了人类追求森林浴的热潮。美国、日本相继出现森林医院，日本 60% 的国民参加森林浴。他们研究了健康与森林的关系后，公认森林浴是有益于人体健康的"三浴"（海水浴、日光浴、森林浴）之一。后德国医疗界又提出了"森林对全民开放"，并经过临床测试得出森林浴后人体能增强抗病能力，加快机能调整、恢复。

目前在俄罗斯、美国、日本已出现了香花医院。在香花医院里，治愈疾病靠的不是先进的医疗设备和昂贵的药物，而是一年四季中不断交替开放的鲜花，医生采取的主要医疗手段是让患者吸入一定剂量的花香气。日本东京开设"原宿诊疗室"，它的休息室大约 $20m^2$ 的面积，一进入就会闻到阵阵花香，令人心情舒畅、愉快，忘却烦恼，而"香味"来自放置于角落的薰衣草，这家诊疗室主要是治疗患者过度紧张引起的疾病。

1.4.5 国外森林疗养经验启示

随着我国经济社会发展，森林疗养将成为潜力巨大的产业。部分专家及林业工作人员建议，为避免盲目发展、恶性竞争破坏林地资源，国家应尽早出台行业标准和规划，让森林疗养产业步入健康可持续的发展道路。森林疗养在国际上有许多国家的先进经验值得学习和借鉴，如韩国、日本、美国、德国等都在该领域有良好的发展。

1.4.5.1 建立完善的法律保障体系

目前国际上森林疗养发展较为完善的国家均就森林疗养进行了相关立法。日本的《关于增进森林保健功能的特别措施法》（简称《特别措施法》）制定于 1985

年，并于 1995 年、1996 年、1998 年、2000 年进行过多次修订，最后一次修订是在 2014 年。日本的这部《特别措施法》，主要就是围绕森林经营改革进行的。为了规范森林经营体制改革，有序推进森林疗养工作，日本选择在工作初期就以严格的法律形式来推进工作。《特别措施法》主要用来"规制"政府工作，法律中大部分条文是针对各级行政长官的，包括农林水产大臣、都道府县知事和市村町行政长官等，每一级行政长官应该做哪些工作，法律都有明文规定。从技术层面上看，农林水产省负责制定基本方针，哪些森林用于保健、如何在开发和保护之间取得平衡、不同行业主管部门之间加强协调等内容，都以法律的形式固定下来。另外，在具体操作环节，保健用途森林的造林、抚育、采伐等森林经营措施，以及森林内应该设置哪些保健设施等内容，也以法律的形式固定下来。

为了加强对森林文化和森林休养资源的保护、利用和管理，为国民提供舒适、安全的森林文化、休养服务，韩国 2005 年出台了《森林文化·休养法》。与日本出台的《关于增进森林保健功能的特别措施法》情形类似，《森林文化·休养法》在 2007 年、2008 年、2010 年、2011 年、2012 年、2013 年进行过多次修订。《森林文化·休养法》规定了国家和地方政府各自应该承担的职责，山林厅每十年要修订一次《森林文化·休养基本规划》；地方政府也要编制本地区《森林文化·休养规划》，并且每年向山林厅报告年度业绩。对于《森林文化·休养规划》应包含哪些内容、如何开展基础调查、谁来运营管理网站等内容，《森林文化·休养法》也有明确规定。《森林文化·休养法》规定山林厅负责森林疗养师培训和资格认证，那些有犯罪记录的、无民事行为能力的人是不能成为森林疗养师的。《森林文化·休养法》规定了森林疗养师培训的教育内容和教育周期，还规定山林厅和地方政府应为森林疗养师提供必要的活动经费。韩国的自然休养林、森林浴场均由山林厅进行指定，如果经营不善或是森林丧失了保健功能，山林厅会随时撤销其相关资格。山林厅对依据《森林文化·休养规划》建设基础设施的经营者，提供项目经费、部分补贴或是融资便利；另外，《森林文化·休养法》规定经营者可以征收入场费和设施使用费，为后期经营提供了法律保障。另外，为了保护森林疗养资源，确保体验者安全，《森林文化·休养法》规定自然休养林可以实施轮休制定，一定期间内限制或禁止体验者出入。

另外，还有日本的《山村振兴法》、《环境教育促进法》和韩国的《森林教育法》等一系列法律保障体系的构建，从根本上解决森林疗养发展过程中可能出现的片面追求经济利益、重开发轻保护、规划布局不合理、文化内涵不足、参与者权益无法保障等诸多问题。

1.4.5.2 实行鼓励和扶植政策

以韩国为例，2013 年用于森林疗养的投资总额就达到 1212 亿韩元（约合

1.212 亿美元），而且其中 1/3 的资金来源于由国家扶持建立的各种社会基金的支持。而澳大利亚和新西兰每年投入大量的资金建设国家公园用于森林疗养，但都不以营利为目的，而且实行所有权与经营权的分离，鼓励私人租赁经营。良好的鼓励和扶持政策，也是这些国家森林疗养产业得以快速发展的必要保障。

1.4.5.3 健全有序的管理体系

建立有专门的森林疗养管理机构，如韩国的国立自然休养林管理所，美国通过国家林务局与州政府林业管理部门的配合，建立了国家森林公园的许可证制度，推出三类不同的许可证以针对不同需求的森林疗养参与者进行审批。韩国、日本则在森林教育、疗养、治疗等基地的认证方面有完善的标准体系，同时，在森林讲解员、疗养师的培训与资格认证方面也有严格的标准。

例如，日本建立了世界上第一个森林疗养基地认证体系，对于"森林疗养基地步道"也制定了准入标准，该体系具有非常完善的系统，其所涉及的标准与指标具有显著的国际先进性与科学性。地方政府（含县、市、镇）及自治机构可向此体系提出申请，通过合理有效的审查后将正式予以认证。森林疗养基地认证一般从森林疗养效果对比实验开始，实验通常选取 12 名志愿者，分别在森林和条件相当的城市部散步，如果与城市部相比，当地森林能够对人的心理、生理产生积极影响，并且森林环境适合，就能正式启动森林疗养基地的认证程序，整个森林疗养基地认证程序走完需要 18 个月。森林疗养协会从推动森林疗养的角度出发，尽量帮助每个申请单位完成森林疗养基地建设。因此日本森林疗养基地认证的指标体系目前还只是一个体系框架，单个指标的度量尚有待完善。森林疗养基地的指标体系具有 2 个 1 级指标（自然社会指标和接待能力指标）、7 个 2 级指标和 28 个 3 级指标，详见表 1-3。

表 1-3 森林疗养基地的指标体系

一级指标	二级指标	三级指标
自然社会指标	自然环境指标	观感良好
		自然资源丰富
		无有害污染物质
		具有自然环境维持和保护机制
	环境与设施指标	具有森林疗养路线，且经营良好
		设施周边的森林经营良好
		具有休闲体验设施和无障碍设施
		具备安全管理体制和医疗机构
	人员到达指标	顾客交通圈中潜在使用者数量
		公共交通工具能够到达
		私家车能够访问
		停车场经营良好

续表

一级指标	二级指标	三级指标
接待能力指标	管理指标	具有执行力强的专门管理机构
		森林所有权明确，经营稳定
		具有政府推动机制
		具有当地居民参与机制
	森林疗养菜单指标	能够提供相关森林疗养菜单
		具有具体的野外活动菜单
		具有住宿菜单
		具有医疗保健菜单
	利益相关方指标	能够为游客提供服务
		具有一站式服务窗口
		具有熟悉当地森林的森林理疗师
	发展潜力指标	具有短期和长期发展规划
		具有可持续性的运作体制
		具有广告宣传对策
		具有骨干人员培育机制
		具有地方特色的森林理疗方案

注：根据 www.fo-society.jp 资料整理而成

特色是森林疗养基地建成的关键，比如日本长野有一个小城镇，那里有一种非常好的树——桧树，被当地人用来做菜板或做成名片，还有的被提炼做成精油，或将提取的精油放入沐浴液中。这样做的目的，都是为了突出自身特色，避免同质化现象。森林疗养基地的认定必须符合 3 条标准，即基于数据的医疗评价体系、软件方面和硬件方面。其中，软件方面包括文化、历史、饮食、温泉等；硬件方面包括森林本身的质量、住宿设施、医院、疗养路线等。同时，在森林疗养基地认定时还需要进行 6 项指标的测试，即副交感神经活动（心率变动分析）、交感神经活动（心率变动分析）、最高血压、最低血压、心率、皮质醇浓度（压力荷尔蒙）。通过测定以上 6 项指标，来评价森林环境的减压放松效果。另外，森林疗养基地认定也包括为地方政府创造经济效益、森林植被恢复状况评价等标准。

1.4.5.4 实施科学合理的规划布局

日本以森林浴场为主要内容，进行了全国性的基地建设规划。日本从 2006 年开始森林疗养基地和疗养步道的认证工作，截至 2016 年 4 月，森林疗养协会累计认证森林疗养基地 62 处，分布于全国 47 个都道府县（一级行政区划，类似于中国的省、直辖市、自治区）中的 35 个，主要分为"医疗福祉型森林"、"疗养保养型森林"和"预防生活习惯病森林"3 种类型的森林疗养基地。最近几年，被森林疗养协会认证的森林疗养基地以每期 3～5 处的幅度在增加。韩国山林厅则制定了专门的《森林福祉综合规划》，目前韩国已面向全国开放了 158 个疗养林，实现了森林休养的全国性覆盖。

1.4.5.5　注重理念宣传与公众引导

森林疗养产业的良好发展，与公民对森林疗养的高度认可密不可分。荷兰每公顷林地年接待森林疗养参与者可达千人，韩国每年有 1/5 的人口参与到森林疗养活动中来，日本几乎人人都参与森林浴，这也从一个侧面反映了这些森林疗养发达国家在理念宣传与公众引导方面的成效。

1.4.5.6　注重人才培养与技术创新

国外在森林疗养方面的快速发展得益于其建立了完善的管理、技术和服务人员队伍，注重相关人员的能力建设。日本从 2009 年开始，实施"森林疗养鉴定考试"，目前报名人数已超过千人，通过考试的人员能为进行森林疗养的体验者提供咨询服务和专业指导，以提高森林疗养的效果。日本从事森林疗养一线的工作人员有森林疗养师和森林向导之分。森林疗养师要懂得林学、心理学、保健学等综合知识，能够为客人提供向导之外的增值服务，考试难度也远高于森林向导。森林向导与普通导游差异不大，主要要求对当地社会和环境资源充分了解，并掌握应急处理技能。日本目前并未要求每个森林疗养基地有多少名森林疗养师和森林向导，但要求森林疗养师和森林向导在带客人之前，至少按照森林疗养菜单实际模拟 3 次。

韩国政府在森林疗养领域技术研究与引进方面取得了丰硕成果，实现了良好的产业应用转化，同时建立了完善的森林疗养服务人员资格认证、培训体系，形成了强大的科技与人才支撑体系，为推进本国森林疗养产业的发展提供了有力的科学支持与技术指导。

1.5　中国森林疗养

回归自然，已然成为一种时尚。这是因为我们在不知不觉中，已经与自然渐行渐远。回归自然，我们所寻求的不仅仅是一种感觉，更想得到意想不到的惊喜。过去我们知道，到森林中可以呼吸负氧离子。其实，森林给我们的健康所带来的好处，远不止此。国外大量的研究证明，林木所释放的植物杀菌素等化学物质，有助于提高免疫细胞活性，对我们健康的益处难以估量。因此，说森林疗养是一座有待挖掘的宝藏，一点也不为过。挖掘并有效利用这一珍贵资源，国外早已走在前面。

随着居民生活水平提高和对空气质量更加关注，进入森林休闲、度假、疗养的需求越来越大。与此同时，我国遍布深山大川的林场有着得天独厚的森林资源，它们与疗养产业结合，不仅可为林业转型提供契机，也可促使生态经济提档升级。我国森林疗养产业潜力巨大，但目前仍处于起步阶段，对于盲目发展、破坏林地资源的行为必须高度警惕。专家建议借鉴国际经验的同时，应及时制定行业规划及标准，促进这一新兴产业健康发展。

1.5.1 中国发展森林疗养的基础条件

1.5.1.1 形成了生态健康共识

随着社会经济的不断发展，回归自然、走进森林已成为人们满足健康需求的重要选择与追求，通过自然疗法、园艺疗法、森林浴和森林氧吧等来改善人们的健康状态已成了普遍的共识。党中央和地方各级政府给予了前所未有的高度重视，党的十八大强调："良好生态环境是人和社会持续发展的根本基础"，要"增强生态产品的生产能力"。国务院在《关于促进健康服务业发展的若干意见》中强调"鼓励有条件的地区面向国际国内市场，整合当地优势医疗资源、中医药等特色养生保健资源、绿色生态旅游资源，发展养生、体育和医疗健康旅游"，以及习近平总书记指示"良好生态环境是最公平的公共产品，是最普惠的民生福祉"等论断，使全国上下达成了共识，即森林疗养作为森林生态产品的一种形式，可为保持良好生态环境、造福百姓、促进人与社会持续发展发挥重要作用。这种全社会逐渐成熟的生态健康意识也成为发展森林疗养最基本的原始动力。

1.5.1.2 丰富的森林资源与良好的生态环境

丰富的森林资源和良好的生态环境提供了重要的生态保健功能，是开展森林疗养的重要基础。我国国土辽阔，地形复杂，气候多样，森林多样，有针叶林、落叶阔叶林、常绿阔叶林、针阔混交林、竹林、热带雨林等多种类型。新中国成立，特别是改革开放以来，我国的林业发展取得了举世瞩目的成就，森林资源明显增长，森林资源总量持续位居世界前列，据第八次森林资源清查结果显示，森林面积达 2.08 亿 hm^2，位居世界第 5 位，森林覆盖率达 21.63%，森林蓄积量达 151.37 亿 m^3，位居世界第 6 位，人工林面积为 0.69 亿 hm^2，继续保持世界首位。另外，我国已建成了 2669 个自然保护区，其中国家级的有 407 个，面积达到 143.93 万 hm^2；2900 个森林公园，其中国家级的有 780 个，面积达 17.50 万 hm^2；以及风景名胜区 962 个，其中国家级的有 225 个，面积达 19.37 万 hm^2，为开展森林疗养提供了丰富多样而广阔的场所。

1.5.1.3 坚实的社会与经济发展基础

任何事物都是人类社会发展到一定历史阶段的产物。随着社会经济水平的不断提高，人们不仅满足于"仓廪实"、"衣食足"，更加追求精神上的满足，返璞归真、回归自然、走进森林将是人们生活水平提高后的重要选择与追求，并成为提高人们生活质量的一个重要组成部分。以森林公园为例，2012 年，全国森林公园的接待人数超过 5 亿大关，达到 5.48 亿人次，直接旅游收入 453.3 亿元。旅游人数和收入分别比 2011 年度增长 17.1%和 20.4%。旅游产业的规模和效益快速增长，并以此带动了相关的餐饮、住宿、运输、导游服务等第三产业的发展，直接吸纳 60 多万个农业人口就业，近 3000 万农民受益。预计到 2020 年全国旅游产业规模将在 2012 年基础上翻番，国内旅游人次有望超过 60 亿，国内旅游收入达到 2.7 万亿元，旅游总收入将占国内生产总值的 8%。快速增长的森林旅游市场为森林疗养的发展奠定了良好的社会与经济基础。

1.5.1.4 完备的基础设施

随着森林疗养活动的开展，传统的浮光掠影、走马观花式的旅游已经不能满足人们的需求，人们需要比较深入的森林体验，追求更多的个性化，参与性、娱乐性、体验性强的森林疗养活动受到人们的欢迎。基础设施是人们进行森林疗养活动的主要载体，良好的基础设施是发展森林疗养的重要保障。随着我国森林旅游行业的不断发展，森林生态基础设施建设得到了不断加强，不少自然保护区、森林公园、风景名胜区内开辟了人们漫步的林间小径，修建了住宿的小木屋，开拓了体验森林的活动区域以及森林博物馆、森林标本馆等生态设施，也有一些区域已经建立了生态观测站，对生态环境的各项指标进行了有效监测，为森林疗养活动开展提供重要的科学依据。另外，包括一些森林区域中已有的展示牌、休闲长椅、步道、卫生间等基础设施将为开展森林疗养奠定重要基础，也将极大地促进森林疗养发展的进程。

1.5.2 中国森林疗养面临的问题和挑战

中国的森林疗养无论在生产实践还是在理论研究方面都尚处于起步阶段，实现森林疗养事业的迅速发展，面临着许多挑战。

1.5.2.1 在生产实践方面

20 世纪 80 年代起，中国台湾及大陆一些地方开始规划建立了森林浴场，以满足公众日益增长的身体保健需求，但发展的整体规模小，影响有限。近年，北京启动"森林修养基地"建设，黑龙江等地开展"森林医院"、"森林疗养基地"

建设活动，开启了有益的森林疗养探索实践。总体上看，中国的森林疗养产业尚处于起步阶段，特别是对森林疗养理念的认识和认知不足，对森林具有独特功效的认识还仅仅停留在以森林旅游为主要形式的初级阶段，森林的功效尚未发挥至极致，也未提升到关乎国家利益、人民福祉的高度。

与森林疗养产业较为发达的国家相比还存在以下不足：①从政府和行业发展来看，主要关注森林公园和自然保护区的发展，关注点还主要停留在森林旅游资源开发上，对城郊型森林疗养体系的建设关注较少；②森林疗养发展缺乏政策保障和必要的资金支持；③森林疗养产品的开发还很缺乏，对城市居民没有足够的吸引力；④管理和利益分配问题需要思考，应充分保障当地社区居民和林场工人的经济利益，调动其开发的积极性；⑤森林疗养与森林资源保护的协同推进问题也还没有深入的思考；⑥部分森林疗养拟开发区交通条件和区内服务设施还不能令人满意。

1.5.2.2 理论研究方面

在理论研究方面，开展了自然疗法与园艺疗法的研究与实践，取得了许多医学方面的试验数据，为森林疗养研究提供了重要的科学依据、理论与技术基础。目前的内容还主要集中在森林环境因子本身的研究，开展了空气负离子浓度变化、植物挥发性有机物（biogenic VOCs，BVOC）、自然景观和森林浴中的生理与心理效应等研究，但缺乏森林环境对于人类健康效应的深入研究，以及森林环境因子时空分布及其变化系统研究。另外，较为注重森林旅游休憩规划建设与技术支持方面的研究，在森林教育、医疗保健及文化发掘方面尚未形成较为完整的理论技术体系。

与国外相比，我国的森林疗养理论研究方面还存在下列不足：①研究对象集中在森林公园和保护区，主要以森林旅游及其游憩功能、森林公园的开发规划为主，对需求量大的城郊森林疗养基地建设、规划、管理研究不足，尤其在道路系统、体验设施等方面。②对居民的森林疗养需求研究不够。居民对森林疗养需求包括生理需要（食物、水、氧气、休息的需要，消除紧张的需要及生理平衡的需要等）、安全需要（安全、舒适、宁静、不害怕的需要及人对自身体质、社会秩序、法律保护和事物界线的需要）、归属和爱的需要（融入别人中间的需要，与他人建立关系的需要，爱与被爱的需要）、尊重需要（自信的需要，价值和能力感的需要，自尊和受别人尊重的需要）和自我实现需要（发挥潜力、拥有意义深远的目标的需要），而认知需要（对知识追求的需要、理解的需要，了解新奇事物的需要）和审美需要（秩序、美感的需要）则贯穿于 5 个基本需要之中。③对不同的森林环境所适宜开展的森林疗养产品类型研究很少，如对森林疗养与不同地形环境下的森林的研究，森林疗养与森林种类的研究，森林疗养与温泉、河流、滑雪场等的结合效果的研究较少。④对康体植物等方面的研究仍停留在传统的中医学和中医保健学理论方面，并将它们作为指导，并未深入现代植物研究领域进行研究。⑤森林疗养活动作为一种干扰活动，也给森林生态环境带来了负面影响，而对各种森林疗养活动造成的环境影响研究不够。⑥森林理疗技术不完善，森林疗养师、林道体验师、自然解说员等没有完善的培训体系与清晰的资格评定标准。⑦无健全的森林文化建设支撑体系，没有挖掘出森林疗养背后丰富的文化内涵。⑧对森林福祉监测评估与相关法律法规及政策等没有系统的研究。⑨对森林浴的研究仅处于个体水平，对森林保健因子与人体生理指标之间的内在联系研究不够深入，在森林保健生理与心理学领域的研究不成体系。⑩对森林浴的研究方法相对粗放，在国内外研究的对比中，由于受测试仪器、实验条件、结果标准的制定不同等影响，研究结果间可比性较差，时空变化规律的一致性较差（郄光发等，2011）。

森林疗养在我国不仅是一项新兴的事业，还是一项新兴的产业，不仅是新常态下我国林业改革的创新模式，更是"十三五"国家和林业发展目标的最佳切入点。国家林业局以促进第三产业发展和我国经济转型升级为着眼点，将森林疗养与林业"十三五"规划有机融合，为促进我国生态经济绿色发展作出林业人应有的贡献。

在我国，森林疗养尚属新生事物，目前国家就森林疗养方面尚未出台相关的政策，但在国务院已经颁布实施的《关于促进健康服务业发展的若干意见》、《关于进一步促进旅游投资和消费的若干意见》等文件中已涵盖森林疗养的内容；有关养老等的政策和措施中也涉及森林疗养的内容，在推进国家公园建设中也会出台相应政策；就林业而言，正在实施的一系列林业政策，如天然林保护、自然保护区建设、森林公园建设、林业产业等都与这项工作有关。我们一方面要争取新政策，同时把握好现有政策，为这一新兴产业发展做好政策保障。

森林疗养无论是理念还是技术、模式，就中国而言其切入点都离不开国际合作，在未来一段时间内，林业国际合作将会以独特的视角审视我国森林疗养事业的发展，同时与国际社会的相关机构和组织开展合作，努力推进我国森林疗养事业健康、有序的发展，并为我国森林疗养事业建设提供试验样板和试点示范。

转变经济发展模式、调整优化产业结构、推动创新驱动发展是我国提高经济综合竞争力、保持可持续增长的关键举措。而森林疗养正是在这关键的时间节点出现的一个充满活力的新型产业，如何进行专业化运营是核心问题之一。为此，我们需转变思维方式，为森林疗养的产业化出谋划策，多渠道、多形式融资，积极鼓励民间资本的介入并在政策允许的范围内予以适度扶持。森林疗养事业和产业正在中国兴起，未来虽任重道远，但前景光明灿烂。

1.5.3 推动我国森林疗养事业发展的几点建议

1.5.3.1 加强宣传，增强意识

加强宣传推广工作，充分利用各种媒体，特别是网络、移动平台和微博、微信等媒体，多途径、多层次宣传森林疗养知识，引导政府部门和社会服务机构更新理念，了解森林疗养对提升国民素质、培育绿色产业等方面所具有的重要作用，关注和支持森林疗养工作；引导社会公众了解森林疗养对促进身心健康的重要作用，积极参与森林疗养活动，培育良好的森林疗养市场环境。同时，加大森林公园、自然保护区等森林疗养场所的宣传力度，让公众充分了解森林疗养场所的位置、设施、交通、服务信息；加快普及森林浴、森林健康长走等森林疗养的方式和理念，引导公众走进森林、走出亚健康。

1.5.3.2 注重研究，深化合作

森林疗养的内容涉及多个领域，需要有多学科的参与。目前，国内缺少对森林疗养领域的系统研究，森林疗养效果的定量研究尤为缺乏，很难为推广森林疗养提供技术支撑。因此，要强调开展森林疗养的系统研究，特别是林学、医学、文化、教育等多学科的结合，并在医学上证明森林疗养的定量效果，另外，也需要加强森林疗养机理等方面的基础研究，以说明森林体验者个体差异、森林疗养过程突发因素变化，以及森林疗养功效的日变化和季节变化、不同天气条件影响、土壤条件作用等问题，科学数据与成果将作为制定全国性和地方性的森林疗养基地标准的依据，并进一步影响决策者和普通市民。与此同时，搭建国际合作交流平台，强化"引进来、走出去"的人才交流与培养策略，与发达国家和组织，如日本森林疗养国际非政府组织等建立合作关系，推进森林疗养新技术与新理念的引进和消化吸收。

1.5.3.3 政府主导，社会参与

基于森林疗养具有的资源性、公益性、服务性、产业化特点，应建立一套政府主导、市场运作、社会参与的综合管理与运行机制。森林疗养应纳入政府公共服务范畴，需要强有力的政府推动，最重要的是引起领导重视特别是高层领导的重视，这是开展并做好此项工作的重要步骤；筹建全国性与地方层面的森林疗养管理机构，指导森林疗养基地的建设与管理；加大资金支持，推动基础设施建设，将森林疗养场所周边道路、水电和通信等基础设施建设纳入当地经济社会发展规划；制定优惠政策，引导社会参与，通过贴息贷款、税收优惠、项目融资等政策手段，鼓励外商、私人企业和相关产业部门，参与森林疗养场所建设和经营，充

分发挥市场作用，坚持"谁投资、谁开发、谁受益"的原则，促进森林疗养的产业化发展。

1.5.3.4　整体规划，合理布局

坚持森林疗养基地建设的顶层设计与整体规划，紧密结合自然资源条件，科学规划和布局森林疗养基地，并确定近期和远期的发展目标，确保森林疗养基地建设的质量和水平。要根据不同的植被特点、交通状况、人流数量等情况，因地制宜地规划设计不同类型的森林疗养基地，更好地发挥森林的多种功能，服务大众，如有的森林疗养基地主要功能是森林教育，有的主要功能是为老龄人提供养老服务，有的主要功能是为年轻人提供体验、冒险活动等。力求多方位、深层次地开发森林疗养产品，避免重复建设或选址不当，提高森林疗养资源的综合利用效益。

1.5.3.5　试点示范，出台标准

通过借鉴国外森林疗养基地建设的成功经验，特别是日本和韩国的成熟的森林疗养技术模式，以及基地认证、森林理疗师和森林讲解员培训等方面的经验，选择有条件的地区开展试点示范，打造有特色的示范点和技术模式，并逐步建立国家与地区统一的技术标准，出台《森林疗养基地规划设计标准》、《森林疗养设施设计规程》、《森林疗养服务质量标准》、《森林理疗师和森林讲解员认证标准》等技术标准，以确保森林疗养基地建设质量，规范从业人员技术水平，提高服务质量，推动更多的森林疗养基地建设。

1.5.3.6　培养人才，增强服务

国外在森林疗养方面的快速发展得益于其建立了完善的管理、技术和服务人员队伍。大力发展森林疗养产业，要加强森林疗养从业队伍的能力建设，建立一套完善的管理、技术和服务人员的培训体系，要强化专业设计师、森林理疗师、森林讲解员的培养，组建国家层面的专家队伍，以满足快速增长的人才需求。加强森林疗养理念宣传和社区百姓的职业技术培训，如当地土特产开发、特色餐饮制作等，提高当地居民的服务意识和能力，充分调动社区老百姓参与的积极性。同时，加强从业人员资质认证管理，积极推动制度建设，规范森林疗养市场和从业人员的经营行为，增强森林疗养基地的整体服务水平。

2 森林疗养元素

森林是陆地生态的主体，对维系整个地球的生态平衡起着至关重要的作用，是人类赖以生存和发展的资源和环境。森林生态系统是陆地生态系统中面积最多、最重要的自然生态系统。与其他陆地生态系统相比，是生物种类最多、结构最复杂、能量转换和物质循环比较旺盛、生物生产力和现存量最大、稳定性程度较高和生态效益最强的生态系统。森林中的空气清洁、湿润，氧气充裕。某些树木散发出的挥发性物质，具有刺激大脑皮层、消除神经紧张等诸多妙处。有的树木，如松、柏、柠檬和桉树等，还可以分泌能杀死细菌的物质。因此，利用森林中的芬多精、负氧离子、洁净空气等对人体的修复与修补能力，多亲近自然，吸收自然氧气与物质，促进人体健康。

2.1 芬　多　精

森林中许多植物在生长过程中可不断散发出芳香浓烈的挥发性物质，如丁香酚、柠檬油、桉油、肉桂油、酒精、有机酸、醚、醛、酮等，这些物质能杀死细菌、真菌和原生动物，因此将它们称为"植物杀菌素"或"植物精气"，也称为芬多精。芬多精最早由苏联列宁格勒国立大学胚胎研究院 B. P. Toknnh 博士于 1930 年发现并命名。B. P. Toknnh 博士发现当高等植物受伤时，会散发出挥发性物质，其主要组成为香精油（萜烯）、有机酸、醚、酮等，能杀死细菌、病毒，于是他将这种植物的挥发性物质命名为"芬多精"。芬多精是植物散发一切杀菌物质的总称。据测定：$1hm^2$ 的山杨（*Populus davidiana*）、榉（*Zelkova serrata*）、槐（*Sophora japonica*）等树林，每天可分泌芬多精 30～60kg，并均匀散布于周围 2km 的区域；银杏、柏木（*Cupressus funebris*）、桦树（*Betula*）、桉（*Eucalyptus robusta*）、冷杉（*Abies fabri*）等树叶分泌出杀菌素杀死肺炎球菌及白喉、肺结核、伤寒、痢疾等病原菌。据调查，在闹市区中心和车站等地每立方米空气中就含有 4 万多个病菌，而在林区却不到 100 个，森林中植物依靠精气进行自我保护，并能阻止细菌、微生物、害虫等的成长蔓延。

芬多精包含倍半萜烯、单萜烯和双萜 3 种成分，具有抗菌、抗癌和抗微生物等保健特性，对人体健康有益，并能促进生长激素的分泌（吴楚材等，2006）。另外，芬多精还能增强人体神经系统的兴奋性和敏捷性，缓解人体紧张，可以使人在森林中得到放松，并且保持头脑清醒（薛静等，2004；Angioy et al.，2003）。

高岩（2003）利用多导电生理技术研究了人体在嗅闻树木精气后生理指标的变化，研究发现，人体在嗅闻松、柏等针叶植物精气后，精神处于相对放松的状态，紧张得到缓解，情绪变为松弛（高岩，2005）。

人类利用植物芬多精已有数千年的历史，4000 多年前埃及人利用香料消毒防腐，欧洲人利用薰衣草、桂皮油来治疗神经刺激症。1982 年，日本人把"森林疗养"引到亚洲，并根据植物芬多精可以杀菌治病的原理推行森林浴。目前，俄罗斯、意大利、日本、德国、英国、法国、美国等许多国家，都竞相利用植物芬多精。苏联在巴库建立了一所别具一格的"巴库健康区"，内设一座植物馆，馆内培养了各种植物，利用这些植物所挥发出来的各种芳香物质，为患者治疗各种疾病。在苏联的塔吉克共和国，也建立一种不打针、不吃药的森林医院，患者只要在医院听听音乐、闻闻天竺葵的香味，就能镇静神经，消除疲劳，促进睡眠。天竺葵香味成了这座医院的主要药物。据研究由于长期城市生活造成的腰、腿、脚等疾病患者若能坚持在森林内漫步，要不了几周就可以减轻和治愈这些疾病。而植物疗法对治疗妇女疾病效果尤为显著。苏联的巴库森林疗养区，利用植物疗法已经有效地控制了血液循环障碍、呼吸中枢失调、动脉硬化、痉挛性结肠炎、神经官能症等多种慢性顽固性疾病（但新球，1994）。

在我国，从商代开始利用香料，许多古代医学著作中介绍了香料的用途，如可防止霉烂、驱虫防腐等。香料挥发的香气对于细菌来说，则具有杀伤作用。尤其是对结核、霍乱、赤痢、伤寒等病原菌，杀伤能力更强。我国 3000 多年前人们利用艾蒿沐浴焚熏，以洁身去秽和防病（吴楚材，2000）。艾蒿（*Artemisia argyi*）代表招百福，是一种可以治病的药草，插在门口，可使身体健康。菖蒲（*Acorus calamus*），多年水生草本植物。艾蒿与菖蒲中都含有芳香油，因而可充作杀虫、防治病虫害的农药。端午期间，时近夏至，天气转热，空气潮湿，蚊虫滋生，疫病增多。古时，人们缺乏科学观念，误以为疾病皆由鬼邪作祟所至，故而节日一早便将艾蒿、菖蒲扎成人形，悬挂在门前，用以祛鬼禳邪、保持健康。其实，真正起到净化环境、驱虫祛瘟作用的，还是两草的香气。晋代《风土志》中则有"以艾为虎形，或剪彩为小虎，帖以艾叶，内人争相裁之。以后更加菖蒲，或作人形，或肖剑状，名为蒲剑，以驱邪却鬼"。名医华佗曾用丁香加麝香制成香囊治疗呼吸道感染等疾病。后来人们使用药枕、香包等利用花卉释放出一些具有香气的物质来达到杀菌、驱病、防虫、醒脑、保健等功能。

1985 年，由浙江省天目山林区与上海新华医院合办的"天目山森林康复医院"利用植物精气独特保健康复功能，开展森林浴活动的先驱。中南林业科技大学森林旅游研究中心在研究植物芬多精的利用方面做了大量的工作。从 20 世纪 80 年代，在国家林业局的支持下，采集完成了 150 种中国主要树种的叶片、103 种木材、22 种花、18 个树种林分的芬多精化学成分，鉴定出 440 种植物芬多精化学成分，并根据相关的技术资料对植物芬多精的保健功能进行认定和评价，为我们对植物芬多精的研究和利用奠定了基础。植物芬多精是森林疗养的重要资源，在静养区的规划设计中要系统调查合理利用，植物量不足的要规划营造，使之成为一个理想场所（吴楚材，2000）。

2.1.1 芬多精的生物合成

芬多精是植物的花、叶、芽、木材、根等器官的油腺组织在其新陈代谢过程中不断分泌、释放的具有芳香气味的有机物质，其有效成分有：①萜烯类，如新鲜的柑橘、胡椒香气。能够降低人体血压、杀菌消毒、抵抗炎症、镇痛，并使人松弛。②醇类，如花香香气和茴香清香。有很强的杀菌、抗感染、抗病毒、刺激作用，安全性高。③酚类，如丁香花和香芹。具有很强的杀菌力，能刺激神经系统、镇痛、抗感染、愈伤、促进消化、祛痰、提高人体免疫机能。④酮类，如圆柚和薄荷。具有镇痛、抗凝血、抗真菌、抗炎症、愈伤、促进消化、祛痰、提高免疫机能、让人松弛的作用。⑤酯类化合物，如玫瑰、葡萄、茉莉。有效抵抗炎症、治疗皮肤发疹。

芬多精是由植物体内有机物的代谢形成的。植物代谢产物分为两类，一是初生代谢产物，是指糖类、脂类、核酸和蛋白质等初生代谢物质。初生代谢与植物的生长发育和繁殖直接相关，是植物获得能量的代谢，是为生物体生存、生长、发育、繁殖提供能源和中间产物的代谢。二是次生代谢产物，是指由糖类等有机物次生代谢衍生出来的物质。在特定的条件下，一些重要的初生代谢产物，如乙酰辅酶A、丙二酸单酰辅酶A、莽草酸及一些氨基酸等作为原料或前体，又进一步经历不同的代谢过程。这一过程产生一些通常对生物生长发育无明显用途的化合物，即"天然产物"，如黄酮、生物碱、萜类等化合物。合成这些天然产物的过程就是次生代谢，因而这些天然产物也被称为次生代谢物。次生代谢物一般存在于液泡或细胞壁中，大部分不再参与代谢。通常认为，植物的次生代谢与其生长、发育、繁殖无直接关系，所产生的次生代谢物被认为是释放能量过程产生的物质。在所有旺盛生长的细胞中都发生着次生代谢物的不断合成和转化，其中很多次生代谢物有着很强的生物活性，具有特殊的医疗价值，如生物碱、萜类化合物、芳香族化合物等。

芬多精则是次生代谢产物。植物的次生代谢有5种途径，乙酰-丙二酸途径、乙酰-甲戊二羟酸途径、莽草酸途径、氨基酸途径和混合途径。

（1）乙酰-丙二酸途径：脂肪酸类、酚类、蒽醌类等均由这一途径生成。这一过程的出发单位（起始物）是乙酰辅酶A。

（2）乙酰-甲戊二羟酸途径：生物体内真正的异戊烯基单位为焦磷酸二甲烯丙酯（DMP）及其异构体焦磷酸异戊烯酯（IPP），它们均由甲戊二羟酸（MVA）变化而来,在相互衔接时一般为头-尾相接,但自三萜起,则呈尾-尾相接方式。各种萜类分别由对应的焦磷酸酯得来,三萜及甾体类则由反式角鲨烯转变而成,它们再经氧化、还原、脱胺、环合或重排,即生成种类繁多的萜类及甾体化合物。由于MVA也是由乙酰辅酶A出发生成,故其生物合成基源也是乙酰辅酶A。

(3)莽草酸途径:主要是合成芳香族化合物(如丁子香酚、大茴香脑等)。主要调控酶为苯丙氨酸裂解酶(PAL),通过一系列的羟基化、酰基化和甲基化等反应,催化主要底物L-苯丙氨酸转化成该类挥发性物质。天然化合物中具有C6—C3骨架的苯丙素类、香豆素类、木脂素类及具有C6—C3—C6骨架的黄酮类化合物极为多见。

(4)氨基酸途径:天然产物中的生物碱类成分均由此途径生成。有些氨基酸脱氨成为胺类,再经过一系列化学反应(甲基化、氧化、还原、重排等)后即转变成为生物碱。并非所有的氨基酸都能转变成为生物碱。作为生物碱前体的氨基酸,脂肪族中主要有鸟氨酸、赖氨酸。芳香族中则有苯丙氨酸、酪氨酸、色氨酸等。其中,芳香族氨基酸来自莽草酸途径,脂肪族氨基酸则基本上由来自TCA循环及糖酵解途径中形成的α-酮酸经还原氨化后形成。

(5)混合途径:由两个及两个以上不同的生物合成途径生成化合物。

许多天然化合物均由上述特定的生物合成途径生成,但是也有少数例外。例如,植物界中广泛分布的没食子酸在不同的植物中,或由莽草酸直接生成(如老鹳草),或由桂皮酸生成(如漆树),或由苔藓酸得来。

在自然界中,植物源有机挥发物大约有30 000种(Penuelas and Llusia,2004),主要是一些相对分子质量在100~200的有机化学物质,主要包括萜类、烷烃、烯烃、醇类、脂类和羧基类等化合物,其中异戊二烯和萜类物占到一半以上。萜烯类物质是一群不饱和的碳氢化合物,一般是指含有两个或多个异戊二烯单元的不饱和烃及其氢化物和含氮衍生物,主要由单萜烯、倍半萜烯、双萜烯、三萜烯、四萜烯和多萜烯等组成。

2.1.2 芬多精的生理功效

在自然界中,植物芬多精是众多植物在害虫、微生物中保护自己,散发在空气中的天然抗菌物质,芬多精是最好的"抗菌剂"。自古以来我们的祖先就利用这些次生代谢产物作染料、香料、兴奋剂、麻醉剂等,即使在科学技术高度发展的今天,我们的日常生活也离不开这些次生代谢产物,如各种生物碱、萜类、苷类、挥发油等。

(1)芬多精能够增益大脑中的α波,稳定情绪。

我们人类的脑细胞在出生时就超过了1000亿个,它们无时无刻不在产生脑电波，是一种自发的有节律的神经电活动，可用脑电波扫描仪测量出其波动的形态，从最低到最高的波动频率在 0.5～30Hz。大脑处在不同的情境时，将会以不同的频率传送信息，国际脑波学会按频率把它划分为 4 种波段：δ 波（无意识）、θ 波（潜意识）、α 波（意识与潜意识的沟通桥梁）、β 波（表意识）。这些意识的组合，形成了一个人的内在、外在行为及学习上的表现。

δ 波：0.5～3Hz，是人在深睡状态下释放出来的脑波，又被称为"睡眠波"，属于"无意识层面"的波，是恢复体力的睡眠时所需要的。这时人对外界无知觉，呼吸深入、心跳变慢、血压和体温下降。

θ 波：4～7Hz，是人处在熟睡与觉醒之间释放出来的脑波，又被称为"假寝波"，属于"潜意识层面"的波。人处于"半梦半醒"的状态，在这种状态下，存有记忆、知觉和情绪，许多的灵感可能突现。

α 波：8～12Hz，是人放松身心或沉思时的脑波，又被称为"放松波"，是"意识与潜意识层面"之间的桥梁。这种模式下的人处于放松式的清醒状态，在闭目养神或静息时最常见，表示轻松而又有警觉力的状态，心情趋于安定，记忆力变好，最有利于阅读、写作、观察，问题解决。α 波是我们人类大脑先天所具有的，是大脑的基本状态之一。但现代生活的紧张使太多人忘记了使自己的大脑处于 α 波状态，从而许多人成为紧张、焦虑所导致的疾病的牺牲品，紧张和焦虑降低人体的免疫力。而大脑有相对较多的 α 波的人，有相对较少的焦虑和紧张，因此免疫能力也相对较高，这当然对每一个人都有益处。

β 波：13～30Hz，是人处于清醒警觉状态时的脑波，又被称为"压力波"，属于"意识层面"的波。当我们在思考、分析、说话、积极行动时，头脑就会发出这种脑波，同时也表示一个人处在紧张、焦虑状态。长期从事专注力高的活动，如辩论、运动、竞赛，处理复杂问题等，随着 β 波频率的不断增加，身体会逐渐紧张起来，以随时应对外部环境变化，大脑能量除了维持本身的运作外，还要指挥"对外防御系统"，因而抑制了体内免疫系统的能力，所以生物能量耗费比较大，会很快感到疲倦，倘若没有充分休息放松，就容易堆积压力（焦躁和易怒）。当然，β 波并非一无是处，适量的 β 波，却对人提高注意力和认知行为的发展有着关键性的作用。

日本学者春山茂雄（1995）认为，大脑在 α 波时，可分泌 β-内腓肽这种使人产生愉悦情绪的化学物质。在 α 波状态下，人的意识和潜意识互通，使人的感觉敏锐，直觉灵敏度高，创造力充分发挥。据日本森林综合研究所对森林疗养的一项最新研究成果表明，吸入杉、柏的香味，可降低血压，增益大脑中的 α 波，稳定情绪。构成木屑香气主要成分的萜菇、柠檬菇这类天然物质具有松弛精神、稳定情绪的作用。

（2）芬多精能够辅助调整呼吸到正常状态。

芬多精在生理上，除了第一道的病虫防护外，当然直接对呼吸系统有相当好的协助。因为它能减少空气里的尘螨，让人的呼吸系统零负担，并且芬多精可通过肺泡上皮进入人体血液中，抑制咳嗽中枢向迷走神经和运动神经传播咳嗽冲动，具有止咳作用。芬多精通过呼吸道黏膜进入平滑肌细胞内，增强平滑肌细胞膜的稳定性，使细胞内游离钙离子减少，收缩蛋白系统的兴奋性降低，从而使肌肉舒张，支气管口径扩大，所以能够平喘。另外，芬多精还具有轻微的刺激作用，使呼吸道的分泌物增加，纤毛上皮摆动加快，因而能够祛痰。芬多精由人体呼吸循环进入体内，帮助对抗今日文明病之困扰，以达到身心均衡之调整。

南京市各公共场所空气含菌量为每立方米 49 700 个，公园内为 1372～6980 个，郊区植物园为 1046 个，相差 12～25 倍。张家界森林公园的夫妻岩人工杉木林内含菌量仅 244 个。林道附近因游人影响为 524 个，而同时在公园内游人食宿中心测定为 13 918 个。大庸市汽车站为 32 753 个，相差达 134 倍。浙江千岛湖森林公园建成后，公园内林地空气含菌量为 646 个，仅为县城千岛湖镇的 1/120。因而许多患有呼吸道疾病的游客在森林中旅游和度假，呼吸大量的带有杀菌素的洁净空气，能对病情有所控制和治疗。尤以松林，因其针叶细长，数量多，针叶和松脂氧化而放出臭氧，稀薄的臭氧有清新的感受，使人轻松愉快，对肺病有一定治疗作用。

（3）芬多精能够抑制交感神经作用，消除失眠，获得舒适的睡眠效果。

中国林业科学研究院利用多导电生理技术手段，采用与情绪有较大关系的最常见的生理指标为因变量，从嗅觉的角度研究侧柏和香樟两种常见绿化树种的芬多精对人体生理的影响，研究表明，人体丰富的皮肤血管对交感神经活动特别敏感，手指温度会随被试者情绪变化而变化。被试情绪趋于平和稳定则其兴奋性下降，手指血管平滑肌舒张，手指血流量增大，指温升高。相反，在紧张状态下，交感神经紧张性增高，手指皮肤血管收缩，血流量减小，指温降低。这说明在侧柏枝叶挥发气味环境中人体处于放松，情绪变为松弛，紧张得到缓解。而在香樟枝叶挥发气味环境中紧张，出现了不良的心理反应，甚至长时间在这样的环境中会产生厌恶情绪（王艳英等，2010）。这可能与挥发物所含有的主要成分有关，侧柏挥发物主要是萜烯类化合物，使环境清新自然，香樟挥发物主要成分有樟脑与B-芳樟醇、桉油醇、A-松油醇等，其中 B-芳樟醇主要具有抗菌作用，桉油醇主要用做香精等，香樟枝叶也主要作为香料工业来源（刘亚等，2008）。

因此，植物芬多精具有多种生理功效，可以治疗多种疾病。作为世界上最长寿的生物体，树木为应对微生物及昆虫的攻击，进化出的复杂化学品为人类治愈疾病提供了原料。例如，预防蛀齿及耳朵感染的木糖醇，抗致癌的木酚素，治疗病痛的树胶松焦油，等等。另外，在心理上，芬多精的气味也代表了与大自然的联系，久居都会的人来到乡间森林，深呼吸一口气，会觉得自己更清新而充满能量，所以会使人精神提振、心情改善，特别是郁闷也会纾解许多。

2.1.3 影响芬多精释放的因子

植物芬多精释放受生物因子（植物的遗传特性、发育阶段、昆虫取食等）和非生物因子（如温度、光照、水分、营养、CO_2浓度、空气湿度、机械损伤等）影响。不同的树种有不同的芬多精，就算同一种树，本身也有数量、种类不等的芬多精。

2.1.3.1 生物因子

研究发现，针叶林中的芬多精主要是单萜类化合物，包括 α-蒎烯、莰烯和 β-蒎烯。在日本扁柏和柳杉林中 α-蒎烯含量特别高，而在赤松林中 α-松油烯则为主要组成部分。一般认为，树种组成不同，检测到的芬多精的组分和含量也不相同。这是由于芬多精主要由树叶释放，不同树种叶片的释放浓度是不同的。研究发现，阔叶林中植物杀菌素的重要组成是异戊二烯，而针叶林中植物杀菌素的主要组成为 α-蒎烯。不同树种组成的针叶林里植物杀菌素的组成和含量略有不同，其中柳杉中的植物杀菌素以 α-蒎烯为主，莰烯次之；日本扁柏林中 α-蒎烯量特别高，三环萜、异萜品烯、柠檬烯等次之，且萜类化合物的物质总量也大于柳杉林。在植物不同器官中，叶片释放的杀菌素含量较高，但不同树种叶片释放植物杀菌素的浓度不同，这可能是造成不同树种组成针叶林植物杀菌素成分不同的主要原因之一（Ohira，2007）。研究发现，异戊二烯是阔叶林中芬多精的重要组分，但是由青冈栎、蒙古栎、泡栎等树种组成的森林例外。

2.1.3.2 非生物因子

任何植物都是在一定的温度范围内活动，植物正常的生命活动一般是在相对狭窄的温度范围内进行，温度是对植物芬多精影响最为明显的环境因素之一。叶中类异戊二烯合成酶的水平是发育过程中类异戊二烯产物的一个基本决定因素。这种异戊二烯释放率对温度的依赖性，主要是温度对酶的影响所致。因此植物挥发性有机物存在季节和昼夜变化规律。将欧洲山杨（*Populus tremula*）突然放到温度较高的环境中，异戊二烯在几分钟内被诱导释放，并在一天内逐渐增加到最大值。温带和热带植物在 40℃ 左右达到最大释放率，随着温度的升高，单萜释放率增加。温度是通过改变单萜类物质的蒸汽压来调控单萜的释放率。例如，湿地松挥发的 5 种单萜（A-蒎烯、B-蒎烯、桃金娘烯、柠檬烯和 B-水芹烯）的释放率与叶温的变化相一致。当叶温从 20℃ 升到 46℃ 时，单萜的总量从 3mg/[g（干重）·h]增加到 21mg/[g（干重）·h]。

光照是影响植物挥发性有机物合成和释放的主要环境因子之一。温度一定时，异戊二烯释放率随光强的增加而增加。在遮阴条件下栎属植物和欧洲山杨的异戊二烯释放量明显减少。这是由于用于合成异戊二烯的碳源主要来自光合作用近期固定的碳；并且对光的依赖性还基于异戊二烯合成酶，这说明异戊二烯在叶绿体中的合成对光具有依赖性并与光合作用存在着某种联系。而主要是叶片内单萜合成酶的活性受光照的影响不大，如湿地松在暗处和照光条件下其单萜释放率相似。原因是单萜在植物体有特别的储存结构，并不依赖所进行的生理过程。例如，薄荷（*Mentha haplocalyx*）有腺体毛、松树针叶里有树脂道，冷杉（*Abies fabri*）有树脂泡，芸香科（*Rutaceae*）植物有腺体点，桉（*Eucalyptus robusta*）里有储存洞。但单萜释放速率与空气湿度的变化密切相关，而湿度对异戊二烯的释放影响很小。

2.2 负 氧 离 子

负氧离子是大气中带负电荷的单个气体分子及离子团的总称。空气中，分子在高压或强射线作用下能够发生电离并产生自由电子，自由电子与中性气体分子结合后，就形成带负电荷的空气负离子。空气中绝大部分自由电子是被氧气分子所捕获的，所以我们常常用负氧离子来代称空气负离子。1902 年，阿沙马斯等首次肯定了空气负离子的生物学意义。空气负离子能够杀菌降尘、清洁空气，对人体的健康也十分有益（梁英辉等，2009）。负氧离子已被医学界公认为是杀灭病菌及净化空气的有效武器，并且利用负氧离子进行疾病疗法不仅能够使氧自由基无毒化，也能使酸性的生物体组织及血液和体液由酸性变成弱碱性，有利于血氧输送、吸收和利用，促使机体生理作用旺盛，新陈代谢加快，提高人体免疫能力，增强人体抗菌力，调节肌体功能平衡（Suzuki et al.，2008；Namni et al.，2005；Joan，2007；Iwam et al.，2002）。约瑟夫·B·戴维基在《空气离子对于人类与动物影响的科学相关情报》中指出，空气负离子对于风湿、高烧、气喘、痛风、神经炎、神经痛、癌症的增大、支气管炎、结核、心脏及动脉硬化等患者具有改善作用（陈雅芬，2008）。因此，负氧离子被称为"空气维生素"，甚至被称为"长寿素"。

2.2.1 负氧离子的产生机制

自然界产生负氧离子三大机制为，一是大气受紫外线、宇宙射线、放射物质、雷雨、风暴、土壤和空气放射线等因素的影响发生电离而释放出的电子很快又和空气中的中性分子结合，成为负氧离子，或称为阴离子。二是当水分在气体内改变表面积时，如水滴分裂成更小的水滴时，则每个分裂后水滴都会得到正电，使周围的空气得到负电而产生负氧离子，这个现象被称为"勒纳尔效应"（Lenard effect），又称为"瀑布效应"（waterfall effect）。在溪流、瀑布区则主要是由于水冲击产生勒纳尔效应而形成大量空气负离子。三是森林的树木、叶枝尖端放电及绿色植物光合作用形成的光电效应，使空气电离而产生的负氧离子。所以有山有水有树木的地方负氧离子浓度会更高。但是负氧离子的寿命非常短暂，在清洁空气中仅能存在几分钟；如果遇到烟雾、尘埃等污染物，马上会被吞噬掉。

2.2.2 负氧离子的作用

负氧离子像食物中的维生素一样，对人体生命活动有着十分重要的影响。负氧离子进入体内，可以改善机体神经系统功能，增强大脑皮层功能，促进新陈代谢，提高肌体免疫力，间接治疗高血压、神经衰弱、心脏病、呼吸道疾病等，对情绪、记忆、生长发育等均有一定影响。

英国科学家悉尼·布雷内在《程序性细胞死亡理论》一书中提出：人是由细胞组成的，细胞病变是百病之源。细胞健康依赖于正负离子的动态平衡，一旦这个平衡被打破，细胞就会病变，从而导致整个身体患病。氧附着于生物体的细胞组织中，当电子被夺走时，就会引起细胞组织的氧化。活性氧会从生物体的脂质（不饱和脂肪酸）或蛋白质夺走电子，结果引起脑中风或心肌梗死、动脉硬化症、癌症及糖尿病。负氧离子的本质是电子，因此给予生物体负离子，就能使生物体体内充满电子，代替生物体的脂质或蛋白质的电子给予活性氧，使活性氧安定，所以不会损伤生物体的细胞，同时能够抑制疾病的发生。补充修复细胞膜电位，调节生理平衡，增强免疫力和抗病能力。负氧离子能激活细胞，增强细胞膜通透性，提高新陈代谢，及时排除体内毒素、垃圾，提高免疫力和抗病能力，使人感到轻松、爽快，振奋精神，充满活力。

经国内外专家研究发现，空气负离子的生物学效应的机理主要表现在与生物体中的 5-HT（5-羟色胺）有关，吸入负氧离子可使机体内的 5-HT 下降，而正离子的作用正好相反。5-HT 是体内多功能的神经介质，空气离子被吸入机体后就是通过调节 5-HT 的升降而影响全身系统。人体的细胞犹如一个微型的电池，细胞膜内外有 $50\sim90mV$ 的电位差。正是依靠这些"电池"不断地放电与充电作用，机体的神经系统才能将听觉、视觉及感觉等各种信号输送到大脑，同时又将大脑的各种指令反馈传送给身体各器官。机体组织的生物电活动需要通过负离子的不断补充来维持，一旦机体得不到负离子的补充，就会影响机体正常的生理活动，从而产生乏力、倦怠、精神不振、食欲不佳等症状，甚至因此而患重病（刘雁琪，2004）。负氧离子对生物机体的作用机理主要表现在以下 6 个方面（何芳永，1998；黄建武和陶家元，2002；汪荫棠，1982；Morton and Kershner，1990；Wat Anabe et al.，1997）。

2.2.2.1 神经系统

空气负离子能够调节神经系统功能，使神经系统的兴奋和抑制过程正常化。

空气负离子可提高脑啡肽水平，增强其功能，从而调节中枢神经的兴奋和抑制过程，改善大脑皮质功能，缩短感觉时值和运动时值，对精神起镇静作用并可消除疲劳（汪荫棠，1982）。人吸入 $3.5×10^5$ 个/m^3 负氧离子后，脑电图 α 波由原来的 10～11Hz 减为 8～9Hz，幅度增加 20%，暴露在含 $7×10^5$ 个/cm^3 负氧离子空气中的大鼠，可改善其由于注射吗啡（<1.0mg/kg）引起的中枢神经抑制作用（刘雁琪，2004）。老年人的脑细胞随着年龄增加，负电量减少而逐渐衰老死亡，记忆下降，反应迟钝、健忘，严重的还会发展到老年痴呆症。高浓度负离子可激活细胞，延缓脑细胞衰老死亡，改善记忆力，预防老年痴呆。

2.2.2.2 心血管和血液系统

空气负离子具有加强新陈代谢，促进血液循环，使血红细胞带电量增加，血小板和血蛋白增加，红细胞上升，白细胞减少。空气负离子能刺激造血功能，促进血红细胞、血红蛋白合成，并改善心脏泵功能，从而提高血液输氧能力（刘雁琪，2004）。负离子具有刺激骨髓造血功能、促进异常血液成分处于正常的作用；负氧离子可使血沉减少、血清 Ca 增加、血清 K 减少、血液凝固减弱、白细胞增加等，说明负氧离子能有效增强人体造血功能，促进血液正常化，对血液疾患康复具有良好的作用。高浓度的负离子，能迅速补充增大血液细胞膜电位，使每个红细胞都达到负电 10mV 的电量，同极斥力，使红细胞间保持一定距离，处于健康的分散游离状态，将附着在红细胞表层和血管壁上的脂质、毒素、胆固醇等血液垃圾剥落，排出体外，对血液进行彻底清洗。血净病除，高血压等疾病"自然痊愈"。据测定，吸入 2000～3000 个/cm^3 的空气负离子，可使心电图 Q-T 间期延长。负离子可使心率减慢，使高血压患者的血压趋于正常。高浓度负氧离子能及时补充血红细胞膜电位，增大血红细胞负电量，使得每个血红细胞有足够的负电位使各个细胞间产生同极斥力，迅速改变血黏度，恢复红细胞的变形能力，促进血液循环，保持微循环系统血液通畅。另外，空气负离子使血管扩张，改善循环系统功能。

2.2.2.3 呼吸系统

血氧饱和度是反映血液含氧量的重要参数，是判断人体呼吸系统、循环系统是否出现障碍或者周围环境是否缺氧的重要指标，这个值越高说明环境对人体越有利。负氧离子对呼吸系统的影响最明显，这是因为负氧离子是通过呼吸道进入人体的，它可以提高人的肺活量。肺是空气负离子主要作用部位，空气负离子可促进肺内皮细胞清除 5-HT 使之转变为 5-HIAA。有人曾经试验，在玻璃面罩中吸入空气负离子 30min，可使肺部吸收氧气量增加 20%，而排出二氧化碳量可增加 14.5%，故负氧离子有改善和增加肺功能的作用。负氧离子可使动物气管壁松弛，加强管壁上呼吸道纤毛活动，使腺体分泌增加，提高平滑肌张力，改善呼吸系统功能，降低呼吸道对创伤的易感性（林冬青，2010）。临床应用可见呼吸系统疾病患者经负氧离子治疗后免疫球蛋白 A（IgA）、免疫球蛋白 M（IgM）和补体增加。

2.2.2.4 内分泌系统

空气负离子加速肝、肾、脑等组织的氧化过程，并提高其功能。研究表明空气负离子具有类似激素样作用，正离子效应与糖皮纸激素相似而负离子则与盐皮质激素类似。长期在负氧离子空气环境中饲养的动物其肾上腺重量减轻。

2.2.2.5 免疫系统

负氧离子能激活细胞，增强细胞膜通透性，加快新陈代谢，及时排除体内毒素、垃圾，提高免疫力和抗病能力，使人感到轻松、爽快，振奋精神，充满活力。空气负离子能提高机体细胞免疫和体液免疫功能，增强巨噬细胞的吞噬率，增加血液中γ-球蛋白含量，提高试管内淋巴细胞存活率。对于创口患者，负氧离子可促进其上皮增生、伤口愈合。

2.2.2.6 其他

空气中的负氧离子能促进细胞生物氧化过程，增强呼吸链中的触媒作用，提高基础代谢率，促进生长发育。在负氧离子影响下，受试者时间反应速度提高，语言识别能力增强。对血清素水平过高的内向型儿童，负氧离子可改善其行为过程，包括活动水平、注意力、方向识别等能力。另外，负氧离子本身携带多余电子，其杀灭细菌、病毒的原理是破坏细菌病毒等微生物的分子蛋白结构，使其产生结构性改变或能量转移，从而使细菌、病毒等微生物死亡。研究表明在含有 5×10^5～5×10^7 个/cm^3 负离子的空气中培养的葡萄球菌、霍乱弧菌、沙门氏菌等生长缓慢。

2.2.3 负氧离子浓度与人体健康

研究表明，当空气负离子浓度达到 700 个/cm^3 以上时有益于人体健康，达到 1000 个/cm^3 以上则可以治病（吴楚材和吴章文，1998），而低于 200 个/cm^3 时身体容易陷入亚健康，在 50 个/cm^3 以下易诱发心理性障碍疾病，甚至癌症。近年来的许多研究表明，空气负离子具有调节神经系统，促进血液循环，降低血压，治疗失眠症和镇静、止咳、止痛等多种疗效（林金明等，2006；蔡宏道，1995；Terman and Terman，1995）。世界卫生组织曾发布过相关数据：清新空气的负氧离子标准浓度为不低于 1000 个/cm^3。空气中负氧离子浓度达到 0.5 万～5 万个/cm^3，能增强人体免疫力；达到 5 万～10 万个/cm^3，能消毒杀菌、减少疾病传染；达到 10 万～50 万个/cm^3，能提高人体自然痊愈能力。

森林的植物是负氧离子的自然发生器，据测定，在森林中 1cm^3 空气中的负氧离子高达 2000～3000 个。例如，浙江省天目山林间测定为 2200 个，一般在空气中负氧离子含量为 1000 个，而重工业区只有 220～400 个，厂房内 25～100 个。在森林覆盖率 35%～60% 的林分内，负氧离子浓度最高；而森林覆盖率低于 7% 的地方，负氧离子浓度为上述林地的 40%～50%。尤以森林峡谷地区，峡谷内有较大面积水域时，则空气中负氧离子含量最高。据国内外研究表明：负氧离子浓度高的森林空气可以调解人体内血清素的浓度，有效缓和 "血清素激惹综合征" 引起的弱视、关节痛、恶心呕吐、烦躁郁闷等，能改善神经功能，调整代谢过程，提高人的免疫力，使人感到清新、舒适。负氧离子浓度高的森林空气能成功地治疗高血压、气喘病、肺结核及疲劳过度；对于支气管炎、冠心病、心绞痛、神经衰弱等 20 多种疾病，也有较好的疗效。此外，负氧离子还具有杀菌、降尘、清洁空气的功效，因此对人体健康十分有益，其浓度水平已成为评价一个地方空气清洁程度的重要指标。

另外，空气中的负氧离子被誉为 "空气中的维生素"。负氧离子已被医学界公认为是杀灭病菌及净化空气的有效武器，并且利用负氧离子进行疾病疗法不仅能够使氧自由基无毒化，也能使酸性的生物体组织及血液和体液由酸性变成弱碱性，有利于血氧输送、吸收和利用，促使机体生理作用旺盛，新陈代谢加快，提高人体免疫能力，增强人体免疫力及抗菌力，调节肌体功能平衡（Suzuki et al.，2008；Namni et al.，2005；Joan，2007；Iwam et al.，2002）。

2.2.4 影响负氧离子浓度的因子

空气中的负氧离子受不同植被类型、地理位置、气象因子、纬度及海拔、水体等的影响，并且同一地点不同时间段和不同季节，空气中的负氧离子也呈现出一定的差异。植被、气候、立地条件等因素通过影响光合作用、空气交换等方式调控着空气负离子浓度。

2.2.4.1 林分因子

植物能够通过光合作用产生高浓度的空气负离子（吴楚材等，2001），在短波紫外线的作用下，植物叶表面发生光电效应，使空气负离子增加（吕健和徐锦海，2000；吴焕忠等，2002）。并且导体尖端的电荷特别密集，在强电场作用下，就会发生尖端放电，而叶片的尖端放电功能，使空气发生电离，增加了空气负氧离子浓度。在相同叶量的前提下，针叶树叶片具有较高的比表面积，所以更有利于负氧离子产生。从叶尖端放电理论来看，具有针状叶片的植物更有利于负氧离子产生。植物资源密度越大、总叶片面积越大，越有利于负氧离子产生。并且有植物覆盖的土壤孔隙较大，有利于土壤中的放射性气体和土壤空气中的负离子逸至大气（林忠宁，1999）。

林分生命力越旺盛、代谢功能越强烈，空气负离子浓度越高（邵海荣和贺庆棠，2000）。对于同一林分类型，郁闭度、林龄不同，空气负离子浓度不同。群落层次结构不同，负氧离子浓度不同，乔灌草复层结构显著高于灌草结构和草坪（王洪俊，2004）。在单层绿化结构中，负氧离子浓度乔木>灌木>草本；在双层绿化结构中，负氧离子浓度乔灌型>乔草型>灌草型（王庆和胡卫华，2005）。

不同林型，空气负离子浓度不同，针叶林中空气的负离子年平均浓度高于阔叶林，这是由于针叶树树叶呈针状，等曲率半径较小，具有"尖端放电"功能，使空气发生电离，提高了空气中的负离子水平（吴楚材等，1998）。有研究表明针叶林和阔叶林负氧离子浓度具有季节差异，春夏季阔叶林的负氧离子浓度较针叶林高，秋冬季则相反（邵海荣等，2005）。也有研究表明，林分结构类似的针叶林和阔叶林负氧离子浓度并无显著差异，只是负氧离子浓度高峰的出现时间不同（王洪俊，2004）。因此，关于针叶林与阔叶林对空气负氧离子的影响结果因测定季节、林龄、林分结构、林分生长状况等不同而异。

2.2.4.2 气象因子

由经纬度和海拔控制的气温、光照、降水等气候特征通过对林冠光合固碳能力和生产力的影响直接控制着空气负离子浓度。另外，空气中的负离子浓度也会随天气变化而变化。一般情况下，晴天的空气负离子含量明显高于阴天，这是由于晴天阳光强烈，植物的光合作用比较强烈，并且丰富的紫外线有助于产生空气负离子（黄彦柳等，2004）。

空气温度和湿度也是空气负离子的重要影响因素。研究表明，空气负离子浓度与空气温度呈显著负相关，而与空气相对湿度呈显著正相关（吴楚材等，2001；吴际友等，2003），低温高湿的环境有利于空气负离子的产生（陈自新和苏雪痕，1998；李辉，1999）。另外，雾对空气负离子也有显著的影响，王金球和李秀增（1992）认为空气负离子与雾呈负相关关系，即雾越大，空气负离子浓度越低。这主要是由于空气中的小离子以雾的凝结核为中心聚集成大离子而降低。负离子还与正面风速呈正相关（杨建松等，2006）。

2.2.4.3 其他因子

土壤类型、海拔、坡向等都会影响空气负离子浓度（吴楚材和黄绳纪，1995）。不同形态的水景周围负氧离子浓度差异较大，其中动态水周围的负氧离子浓度大于静态水，瀑布产生的负氧离子浓度大于跌水，跌水大于溪流（杨建松等，2006）。另外，人群密集的地方空气负氧离子浓度较低，这是由于人为活动干扰，空气中

尘埃和 CO_2 等浓度较高，这些物质对空气负氧离子具有吸附作用，吸附后随同污秽物形成的重离子而沉降（吴佛运等，1994；张福金等，1988）。

2.3 绿 视 率

人对色彩十分敏感，人睁开眼睛通过色彩认知世界。过去许多研究都发现颜色影响到我们的思想、行为和健康。了解色彩的功能特性，加以正确运用，有助于调节人的情绪、缓解疲劳，有助于恢复身心健康。景观本身就是多姿多彩的环境，有针对性地处理色彩，协调整体环境，对于疗养空间来说十分重要。

人类眼睛的视感度——灵敏度，可见光线的波长范围是 400~750μm，以其中的 556μm 的绿色部分最大，绿色对人的心理、生理和精神有着积极作用。诗人歌德认为绿色能给人一种真正的满足，因为"当眼睛和心灵落到这片混合色彩上的时候，就能安静下来。在这种宁静中，人们再也不想更多的东西，也不能再想更多的东西"。康定斯基也认为"绿色具有一种人间的、自我满足的宁静，这种宁静具有一种庄重的、超自然的和无穷的奥妙"。纯绿色是"大自然中最宁静的色彩，它不向四方扩展，也不具有扩张色彩所具有的那种感染力，不会引起欢乐、悲哀和激情，不提出任何要求"。

森林具有较高的绿视率。绿视率即绿色面积占视域面积的比例，当绿视率达到 25% 时能对眼睛起到较好的保护作用（吴立蕾和王云，2009）。森林的绿色视觉环境，会给人的心理带来许多积极的影响，使人在绿色视觉环境中产生满足感、安逸感、活力感和适应感。据调查，绿色是自然界很柔和的颜色，在绿色的环境中，能一定程度减少人体肾上腺素的分泌，降低人体交感神经的兴奋性，不仅使人感到舒适、惬意，有助于消除疲劳和精神压抑，而且还使人体的脉搏回复率提高 2~7 倍，脉搏次数每分钟明显减少 4~8 次，呼吸慢而均匀，血流减慢，心脏负担减轻，能增强听觉和思维活动的灵敏性。对于长期处在紧张生活中的人，通过森林疗养身体和心理上得到调整和恢复。科学家们经过实验证明，绿色对光发射率达 30%~40% 时，对人的视网膜组织的刺激恰到好处，它可以吸收阳光中对人体有害的紫外线，降低人体肾上腺素的分泌量，进而使人体交感神经的兴奋性有所下降，使血流减缓，呼吸均匀，并有利于减轻心脏病和心脑血管病的危害（陆基宗，2007）。还可借助绿色的作用调节人的神经系统，使大脑皮质和视网膜组织借助光学作用来调节内脏器官，从而达到消炎利尿的目的。绿色植物能安定人的神经使人情绪稳定，森林中舒适宜人的气候可调节神经系统功能，改善呼吸、循环、消化等功能，促进新陈代谢和增强免疫能力，使人心情舒畅，精力充沛，工作效率提高。强光辐射污染是居住在城市中人视网膜疾病和老年性白内障的重要杀手，森林通过绿色的树枝，吸收阳光中的紫外线，减少其对眼睛的刺激，可使疲劳视神经得到逐步恢复。另外，森林环境能显著提高视力，有效预防近视（李成和王波，2003）。

2.4 声 环 境

喜欢森林的朋友都清楚，大自然中声波悦耳，它能够帮助我们愉悦心情。可是您想过没，这究竟是怎样一种机理呢？要了解其中机理，我们需要先来认识一下"功率谱密度"。声音是以波的形式传播的，而波是一种能量。与电灯每小时消耗多少电（功率的概念）一样，人们也希望了解"单位频率波的能量"，这就是功率谱密度。如果根据功率谱密度和频率特点对声波进行分类，第一类是功率谱密度与频率保持固定比例，假如以频率为横轴、功率谱密度为纵轴作图，将呈现平行横轴的一条直线。这类声音被称为"白噪声"，高速公路上车胎摩擦声就是典型的白噪声。第二类是功率谱密度与频率没有任何关系，学者把这类杂乱无章的声音称为"布朗噪声"。第三类是功率谱密度与频率（f）成反比，所以被称为"$1/f$波动"，它能给人带来美感和放松。研究发现，森林中的鸟鸣、微风下的松涛、山涧的溪流、燃烧的火苗及脚下落叶沙沙作响都是 $1/f$ 波动，它与大家在愉快安静时的心跳、脑波等周期性变化节律相吻合，因而能够使人感到舒适、安全和满足。$1/f$ 波动符合人体对刺激的反应规律，使人在接受刺激的过程中不感到恐惧和紧张，反而会有轻松甚至甜美的感觉，所以具有恢复生理节律和身心平衡的作用。

森林作为天然的消声器有着很好的防噪声效果。实验测得，公园或片林可降低噪声 5～40dB，比离声源同距离的空旷地自然衰减效果多 5～25dB；汽车高音喇叭在穿过 40m 宽的草坪、灌木、乔木组成的多层次林带，噪声可以消减 10～20dB，比空旷地的自然衰减效果多 4～8dB。城市街道上种树，也可消减噪声 7～10dB。要使消声有好的效果，在城里，最少要有宽 6m（林冠）、高 10m 的林带，林带不应离声源太远，一般以 6～15m 为宜。

从广义上说，一切不需要的声音，也可以是指振幅和频率杂乱，断续或统计上无规律的声振动均称为噪声。现代社会中，噪声对人们健康的危害及引起大脑的疲劳和破坏日益严重，因此噪声已经被认为是一种严重的环境污染，被列为环境公害之一。噪声对人体的认知能力有消极的影响，可使人产生烦恼、焦虑、愤怒、敌对、抑郁的感觉，使睡眠中的人觉醒、记忆力下降、工作效率低下，甚至塑造矛盾、情绪化、悲观的人格。

据统计，在世界一些国家的城市中，噪声年年增强，过去 30 年间，一些资本主义国家的大城市所产生的噪声，平均增长了 8 倍。研究表明，当噪声为 90dB 时，人们视网膜中视杆细胞区别光亮度的敏感性开始下降，识别弱光的反应时间延长；达到 95dB 时，瞳孔会扩大；达到 115dB 时，眼睛对光亮度的适应性会降低。长期接触高强度的噪声，不仅使听觉器官受损，同时对中枢神经系统、心血管系统、内分泌系统及消化系统等均有不同程度的影响。在噪声环境下工作，人容易感到烦躁不安，容易疲劳，注意力难以集中，反应迟钝，差错率明显上升，所以噪声影响工作效率，降低工作质量。而森林中安静的环境可平复人体烦恼紧张的情绪，使人心情愉悦。

森林如同一道绿色的"墙壁"对噪声有很强的防护作用，它是天然的消声器。它有着高大而厚实的树冠层，可以吸收和消除噪声。森林面积越大，林带越宽，消除噪声的功能越强。其途径有以下 4 种：第一，树木枝密叶稠，它的柔枝嫩叶，犹如少女的青丝，又似婴儿的笑脸，具有轻、柔、软的特点。一排排树木枝叶相连，构成了巨大的绿色"壁毯"，垂挂在天地之间。声波遇到坚硬、光滑的表面，有着很强的反射力；遇到轻、柔、软的表面，大部分能量会被"壁毯"吸收，反射出去的声波则很弱。第二，树木的枝叶，纵横交错，层层叠叠，方向不一。声波遇到光滑的平面后，向着一定的方向反射，声波相应就强。声波遇到不规则的表面后，就会产生乱反射，使声波由整化零，越来越小。树干是一个圆形粗糙的表面。声波遇到圆形粗糙表面后，一部分被吸收，一部分向各个方向反射出去，也减弱了声波的强度。第三，树木的枝叶轻软，在风吹下经常摆动不止，摆动的枝叶对声波有着扰乱和消散的作用。第四，树群、森林是一个群体结构，株数多，叶层厚。当声波进入森林后，往往要经过一个吸收、反射—再吸收、再反射，稠密树枝会反射声波。多次吸收、多次反射的过程，使声波能量逐渐消失。因而，人们称森林和树木是绿色的"消声器"。

森林是"天然消声器"，能消除或大大改善长期生活在噪声环境中所致的中枢神经和自主神经功能紊乱。据测定，40m 宽的林带可减低 10～15dB，30m 宽的林带可减低 6～8dB，公园中成片的林木可减低 26～34dB（但新球，1994）。由于森林具有这种"天然消声器"的作用，可使常年生活工作在城市噪声环境中的居民，在森林环境中得到疗养，在身体上得到休息和调整。并且森林中的自然声音（如蝉鸣、流水等）能给人以美的感觉，而城市中汽车等人工声音会让人感觉嘈杂或不舒服（薛静等，2004）。

另外，在健康中国的大背景下，森林不仅作为城市的绿色屏障，还为城市居民提供了放松身心的理想场所。声环境影响着森林的生态效益和森林康复性景观的相关指标，是森林疗养基地建设发展中需要考虑的重要因素之一。在松涛、鸟鸣的森林背景乐中，人很容易打开"五感"，负能量也很容易释放。早在 2000 多年前的中国医学巨著《黄帝内经》中就记载着："肝属木，在音为角，在志为怒；心属火，在音为徵，在志为喜；脾属土，在音为宫，在志为思；肺属金，在音为商，在志为忧；肾属水，在音为羽，在志为恐。"角、徵、宫、商、羽五音称为"天五行"。生理学上，当音乐振动与人体内的生理振动（心率、心律、呼吸、血压、脉搏等）相吻合时，就会产生生理共振、共鸣。森林中鸟类、蛙类、蝉类、虫类、山羌、猕猴、飞鼠、溪流等多种自然声音能镇静人的情绪，松弛我们的身心，使我们躁动的灵魂得到最温柔的抚慰。

2.5　丰富的氧气

森林中一切绿色植物，以人在呼吸过程中排放出来的"垃圾"二氧化碳为"食物"转化成氧气，而氧气则是人类赖以生存的必需物质。在二氧化碳浓度较低条件下，随呼吸进入人体内的二氧化碳较少，体内二氧化碳排出也比较顺利。如果大气中二氧化碳浓度高，人体内"垃圾"的排出就会产生困难。大气中二氧化碳浓度达到 0.05% 时，人就会感到呼吸不舒适；二氧化碳浓度上升到 4%，人就会感到耳鸣、头痛、头晕、呕吐、脉搏缓慢、血压增高等；二氧化碳浓度达到 10% 以上时，大量"垃圾"倒流，人体内"垃圾"难以排出，就会有造成死亡的危险。

人类的生存离不开氧气。人几天不吃不喝还可以生存，但无氧几分钟就可能昏迷，十几分钟就可能休克甚至死亡。整个身体，就是一个储存氧气的容器。水、血液、蛋白质都是氧气的载体。血液中如果缺氧，心脏就会持续跳动加快，血压就会升高、血管的压力增加，脑溢血中风就可能随时发生，而血氧充足就会使人精神饱满。蛋白质的重要功能也就是携带和储存氧气，如果环境本身缺氧，那么即使蛋白质供应充足也无法发挥功能。身体释放能量，无论是由蛋白质、脂肪还是由碳水化合物转化而来，都需要消耗大量的氧气。在缺氧状态下，木炭、木材、石油的燃烧都会释放大量的毒气，而氧气充足就不会。蛋白质、脂肪、糖类在缺氧状态下的燃烧，情况也一样，将产生大量的自由基，导致机体的衰老和变异。糖的无氧酵解是诱发癌症的一个非常重要的因素，而缺氧也将使糖难以被利用。如果细胞缺氧，葡萄糖不能有效转化成能量，将会造成细胞缺乏 ATP（三磷酸腺苷），导致细胞饥饿，因此细胞必须获得大量的葡萄糖以求生存，而葡萄糖在缺氧状态下会释放出大量的乳酸，导致酸中毒及正常细胞死亡。并且细胞缺乏 ATP，会显著改变细胞周围体液的钠钾平衡，人体矿物质就开始"流出"到细胞周围，导致"矿物质沉积"，如沉积在关节上发生关节炎，在眼睛周围就产生白内障，在动脉周围就产生动脉硬化，而且肌肉则会因缺 ATP 而引发肌肉痉挛或反应迟缓。史班瑟-维（W-Spensor Way）博士研究缺氧和疾病之间的关系表明："缺氧表示缺少生物能量，就可造成轻微疲劳到有生命威胁的各种可能疾病。缺氧和疾病之间的关联性现在已被牢牢地确认了。"

当一个人出现精神差、打哈欠、整天感觉疲倦、无力、记忆力变差、注意力不能集中、工作能力下降、失眠、痴呆等这些症状就预示其神经系统可能出现了缺氧。例如，打哈欠几乎是人人都有的经验，打哈欠这一个生理反应，有什么作用？氧气不足到达一定程度，身体自然会将信息传到脑部，再通知肺部，该深呼吸了，这就是打哈欠引发的原因。另外，睡眠不足时，脑部没有得到充分的休息，因此需要更多的氧气来清理脑部，这时也会引发不自主的打哈欠。当一个人经常出现头晕、心慌、胸闷、憋气、血压不正常、面色灰暗、眼睑或肢体水肿等这些症状就预示其心血管系统可能出现了缺氧。例如，人为什么会出现头昏？根据测量，脑部的血流量占心脏输出量的15%，而耗氧量则为总耗氧量的23%，比人体平均耗氧量高10倍有余，尤以大脑皮质和小脑灰质耗氧最多。因此，耗氧越多的组织细胞，它对氧的依赖性就越大，对缺氧也就越敏感了。明显地，如果脑部的供氧量不足，肯定会影响脑部的正常运作，在缺氧较轻微时，脑部的运作会有初步的障碍，思考、记忆等能力也会受到影响，这就是"头昏"。当一个人出现食欲变差、经常便秘、胃胀痛、烦躁、易感冒等这些症状就预示其胃肠、内分泌系统可能出现了缺氧；当一个人出现容易抽筋、腰腿酸痛或关节痛等这些症状就预示其肌肉骨骼系统可能出现了缺氧；当一个人出现容易口腔溃烂、咽喉发炎、牙龈出血、头皮屑多、皮肤苍白、伤口不易愈合等这些症状就预示其皮肤黏膜可能出现了缺氧。

森林被称为"地球之肺"，像一座无声的吸碳制氧厂，自动调节空气中氧气和二氧化碳的浓度。森林中植物通过光合作用吸收二氧化碳，释放氧气。森林中林木每生长 $1m^3$ 的蓄积，大约可以吸收 1.83t 的二氧化碳，放出 1.62t 的氧气。据估计，$1hm^2$ 阔叶林在生长季节，每天消耗 1t 二氧化碳，释放 0.75t 氧气；$10m^2$ 的林木一天可吸收 0.9kg 二氧化碳，释放出 0.75kg 的氧气，可满足 1 个成人一天的呼吸生理需要。医学研究证明：高浓度给氧主要用于患者的急救，如呼吸、心脏骤停，不适宜长期氧疗和氧保健。长时间、高浓度的氧气吸入可导致肺实质的改变，如肺泡壁增厚、出血等，发生氧中毒。吸氧浓度大于40%，吸氧24h以上，即可发生氧中毒。人体处于氧气浓度不足18%的环境下会有脉搏加快、头疼、恶心、反胃、集中力下降、浑身无力、目眩、体温上升等症状。在30%氧浓度的环境下，人体的体力机能、大脑智力、血氧浓度达到最佳状态。因此，医学界将30%氧浓度的氧气称为"生命级富氧"。森林中的氧气浓度一般都在26%～30%，安全无毒，属于"生命级富氧"，长期吸入可防病治病，有利健康。

2.6　大　气　环　境

2016 年我国开始实施修订版的《环境空气质量标准》，其中就增加了大气细颗粒物（fine particulate matter，PM2.5）监测指标。现有研究证实，森林可通过覆盖地表减尘、叶面吸附滞尘、叶气孔吸收消尘、降低风速促进沉降、改变风场阻拦等途径（杨进怀，2012；王赞红和李纪标，2006；Sehmel，1980），体现降低大气颗粒物（尤其是 PM2.5）危害的滞尘功能，使空气悬浮颗粒浓度减小。

森林是净化空气的"机器"。森林中的空气比城市、农村和其他陆地的空气质量高，它含尘量少，含有害菌量少、有害气体少、负氧离子多。植物有很强的降尘作用，对空气有净化作用。植物的滞尘作用，就在于它有特殊构造的叶片和惊人的全部叶面积。当气流经过树林，空气中的部分尘埃、油烟、炭粒、铅、汞等致病、致癌物质就被植物叶面上的绒毛、皱褶、油脂和黏液吸附，从而减少可吸入颗粒物在人体肺泡中沉积，降低其对人体健康的危害。叶片表面粗糙、分泌物丰富、叶面积系数高的树种，会具有较好的吸滞大气颗粒物的功能。据统计，每公顷阔叶树林每年可吸附 68t 尘埃。此外，森林中树木的枝干、叶片可大量吸附尘埃，使空气中的飘尘减少 50%以上，所以说，森林是庞大的天然"吸尘器"（王奎，2009）。张家界森林公园的杉木幽径的游道空气中每立方米含尘量为 $2.22×10^8$ 个，阔叶林景点中含尘量为 $0.81×10^8$ 个，而空旷地游人食宿中心为 $5.32×10^8$ 个，大庸市汽车站为 $3.85×10^8$ 个。

在被污染的大气中，除了有尘埃等有害物质外，还有不少其他有毒物质。危害较大的有二氧化硫、一氧化碳、氯化氢、氟化氢、硫化氢、氮的氧化物等。这些物质，在空气中的含量过多，有害于人们的健康，甚至威胁着人们的生命。据测定，空气中二氧化硫的浓度达到 1%时，人们就很难再坚持工作，达到 10%～40%时，就可以使人迅速死亡。有害物质浓度过大，或因光化学作用产生的各种毒性物质，对于人体都会引起各种严重疾病，或导致死亡。森林有特殊的吸毒本领，它们不仅能吸收各种有毒物质，而且能同化各种有毒物质。例如，柳杉、日本扁柏、赤松、冷杉、桦树、樱桃树种能吸收空气中的二氧化硫，铁树、美洲槭、榉等树种能吸收空气中的二氧化氮，栓皮槭、加拿大杨等树种能吸收空气中的醛、酮、醚和致癌物质安息香吡啶等毒气（刘行光，2012）。

很多研究表明，植物可以减少空气中的细菌含量。由于林地上空粉尘少，减少了黏附其上的细菌；另外，还有许多植物本身能分泌一种杀菌素而具有杀菌能力，松林放出的臭氧能抑制和杀死结核菌，对哮喘、结核患者有一定疗养功能。

2.7 小 气 候

森林小气候是指森林空间里的气候条件与大气候不一致的现象，它是大气候与森林以及树冠下的灌木丛、草被等相互作用的结果，包括温度、湿度、风、降水等因子。光照、降水等在进入森林后进行了重新分配，使得林内热量和水分的交换在时间和空间上与空旷地相比发生了显著的改变。与林外比，林内具有日照弱、日照少，气温低、气温变化较为平缓，相对湿度大，静风频率大、平均风速小，气象景观丰富等特点，容易形成小气候。

地面是人们活动的主要场所，近地面空气层的冷热直接影响着人们的生活和生产活动。太阳光谱范围为 10～100 000nm，100～390nm 为紫外线，390～770nm 为可见光区，>770nm 为红外线区。当太阳不断地向地球输送着大量的热和光时，大气层上界每平方厘米每分钟能得到 811J 热量。通过大气层后，约有 50% 被吸收，余下的一半到达地球表面。紫外线中波长小于 290nm 的被臭氧层吸收。在到达地球的太阳辐射中，红外线（infrared light）占 50%～60%，紫外线（ultraviolet light）占 1%～2%，可见光（visible light）占 38%～49%。地球上的建筑物、道路、岩石、土壤、金属制品等，每天都接受大量的太阳能。由于这些物体本身没有固定和转化能量的功能，因而把接受的能量又重新散发到大气中去。在这吸收和散发的过程中，还把太阳的短波辐射变成长波辐射，而这种长波辐射则具有明显的增温作用。

树木对热辐射具有很好的吸收作用。单层叶片能吸收掉 50% 以上的辐射热，而树木，尤其是森林，对温度的影响就更大了。天然的森林群落，是一个复杂的生物群体。一般有乔木、灌木、草本 3 个层次，多者可达 5～6 层，每个层次都具有吸收能量的作用。当太阳辐射到达森林上部时，大约有 10% 的能量被反射，8% 以上的能量被各林层吸收，到达林地上的能量，只有 5% 左右。从林冠顶部到地面，太阳的热辐射逐层减少，相应地气温也逐层降低。由于林冠对太阳辐射的强烈吸收和反射，林内与林外相比，日照时数减少 30%～70%，光照强度减弱 31%～92%，太阳总辐射通量密度减小 23% 以上。林冠郁闭度越大，对太阳辐射和光照的削弱越强；林冠层结构越复杂、层次越多，对太阳辐射和光照的削弱越强。因此，森林对太阳辐射具有很高的吸收能力，在整个生长季节森林有着强大的调温功能。

由于林冠层削弱了林内的太阳辐射、降低了地面的长波辐射，导致林内外温差明显。一年中，春季，白天林中获得充足的太阳辐射，使林中气温较高，此时林中乱流交换较弱，所以林中气温比林外高；夜间林中乱流更弱，而夜间的辐射冷却，使林中气温低于林外。夏季，由于树冠稠密，森林中总辐射到达量比林外总辐射到达量小得多，因此林冠下夏季白天气温低。在缺乏森林植被保护的裸露地，夏日太阳辐射直达地面，地面吸热后增温，并释放长波辐射，使近地表的气温升高。因而白天的最高温度出现在地表和近地表的空气中，会使人感到酷热难忍。待到夜晚，地表冷却，使近地表层的气温降低，最低温度出现在地表和近地表的空气中，形成昼夜温差悬殊，忽热忽冷，使人感到不适。由于森林林冠层的作用，夏季晴天，林内的日平均气温比外界低 3.7～9.1℃，阴天低 1.7～6.5℃，并且夏季夜间林中温度仍低于林外。因此，森林中夏季气温日变化缓和，气温日较差小。秋季，林中气温变化近似春季。冬季林中气温不论昼夜均高于林外气温，但是相差很小。冬季林中温度高于林外，夏季林中温度低于林外，使林中气温常年比林外气温的年较差小，气温变化平稳。

另外，森林是地表与大气之间的一个绿色调温器，它不仅对树下的小气候具有调节作用，对森林周围的温度也有很大影响，它的存在对人的生活和其他生物的生长都是有利的。夏季，林内气温比林外气温低，林内的凉空气向林外流动，使林区周围的空气也凉爽一些；冬季，林内气温比林外高，林外冷空气向林内流动，减少冷空气在林外停滞的时间，也能减轻林外的低温危害。并且，森林也可缓和气温，使林区上空和森林表面之间的温差变小，不易形成急剧上升气流，从而减少灾害性天气。

由于林内风速及乱流交换减弱、温度较低，植物蒸腾和土壤蒸发出来的水蒸气能较长时间停滞在近地面层空气中，加之林冠层的遮盖作用，与林外相比，林内的空气相对湿度大。例如，张家界境内年平均空气相对湿度87%，夏季晴天为87%，阴天为98%，夜间达90%以上，比外界高11%。

林冠层迫使气流分散、消耗动能，阻挡了林内气流流动，降低水平风速并削弱近地面层空气湍流交换的作用强度。一般林内风速比林外风速减小1m/s，加上林内湿度较大，使得林内的蒸发量比林外低3mm左右。森林内雾、霜、雨凇的凝聚量比林外多，使林区的水平降水量有所增加。并且森林中千姿百态的云雾，变幻奇特、美妙壮观，成为特有的气象景观，增添了森林的美感。优越的森林小气候孕育了绚丽多姿的气象景观，提高了森林的美学价值。森林舒适宜人的气候，可改善神经、呼吸、循环、消化等系统功能，促进新陈代谢和增强免疫力，使人心情舒畅，精力充沛，工作效率提高。

森林中温度舒适，许多人愿意在夏季到森林中避暑。森林及地貌组合成的森林气候因具有温度低、昼夜温差小、湿度大、云雾多等气候特征适宜于人类生存。另外，森林中相对湿度较高，平均辐射热和风速较低，树叶和土壤蒸发的水分能产生治疗作用。并且森林的存在能大量地制造人类生存所必需的氧气，有效地降低太阳辐射和紫外线对皮肤的危害，减少皮肤中因直射光照射而造成的色素沉积。另外，森林舒适的环境对荨麻疹、丘疹、水疱等过敏反应也具有良好的预防效果（薛静等，2004；郄光发等，2011）。据人口普查资料，我国多数长寿老人和长寿区，大都分布在环境优美、少污染的森林地区。法国的朗德森林是这方面的一个突出例子，这个地区的居民在营造海岸松林分之后，平均寿命有所增长。虽然寿命增长是必然的，但增长得非常突然，于是人们普遍认为长寿是由于森林的直接影响。因此，有些资料表明，只要深入森林100m以内散步或停留，就能真正地享受到森林空气，身心得到疗养，常常到林中散步，能够延年益寿。

2.8 洁 净 的 水

森林作为天然的环境净化器，还可以净化水体。森林能有效地改善水质。有研究结果表明大气降水中含 85 种以上有机化合物，且大多数为以二氯丁烷、苯等为首要的环境污染物。还有重金属元素如铅、镉等，这些污染物质经过林冠层、地被物和土壤层的截留过滤作用后表现为种类减少和浓度降低，可使上述有害物质的浓度低于 1ppb[①]，铅和铜的浓度远远低于生活饮用水水质标准。同时，还可把空气中的营养元素随降水被林木草本植物吸收或进入土壤中去，提高土壤肥力。内蒙古东北林区地表水、地下水的水质都好于非林区。世界闻名的克山病、大骨节病就起源于黑龙江省的克山县一带，这两种病多发于内蒙古东北部的非林区，且都与水质有关，而林区由于森林对水质的净化作用，就避免了这些病的发生。另外，由于近十多年来东北非林区防护林体系建设成效显著和取深层水食用，以及其他生活条件的改善，上述两种疾病和牲畜的许多疾病基本上灭绝了。除了与生活条件的改善和取深层水食用有关，与森林植被的增加、森林改善水质也有关系。

---

① 1ppb=10^{-9}，下同。

3 森林疗养与人体健康

3.1 基于五感的环境体验

亚里士多德是继柏拉图之后，西方哲学史中又一奠基性人物，亚里士多德较为系统地研究了人类的感觉，他在《论灵魂》和《感官与感觉》中，把感觉分为5 种，视觉、听觉、触觉、味觉和嗅觉。人对环境的认知是从感觉开始的。感觉是人脑对作用于感官系统的客观事物个别属性（颜色、气味、软硬、肌理、质感）的反应。感知是指感知觉，其包括感官感觉（sensation）和知觉（perception）两个部分，为了在大脑中构筑外部世界的景象，我们必须识别环境中的物理能量，并且将其编码为神经信号，这个过程就是感觉，同时我们必须选择、组织和解释我们的感觉，这个过程即为知觉（郑玉凤，2015）。感知不是信号的被动接受者，而是通过学习经历、记忆、期望及注意力等进行塑造的。感知的形成过程如图 3-1 所示。感知可以被分为两部分，一个部分是自下而上的路径（bottom-up pathway），

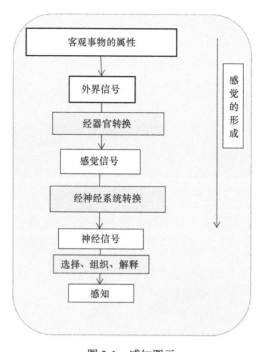

图 3-1 感知图示

即将低级的感觉器官信息转换成更高级别的信息，另一部分是自上而下的路径（top-down pathway），主要是指以往个人经历、记忆、情绪、期望等内部领域（internal realm）对感知的影响，同时，这两种路径之间有着互补、动态的互动关系（郑玉凤，2015）。

感觉器官（sense organ）简称感官，泛指能接受外界刺激的特化器官与分布在身体上的感官神经（sensory nerve），是生物体获取外界信息的渠道，为感知提供数据。主要包括传统的 5 种感觉器官，即眼睛的视觉、耳朵的听觉、鼻子的嗅觉、舌的味觉和皮肤的触觉。五感是我们与外界交流、沟通的途径和方式，人类的 5 种感官构成了其自身的感知机体，通过它们人类可以认识和体验外部世界，进而产生一定的行为方式（图 3-2）。

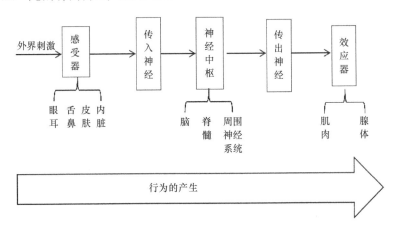

图 3-2　感知与行为

亚里士多德认为，处于感官最低级位置的是触觉，它是最基础的感官，因为所有有生命的、能感觉的生物都必须拥有它，甚至最低级的动物也要通过触觉来感觉，并因此产生出快感与痛感、喜欢与厌恶等基本能力。而紧跟在触觉后面的就是味觉，因为所有的生物都必须为了生存而摄取营养，同时，在味觉与触觉感官的活动方式中，感觉器官和感觉对象之间最为接近，而且，二者对对象的感觉都不需要外部媒介。视觉和听觉在促进人类认识发展的方面多被认为比其他感官要优越得多，它们能为理性官能活动提供大量必要的感觉信息，还能促进人类知识的发展和交流，其依据又是视觉对象的整体性。视觉和听觉多是客观信息的源泉，而相对地味觉、触觉和嗅觉则更多地具有主观性（田星，2014）。皮亚杰的认知心理学研究成果表明：人类对外界感受其中 60% 来自视觉、20% 来自听觉、15% 来自触觉、3% 来自嗅觉、2% 来自味觉。除以上 5 种感觉器官之外，还包括感受温觉、疼痛觉、平衡觉等感觉器官。

3.1.1 视觉

视觉，作为人类获取信息的主要感觉器官，是通过客观事物刺激视觉器官产生的主观映像，是识别和认知的主要手段，同时也是人们体验环境空间的主要感觉器官。视觉体验主要发生在大脑里，能够清晰地看到东西是人类最重要的感觉，大概有70%的周围世界的信息，是通过我们的视觉系统来加以接受理解的，我们大部分生活都是围绕看到的事物进行的。视觉对森林疗养的感受最为直接，也是获取外界信息最多、占比例最大的感觉器官。人们接受、了解、鉴赏森林环境的信息交流，大部分是通过视觉来实现。华盛顿大学神经学家艾森认为整个大脑皮层的1/4，即大脑皱褶的表层，用于视觉的多于用于其他感觉。研究表明，人类获取的外界信息75%～87%是通过视觉来获得的，13%～25%的外界信息需要通过视觉之外的其他4种感官（耳、鼻、舌、身）来获得，声音、气味、冷暖感受等是视觉器官所不能获得的（周长亮，2011）。视觉转化为意识的过程主要包括以下几个阶段。

（1）初步感知阶段（感觉的识别阶段，即感性的阶段、无意识的阶段）：这种单纯的视觉感官刺激带给我们的是：对物象和环境的空间坐标定位感（水平、垂直、方位等）、距离感、透视形态和形式感等，如对方、圆、三角形等形状的单纯感知，色相、明度、纯度等颜色感知形成初步的综合感知。

（2）辨别、唤起记忆和意识作用识别阶段：根据对环境空间的初步感知，反映到大脑，大脑会带来脑部联想、记忆、唤起记忆、对空间的初步评价和心理感觉。在这一阶段，文化背景、历史内涵和风俗习惯融汇其中，此时人的心理感受也就负载了相关的历史文化和风俗习惯的内容，从而形成了对空间人文和自然感受的融合，也就是形成了场所精神。

（3）指导意识和行为阶段：前两个阶段已经形成了对空间的感知、历史文化内涵的认知和对空间场所精神的认知，其后意识反作用于人的身体器官和神经系统，形成生理和心理反射，来限制和引导人们的行为与心理活动，构建更为合理的生活方式。上述阶段表明，人类通过视觉感官获取信息，反映到人脑，形成对空间人文、自然、场所精神的综合体验，使体验者能够产生多种多样的空间环境体验感受，而后形成意识反作用于身体和心理，引导行为。

绿色是视觉神经调节和休息的最理想的颜色。大多数植物是绿色的。到底多少的绿色为宜？近年来国内外专家提出"绿视率"，即绿色在人的视野中能消除眼睛与心理疲劳为最适宜。研究表明，绿色植物与疗养人员康复速度有较大的关系。因此，对于疗养环境而言，应以绿色为主调。另外，不同色彩的植物带给人不同的心理感受，也有不同的功能。例如，绿色有助于排毒、消炎；红色有助于促进血液循环；黄色对肝脏、胰脏、胃部均有益，等等（表 3-1）（郭毓仁，2002）。同时运用不同色彩进行丰富和点缀，满足不同疗养人员的心理和生理需求。通过视觉感受，我们可以获得森林疗养环境空间的形式感、远近感、方向感、色彩感，以及这些感觉对人形成的心理影响。人们为了获得更好的视觉体验，往往需要变换身体的姿势，如弯腰、坐、卧、回转等，并且会加以场所的变化，如降低、登高，甚至是在空中俯瞰，从而获得不同的视觉享受和体验。

表 3-1 色彩功能表

颜色	功能
绿色	有助于排毒、消炎；心理上代表富有、自信及内心渴望
红色	有助于促进血液循环，肾脏、腿、臀部的健康；心理上展现生命力及活力
黄色	对肝脏、胰脏及胃部有益，强化神经系统，促进新陈代谢；心理上有满足感
紫色	对淋巴系统有极佳的治疗效果，对大脑及内分泌有益；心理上富有、自信
蓝色	降血压、减缓呼吸脉搏、沉静中枢神经，舒缓神经及肌肉紧张
橙色	有助于大肠、子宫的健康；心理上稳定效果极佳
粉红色	稳定情绪
浅黄绿	抑制冲动、防止焦躁
橘黄色	增加食欲、提高免疫力；使心情愉快

资料来源：郭毓仁，2002

3.1.2 听觉

听觉是指声波作用于听觉器官，使其感受细胞兴奋并引起听神经的冲动发放传入信息，经各级听觉中枢分析后引起的感觉，是外界声音刺激作用于听觉器官而产生的感觉。听觉是仅次于视觉的重要感觉通道，是人类与自然界相互联系的重要工具。由此，声音也就成了构成空间环境精神的一个重要元素。听觉是通向语言的途径，也是人类特有的一种技能，一个正常婴儿一到人世，其耳朵就能适应人类的声音，以此增强语言、情感和智力间神经中枢的联系（李璞，1998）。听觉是人类第二大非常有效的感官系统，它是对周围世界振动的一种美妙的反应。

空间环境中的声音通过刺激我们的听觉感官，对我们体验风景产生了微妙的且不可忽视的重要作用。诸如自然界的声音：潺潺的溪流、飞流的瀑布、蝉叫鸟鸣、徐徐微风，以及人工声音：喷泉声、撞钟声、风铃声、琴弦鼓瑟之声等的复合作用，为我们体验和欣赏环境空间增添了不少的乐趣。

20 世纪 60 年代，Murry Schafer 提出了"声景观"（soundscape）这一概念，由此以视觉为主要感知手段，辅以其他感官共同体验风景的思想出现了萌芽。1975

年在德国 Bissingen 村的专家对当地的"声风景"进行了收集和鉴赏，他们从上午 11 点开始记录村内的多种声音：树林间的鸟鸣声、草地里的虫鸣声、树枝被风吹过的呜咽声、教堂的钟声、汽笛声等，且以规划图的形式展示了出来。他们认为与周边环境融为一体的声音是组成环境风景、形成场所精神不可缺少的元素。日本在 20 世纪 80 年代末，声环境概念借由同一时期野外调查等环境启蒙活动而广为人知。对自然虔诚的日本人，意识到了声景观的重要性，在 1996 年他们挑选出了"日本音风景 100 选"，对包括山形县山形市山寺的蝉鸣、北海道鄂霍次克海的流冰声音等具有特色的声音风景加以保护。

不同植物在风雨作用下能发出不同的声响。例如，竹林对心脏病患者有镇静解热的作用；松林中松涛之声也有疗养作用；院落中雨打芭蕉能使疗养人员心理获得美感；荷池边残荷听雨等会使人产生无限的联想，还有梧桐、棕榈等。还可以再配适量水体，水边配置菖蒲、彩叶芦竹、鸢尾、水葱等湿生植物，也能带给人美好的听觉享受。例如，美国伊丽莎白和诺那·埃文斯疗养花园中的探索园，布置了很多有特色的水景——瀑布、水池和流水，为疗养人员提供了独特的听觉享受（林冬青，2010）。拙政园一隅的"雨打芭蕉"，在景观庭院中，种植大量的芭蕉树，下雨时节不仅能够观赏到美丽的芭蕉形态，更能够聆听到雨打芭蕉的美妙音律。一叶芭蕉、一滴秋雨、一丝蕉声，不知激起了多少文人墨客无限的遐思和惆怅的情怀（李明洋，2011）。

Pindstrup Center 是丹麦的一个增进残疾儿童和正常儿童交流、教育和关爱残疾儿童为目的的教育中心。其在设置户外活动区域时，利用听觉营造场所认同：由于树种、树叶的大小及质地的不同，其在风中所发出的声音具有微妙的变化。利用这一特殊的性质，通过在不同区域进行不同的树木配置，在听觉敏锐的视觉残障儿童间产生了自我定位的场所感。不同环境中不同树叶的声音，起到了场所感媒介的作用，使空间的重心由视觉转到了听觉。更进一步说，因听觉而产生的对环境的特定认识，对人的潜意识和残障儿童的自信心塑造都有着重要的引发作用（李明洋，2011）。

另外，大自然的声音多种多样。在我国，声音治疗扎根于深厚的中医文化中。比如，中医的"肺腑、经络学说"、"阴阳学说"、"五行理论"等，是声音疗法得来的根据与源泉。中医认为阴阳可以由声音得到平衡。音乐养生，主要是针对机体阴阳盛衰的属性，用音乐声调的高低来补偏救弊，进而协调人体技能的阴阳平衡。森林不仅能为人们提供安静舒适的疗养环境，防止噪声侵扰，它还能通过创造良好的听觉环境，起到辅助疗养的功效。例如，在风、雨的作用下，有些植物的叶或枝会发出不同声响，还有荷清蝉鸣、雨打芭蕉、万顷松涛等，这些声响往往能达到消除烦躁情绪的效果。疗养空间不仅要为需要的人创造出合适的景色，更要有一个安静祥和的环境，利于疗养活动的展开。

3.1.3 嗅觉

对环境空间的认知和记忆过程，除了物理特性的形状、体量、色彩、质感等视觉、听觉、触觉要素之外，气味的识别对场所的认同也起到了不可忽略的作用。气味是构成空间环境、体现场所精神的重要因素之一，是我们与空间环境之间相互交流的媒介，它包含了空间的信息和特色，加之对心灵的刺激，我们对环境形成愉快、寂静、孤独、热烈、悲伤等情感认知。我们的生活离不开空气，而空气都有一定的气味倾向，或清香，或甘醇。空间中的事物不同，散发的气味也就不同，这种微妙的嗅觉差异暗示了空间场所的变换。"微风过处，送来缕缕清香，仿佛远处高楼上渺茫的歌声似的"，这个比喻事实上是空间情绪的含蓄表达，是体验者美好感受的嗅觉语言化表述。空气中香气所传达的季节、情绪和生活，空间的内在精神之美等，需要我们用心去感受。嗅觉感受在环境空间中，通常与视觉、听觉、味觉相辅相成，如"色香"、"微风过处，送来缕缕清香，仿佛远处高楼上渺茫的歌声似的"等。当听觉、视觉损伤的情况下，嗅觉就充当了重要的交流桥梁，弥补视觉和听觉的不足。盲人、聋哑人常常根据气味来认识事物，了解空间环境，确定自己的行为路线。气味在营造场所氛围、引导人们行为等方面起到了重要的作用，我们不容忽视。

在鼻腔内上方的一小块区域内包含了嗅觉的感觉神经元（1000 多种），嗅觉可以直接进入我们大脑的记忆区，起到情绪反应的作用。物体发散于空气中的物质微粒刺激鼻腔上的感受细胞引起嗅觉感受。2004 年诺贝尔生物学或医学奖得主美国的理查德·阿克塞尔（Richard Axel）和琳达·巴克（Linda B Buck）宣布他们发现了约 1000 个不同基因的一个气味受体基因大家族。每一种嗅觉受体细胞只拥有一种类型的气味受体，每一种受体能探测到有限数量的气味物质，但它们可以产生大量组合，从而形成大量的气味识别模式，这也是人类和动物能够辨别和记忆不同气味的基础。

气味是构成环境空间的要素之一，它包含着重要的信息，不同的气味表达了不同的情感和内涵，这种借物抒情功能十分明显。此外，不同的气味对人的心理和行为有着不同的影响，有的振奋精神，有的镇静情绪，有的则让人躁动。就植物来说，杉树、扁柏、冷杉树木，散发的气味中含有"散发性芳香物质"，可以让人头脑清醒和兴奋。

美国费城莫尼尔化学感觉中心的主任布肯姆说："气味对人类行为和生理方面的影响远远超过我们所了解到的。"著名诗人王安石写了一首咏梅诗："墙角数枝梅，凌寒独自开。遥知不是雪，为有暗香来。"这是对嗅觉很好的诠释。嗅觉最值得赞扬的能力是它能唤起记忆力。诗人阿科曼写道："击中一个嗅觉的引发线，记忆力立即爆发。"莫尼尔化学感觉中心心理学家赫兹说，其原因是"嗅觉具有情感的特性"。一种气味在大脑中的第一通道是嗅球，这是两个紫黑浆果大小的一块皮质，神经细胞就从嗅球伸展通过颅骨进入鼻子。例如，由桂皮飘来的气味分子与这些嗅神经细胞相结合，嗅神经细胞发出信号首先到达嗅球，然后再到边缘系统性驱动、情感和记忆部位。嗅球和新大脑皮质或大脑思考部分之间的联系，如与通向情感中心的公路相比，则是一些次要的通道了（李璞，1998）。

香味疗法古已有之，素有花香袭人治百病之说。不同的香气以及香味的浓淡，能引起人们不同的感受，从而产生不同的疗效。中国古代有"香佩疗法"，国外有"香花诊室"、"花木医院"。芳香型保健植物主要通过散发出来的各种香气或者其他挥发性物质起作用。例如，侧柏（*Platycladus orientalis*）、柳杉（*Cryptomeria fortunei*）、湿地松（*Pinus elliottii*）、白千层（*Melaleuca leucadendron*）等植物挥发的精油，具有消炎、镇咳等功效。这些活性挥发物质随疗养人员吸气而进入支气管，通过与肺组织接触，既有利于对呼吸病变的治疗，也通过肺部吸收，有利于生理和精神上的恢复（表3-2）（郭毓仁，2002）。据日本森林综合研究所对森林疗养的一项研究成果表明，吸入杉树、柏树的香味，可降低血压，稳定情绪。专家认为，构成木屑香气主要成分的莰萜、柠檬萜这类天然物质具有松弛精神、

表3-2 芳香植物功能表

疾病	松	柏	香柏	桧柏	月桂	柠檬	薄荷	柑橘	玫瑰	康乃馨	洋茉莉	鼠尾草	天竺葵	茉莉花	薰衣草	迷迭香
哮喘	√	√				√	√		√		√	√			√	√
疲劳	√			√	√	√	√	√			√	√	√			√
焦虑		√	√	√	√						√	√				
头痛							√		√		√	√			√	√
失眠											√	√	√		√	
悲伤									√							
花粉病	√								√		√	√				
高血压						√			√		√					
低血压	√	√	√				√						√			√
脑充血						√	√	√							√	
关节炎	√	√	√	√	√							√				
循环系统	√					√			√			√				
轻微沮丧	√			√		√			√	√		√				
肌肉酸痛	√	√		√	√							√				
流行性感冒	√	√				√	√								√	
消化系统差						√	√	√				√			√	

资料来源：郭毓仁，2002

稳定情绪的作用。还例如，桂花含有大量芳香物质，气管炎患者闻之，有化痰、止咳、平喘的作用；玫瑰花含有香茅醇、芳樟醇等，让咽痛、扁桃体炎的患者闻之有舒服感觉，对病情好转亦有裨益。

3.1.4 味觉

味觉（taste sensation）是指个体辨别物体味道的感觉，它是一种化学的感觉，味觉刺激是化学性的，可尝的物质必先在口中融化，流入舌穴及味蕾，然后产生味觉（戴璐，2014）。味觉让我们对外在的世界产生感受、感应和理解显示了大脑综合感觉信息，产生一种独特感觉体验的能力。人类有 390 个编码嗅、味觉受体的基因（Olender et al.，2008），这些受体主要属于 G 蛋白偶联受体（G protein-coupled receptors，GPCRs）的视紫红质 A 家族（the rhodopsin family A）。人类的味觉分 5 种基本属性：酸、苦、甘、辛、咸。中医学认为，五味（酸、苦、甘、辛、咸）源于天地之气。在中国传统五味中，按照味觉物质属性，甘和咸显然分别代表营养物质（或能量物质，如糖、蛋白质和脂肪）和食盐，而酸、苦、辛则代表抗营养物质。中国人至少在 3000 年以前已经意识到味觉和健康、疾病之间的"表里"联系和相生相克关系。《黄帝内经·灵枢》提到五味与脏腑的关系，酸入肝，苦入心，甘（甜）入脾，辛入肺，咸入肾，认为味觉，特别是五味与机体五脏六腑、神经、免疫和内分泌、代谢内平衡互成"表里"的关系，并通过"五味"的传感与机体内部五脏六腑的功能相联系，从而根据"五味"之"表"判断脏腑及功能之"里"（庞广昌等，2016）。

味觉受体传感系统作用流程为，在味觉物质及其受体之间形成化学通信系统，通常所说的味觉实际上是味觉受体在接受相应配体（基）刺激以后释放神经递质，通过神经纤维与中枢神经（脑）系统之间形成有线通信网络，发挥摄食、食欲和性引诱等快速反应机制；而分布在消化道、呼吸道中的味觉受体则是用来接受相应配体（基）刺激，通过分泌激素、细胞因子和趋化因子等信号分子，经循环系统在机体内细胞间形成无线通信网络。细胞间无线通信网络控制机体的免疫、代谢平衡和内分泌（庞广昌等，2014）。味觉 GPCRs 在多种细胞和组织上，表明其功能不只是传感味觉，而是还有其他功能（Zhang et al.，2007）。例如，AC3 也并非仅在味觉神经信号传递中发挥作用，它也在中枢神经系统、心血管系统、呼吸系统和视神经系统中表达（Bakalyar and Reed，1990），至少 32 个味觉基因在味觉上皮以外的组织上表达。可见这些基因除传递味觉信号外，还应具有其他功能（Zhang and Firestein，2009）。实验结果有力证明了味觉受体的确存在于人类几乎所有的组织或细胞中。因此，这些受体可能正是内分泌系统调节与控制的介导者（Martin et al.，2009）。越来越多的证据表明味觉传感作用可能还具有调节多种激素，包括大麻素类（Yoshida et al.，2010）、腺苷类（Dando et al.，2012）和血管紧张素转换酶Ⅱ类（Shigemura et al.，2013）的功能。

森林疗养可以合理利用森林中的植物资源，根据不同植物特有的药用价值，按照健康饮食规律，配制养生食谱。这种方式适合城市亚健康人群，尤其是"三高"患者，以改善不良饮食习惯。例如，加拿大美丽迷人的枫树，除了观赏之外，还是加拿大重要的经济来源之一。加拿大的糖枫树，树汁含糖量极高，熬制成的枫糖浆，是加拿大最有名的特产之一。目前全世界70%的枫糖制品集中在魁北克。这种枫糖浆香甜如蜜，风味独特，富含矿物质，是很有特色的纯天然的营养佳品，具有抗氧化性能，增强免疫力，有助于保持心脏健康，改善心血管机能。将枫糖浆淋在蔬菜上，还能让不爱吃蔬菜的孩子大快朵颐，深受欢迎。

目前，科学表明，味觉与健康养生的关系也很密切。"味觉"既可以作为机体内部营养需求及平衡的"窗口"，又可以通过味觉变化控制食欲，还可以通过味觉变化来判断机体营养需求和平衡情况，维护机体健康，减少由于饮食不平衡导致的疾病，这样人类通过平衡膳食就可以"不治已病治未病"。素有"美食王国"美誉的中国，饮食文化可谓源远流长。从中国古代的饮食文化中，可以发现中国古代对味觉经验的追求。饮食鼻祖伊尹曾对饮食及味觉进行过描述："凡味之本，水最为始。五味三材，九沸九变，火为之纪。时疾时徐，灭腥去臊除膻，必以其胜，无失其理。调和之事，必以甘酸苦辛之微，阴阳之化，四时之数。"可见在那个时代的中国，人们对味觉感官已经有了非常高的要求标准，人们既要求满足基本的温饱，同时又要求饮食的美妙滋味。

《舌尖上的中国》是由中国中央电视台出品的美食类纪录片，主要内容为中国各地的美食生态。通过中华美食的多个侧面，来展现食物给中国人生活带来的仪式、伦理等方面的文化；见识中国特色食材及与食物相关、构成中国美食特有气质的一系列元素；了解中华饮食文化的精致和源远流长。正如纪录片开头所言："中国人的老祖宗，用一些坛坛罐罐，加上敏锐的直觉，打造了一个食物的新境界。要达到让食物转化成美食的境界，这其中要逾越障碍，要营造条件，要把握机缘，要经历挫败，从而由'吃'激发出最大的智慧。"而在吃的法则里，风味重于一切，人们怀着对食物的理解，在不断的尝试中寻求着转化的灵感。可见味觉感受在中国人的饮食文化中所占的分量。

森林疗养的味觉刺激一般通过森林疗养体验行为和饮食活动结合来实现的。在特定的森林环境氛围中，饮食行为也应该与之符合。就地取材，通常能够鲜明地反映出当地的物质和社会风貌。对地域之美的发现与欣赏始终需要立于自然环境、人类生存、时代背景这样的空间当中。这个发现过程是一个复杂的过程，是对食物的自然属性与社会价值的双重认识的过程，是对人与人之间、人与社会之间各种关系的理解过程。味觉体验活动与森林环境空间感受直接的相互作用，给我们营造良好的森林疗养场所环境提出了相应的设计要求。

3.1.5 触觉

当我们的躯体被触碰的时候，我们的感受就是触觉。人类的触觉在生存进化之中是非常有意义的，我们需要互相支持、互相接触。触觉给我们带来舒适、安全、幸福、快乐的感受。我们皮肤外层有不同触觉性质的感受器细胞，当某种东西触碰我们，我们的大脑皮层的专门区域就会活跃，重复练习就会发展良好的皮层感觉。

触觉是接触、滑动、压觉的总称。是来自外界的物理因素，如温度、湿度、疼痛、压力、振动等，作用于皮肤上的神经细胞的神经末梢，引起相应的神经反射，给大脑送去一连串的、不同的反应。每一次触摸，随着触摸形式、接触物体质感等发生变化，大脑都会接收到不同的、一连串的反应。

触觉作为人类的第五感官，也是最复杂的感官。轻微的机械物理刺激均可使皮肤表层的神经感受器兴奋。人类自身的触觉，如伸懒腰、桑拿浴等，可使神经与肌肉放松；此外，触觉在传递人与人之间友爱之情中也有重要的作用。

触觉转化为心理意识、获得心理认同的过程可分为以下几个阶段。

（1）初步感知阶段：感觉的识别阶段（感性、无意识），在这一阶段中，人们能通过触觉感官刺激，感觉到空间物体的软度、硬度、细腻度、粗糙度等肌理质感，以及冷、暖、热、湿、干等温度和湿度。

（2）辨别、唤起记忆和意识作用识别阶段：大脑接收到触觉感官对环境的初步触觉感知，在大脑的联想与记忆中融合历史背景、文化底蕴与人格内涵，建立起对空间环境的初步评价和心理感觉。由于此时人对环境的评价与感知融合了与自身相关的历史文化等内容，便形成了在空间基础上融入人文思想的感受。

（3）指导意识和行为阶段：在前两个阶段中形成的融合了人文和空间的感受后，形成了心理意识，并进一步指导人们的心理活动与行为。

人只有在与物体零距离接触时才能感受其实体性。李格尔的知觉理论中强调"眼睛是人们获取外部信息时使用最多的感觉器官，但是视觉传递的只是色彩的刺激，展现的是纷繁世界混乱的形式。纷繁的大千世界是由一个个实体组成的，而实体的边界便是物体的表面，它具有不可入性，人们要感知客体的，就要靠触觉来帮忙。"

病理学家拉贝写道："皮肤是身体实在的和隐喻的边缘、抵御一个怀有敌意外界的边界。"由此可见，皮肤是一种能最清楚地表达情感语言的器官。不仅仅在性感区，他人的抚触会引起激素的分泌，从而能消痛提神。儿童心理学家菲尔德发现，如果对早产婴儿每天按摩 3 次，每次 15min，其体重将比在加强护理（尽可能不抚触的护理）增加快 47%。一个丧失了触觉的儿童，他的大脑和身体将停止生长。这种对最熟悉感觉——触觉的新观点，产生于 10 年前。迈阿密大学触觉研究所所长菲尔德发现，经抚触的早产儿并不是吃得更多，而是他们能更有效地消化食物。他还发现，经抚触的早产儿在觉醒时对周围事物变得更加机灵和注意，而在睡眠时睡得更香、更沉且更具有恢复力。婴儿经 8 个月的按摩后，在智力和机动性的测试中都取得较好成绩。在整个一生中经常受到抚触，可产生治疗保健作用。研究人员发现，抚触可使严重烧伤的儿童减少痛苦，并能增强获得性免疫缺陷（艾滋病）患者的免疫系统。菲尔德最近发现，办公室工作人员如每天接受 15min 按摩，便可散发出与机警有关的较高水平的大脑波。参试人员经按摩后，其数学测试只用了过去的一半时间，而错误也只有原来的一半。这些似乎仅是触觉和感觉上的发现，有越来越多的心理学和生理学事实给予了有力的支持。瑞典生理学家尤纳思-莫伯格最近的一些实验表明轻柔的敲打可刺激机体分泌催产素，有时也称为爱的激素。因为它能增强多种动物的母亲和其孩子间的亲情。尤纳思-莫伯格称："抚触和爱情之间有着很深的生理联系"。一个人在不安和紧张时，催产素可以减轻疼痛和阻止激素分泌。

对任何动物的幼婴而言，抚触就意味着母亲、食物、温暖和安全的源泉就在身旁。当母亲离开不在身边时，很多幼小动物在生理上出现紧张状态，同时停止新陈代谢—— 一种天生的保存能量的反应，直到母亲回来后才一切恢复正常。杜克大学药理学家尚伯格称，小鼠尽管被喂饱和保暖，如果没有母亲，它们就不生长。如用一把刷子轻击它们以模仿其母亲对它们的抚舔，则它们马上就能重新苗壮成长。尚伯格说，"需要一种正确的抚触以促使它们成长，这比饲以维生素更为有效"（李璞，1998）。

触觉疗法又称为知觉疗法。人不断地与外界环境进行直接的接触，与自然环境产生共鸣。当人手接触叶面时，枝、叶片表面温度升高，加速蒸腾作用，则能促进各种有机物挥发，经触摸皮肤毛孔直接吸收这些有机物，即可起到强化人体触觉神经、健身治病的作用。例如，触摸萱草、洋苏叶和青蒜能消炎退肿；抚摸桃叶珊瑚能治肾炎。触觉疗法更注重人们亲身参与到活动中，注重体验，让他们在疗养中获得效果。

3.1.6 "多感"体验

多感，是视觉、听觉、嗅觉、触觉与味觉这 5 种感觉再加上疼痛觉、温觉等的任意组合。多种不同的感觉相互影响、相互作用，并不孤立。多感作为感觉的一个分支，与五官感受的生理机能是密切相关的。人通过眼、耳、身、鼻、舌 5 种感官机体接受环境信息传递到大脑，大脑对感知到的信息进行分析和处理，形成综合感知并上升到意识层面，而后反作用于人类的身体和神经系统，影响人类的身体和神经系统，指引人的生活习惯和心理状态。徐霞客游记就有很多关于多感的描述，如《浙游日记》："忽闻水声潺潺，透一小门而入，见一小溪自南来，至此破壑下坠，宛转无底，但问其声。循溪而南，又过一峡。仍透小门而入，须从水中行，乃短衣去袜，溯水蹑流……"听到潺潺的水声后，透过小门看到涓涓的小溪，最后光脚在水中感受水流的特点。听觉、视觉与触觉相互配合又相互影响。1962 年德国美学家费歇尔论证："各个感官不是孤立的，它们是一个感官的分支，多少能够互相代替，一个感官响了，另一个感官作为回忆、作为和声、作为看不见的象征，也就起共鸣，这样，即使是次要的感官，也并没有被排除在外。"钱钟书 1962 年指出"五官的感觉简直是有无相通，彼此相生"。自然环境为人们提供了多种感觉，通过多种感觉相互加强，人们便会形成深刻的环境体验。

3.2　森林环境与心理健康

3.2.1　森林环境对心理放松的作用

随着世界经济物质的飞速发展，城市生活的节奏越来越快，人与人之间的竞争越来越激烈，大多数人们长期处于高度精神紧张状态，伴随着失眠、亚健康等各种心理问题。据世界卫生组织最新统计，中国约有 3900 万人患有不同程度的抑郁症，平均 100 人中，至少有 3 人需要接受心理咨询和治疗，84.5%的人群心理处于亚健康状态（薛群慧和包亚芳，2010）。长期的压力、精神紧张会造成不同的目标器官失调，带来各种各样的疾病。例如，自主失调，可引起偏头痛、高血压、消化道溃疡、肠易激综合征、冠心病、哮喘；免疫失调，可引起感染、溃疡和结肠炎、过敏、艾滋病、癌症、狼疮、关节炎；神经相关失调，可引起紧张性头痛、抑郁症、精神分裂症、创伤性应激障碍；其他失调，可引起甲状腺、糖尿病、性功能紊乱等问题。

历史表明，人类的漫长岁月是在森林中度过的。而且森林在不同时期，都提供了人类心理上的庇护场所，满足人类的种种需求。人类对森林有着积极肯定的情感。根据巴甫洛夫的"大脑动力定性"理论，人类早期的这种积极肯定的情感，已经映入了人类大脑皮层深处，形成了一种潜在的意识。因此，尽管人类已经从森林中走出，走入了城市与田园，然而这种深层次的要求时时会表露出来，影响到人们对森林的感情和需求。人们一旦进入森林，对森林的感情和需求就会爆发出来，人好像回到了童年的美好境界。人类心理也得到镇静，中枢神经系统得到放松，全身得到良好调节，并感到轻松、愉悦和安逸。

一说起心理疏导，很多人会想到心理医生。实际上因烦恼而寻求援助都可以被称为心理疏导，它可以是日常谈心，也包括特定问题的心理咨询，内容非常宽泛。对大多数人来说，森林是非日常性空间，远离烦恼产生地，再加上森林具有"沉默的力量"，因此森林心理疏导效果特别显著。随着森林疗养在世界各地的不断发展，森林环境对人心理的影响也在各界学者的研究下有了初步的结果。李卿（2013）通过使用情绪状态量表（POMS）来评价男女受试者对森林疗养的心理效应。POMS测试被广泛应用于评价压力水平及压力管理。为了评估森林环境的影响，李卿首先调查了三天两夜森林疗养对男性心理状况的影响，结果显示森林疗养显著提高了活力分数，降低了焦虑、抑郁和愤怒的分数。对女性的实验得出了和男性相同的结果，此外，女性尿液肾上腺素和去甲肾上腺素浓度随之降低。

Grahn和Stigsdotter（2003）对瑞典九大城市开放绿地与人体心理健康关系研究表明，森林能对人的心理产生积极影响，并且居民距离绿地越近、去公园频率越大、拥有私家花园的人其心理压力明显要小，心理健康状况越好，这种印象不受年龄、性别、身份等因素影响。并且心理健康状况与季节、到达森林时刻、在森林中停留时间及去往森林的方式等因素有关。

李春媛等（2009）对福州国家森林公园游客游览状况与其心理健康的关系研究表明：春、秋季游客游赏森林时心境状况明显好于夏、冬季；8：00～12：00、14：00～18：00进入森林，游客的心境状况相对较佳；游客心理愉悦感最强的游览时长为2～4h；同时，游客入园前的交通方式对其心理也有较大影响，一般距离较近步行入园的较距离较远的乘坐交通工具的游客心理健康状况要好。

温静等（2012）通过对各种心理学指标，尤其是脑电波的测定发现，当θ波为优势脑波时，人的意识会中断使得平常清醒时所具有的批判性或道德性的过滤机制被埋藏起来，对于外界的讯息呈现高度的受暗示性状态，就是说这个状态更容易接收外来的指令。天然林环境可诱发出更大的δ波和θ波活动。因此，森林环境对触发深层记忆、强化长期记忆等帮助极大。另外，这个时候身体深沉放松，注意力高度集中，灵感涌现，创造力空前高涨，这一反应显著体现在女性身上。

3.2.2　森林环境对心理健康的作用因子

大量的调查研究都表明森林环境对人的心理有良好的舒缓调节作用，那么，森林环境中的哪些因子起到了这些作用呢？

空气负离子在一定浓度下对机体产生有力的生物效应，可以提高细胞色素氧化酶、过氧化物酶、超氧化物歧化酶的生物学活性，具有提高人体免疫能力、抗衰老等生物效应。实验证明小白鼠暴露在负氧离子浓度高的空气中，可明显提高其记忆力，增强学习效率（刘雁琪，2004）。

绿地中的植物精气可缓解人的紧张情绪，让人保持头脑清醒并放松精神、松弛情绪，使人充满活力；能增强神经系统的敏锐性和兴奋性，使人在森林中的生命力处于最佳状态，集中注意力，提神醒脑，使人处于适度的紧张清醒状态，提高工作效率。有关芳香物质的研究表明：侧柏的植物挥发物可降低血压，具有镇静作用，丁香的花香可以健脑、预防疾病；茉莉的香味可使人清醒，具有觉醒作用；沁人心脾的桂花能增强人体记忆力、缓解压力，柠檬香可镇静、清醒、降低失误率；迷迭香和台湾扁柏的挥发芳香物使人注意力集中，提高学习工作效率。

色彩也可对人的心理产生影响，可以是直接的刺激，也可以通过间接地联想，进而影响人的情绪。大自然中拥有深绿、浅绿等不同种绿色的植物，颜色丰富多样的花草、清澈的水体等色彩要素构成独特的森林景观，均会对人体心理健康产生影响。与绿色相关的植被植物都可以给人安静感、祥和感、幸福感。当绿视率大于15%，人体对自然的感觉会增加，当达到25%时，人的精神尤为舒适，心理活动也会处于最佳状态。绿色具有提高工作效率的暗示作用，对完成创造性任务有积极作用。

绿色的基调，结构复杂的森林，舒适的环境综合起来，人们在森林绿色视觉环境中游览，心理上会产生满足感、安逸感、活力感和舒适感。在心理健康方面，通过刺激五官感受降低疲劳、愉悦放松、改善心情、调节情绪等。森林环境下，对人体多维感受的调动也是改善人体心理健康的一个重要方面。森林中的蝉鸣鸟叫、溪水溅落等，都在某种程度上使人心旷神怡，森林环境下的多维感受对人体的大脑思维活动也有一定的积极促进和启发作用，可以使人的灵感得到进一步的激发，对研究和创作具有重要的意义。另外，在森林中利用植物栽植、植物养护管理等园艺体验活动对人体的心理健康也会产生一定的积极作用。例如，园艺疗法就是通过这种现象运用，在心理疏导和调整方面取得了一定成效。专门利用植物栽植、植物养护管理等园艺体验活动对不同人群进行心理疏导和调整工作。不少研究已经证实，园艺体验疗法能够帮助患者减轻压力、疼痛及改善情绪，甚至能使监狱中犯人的敌意和易怒情绪得到显著改观。

森林还给人们提供了举办活动、聚会的方便场所，良好的自然环境可以使人心态平和。在森林中一同游憩和观赏，在游玩中进行交流，可以促进家庭和睦，也可以使朋友之间的友谊得到升华。同时，在森林游憩中参加各种活动，还能结识新朋友，拓展交际和朋友圈，提高团队精神和社交能力，有效改善内部人际关系。另外，通过对森林的游览和使用，还可使居民产生热爱自然、保护环境的理念，树立爱护一草一木的道德观念，培养其环境美意识和习惯。

3.3 森林环境与生理健康

中医著作《黄帝内经》中指出人体所处的环境对人体健康有相当的影响力，

且古代的风水学理论中表明最佳人居环境之一便是背山依水、依山傍水。影响人体健康的因素有很多，自然环境是影响人类健康的决定性因素之一，良好的自然环境不仅能提供人体所需的物质基础，还能提供给人们愉悦的休息空间。森林作为自然环境的重要组成部分，具有吸收二氧化碳并释放氧气、吸毒、除尘、杀菌和降低噪声等作用，还可以释放出对身体有益的稀有物质。人体生理学包括 3 个不同水平的研究工作。一是整体水平的研究，主要研究完整机体对环境变化的适应和反应，以及整体活动中各机能系统活动的调节机制；二是器官系统水平的研究；三是细胞分子水平的研究。森林环境对人体生理健康的影响是各类保健资源的综合效应。

3.3.1　森林环境对生理放松的作用

日本科学家于 2005~2006 年进行了生理实验研究，通过测试被测试对象在森林观赏行走前后的唾液皮质醇、血压（BP）、脉搏率、心率变异性（HRV）指标与 R-R 间隔，得到如下结果：与城市环境相比，森林环境有利于降低皮质醇浓度、心跳速度、血压，提高副交感神经活动，降低交感神经活性。与城市地区相比，在森林区域受试者的唾液皮质醇明显降低，平均脉率在森林区域明显降低，平均收缩压在森林区域明显降低。当人们感到轻松时，HRV 高频部分的平均功率增加。

内分泌应激系统包括两个组成成分。从解剖学上来说，它们是中枢互联的，即交感-肾上腺髓质轴（SAM）和下丘脑-垂体-肾上腺轴（HPA）。SAM 轴参与直接交感神经活化，处理个人的紧张刺激，导致心率（HR）增加和血压（BP）上升（De Vente et al.，2003）。皮质醇是 HPA 轴应对压力释放的激素（Seplaki et al.，2004）。当受试者观赏周围森林景观或步行时，他们的脉搏率、血压、皮质醇浓度下降，表明森林疗养影响内分泌应激系统的主要组成部分。所有的指标基本相互吻合，说明森林环境对人体有放松和减压作用。在过去 500 万年中，人类大部分时间居住在自然环境中，因此，他们的生理功能适应自然环境。这是自然环境使人类身体和精神放松的原因之一。

生理实验的结果可以解释森林环境和人类的松弛效应之间的关系。加拿大的研究者曾在医院做过这样的实验：将一半病房的混凝土墙壁贴上了雪松板材和稻草壁纸，另一半病房保持原状作为对照。通过大样本统计发现，住在改造后病房的患者的紧张水平显著低于对照。在安大略省，精神疾病患者更换到用木材装修的新医院后，患者平均药费支出显著减少。这说明木材对患者起到了放松作用，无形中降低了患者的紧张感。

一些学者以小白鼠为对象进行实验发现：与城市环境相比，小白鼠在开阔的森林空间的活动时间更长，反映出小白鼠紧张程度和认知能力受到了森林环境的影响。中国林业科学研究院王成研究团队的一项研究也发现，森林疗养对改善小白鼠精神状态、提高小白鼠记忆和认知能力有很大帮助。在同样的饲养条件下，森林环境中的小白鼠平均体重要明显高于对照。森林环境中的小白鼠"心宽体胖"。与此同时，进入森林环境之后，小白鼠的排便粒数逐渐减少，这对森林环境对小白鼠具有精神放松作用也是有效的证明。以上学者与科学家的研究，说明森林环境对人的生理方面有放松和减压作用。

3.3.2 森林环境对人体免疫系统的作用

人体免疫系统由免疫器官和免疫细胞构成，具有免疫监视、防御和调控的作用。日本医科大学做过一个实验，12 名受试者为 37～55 岁的健康男性，受试者在长野县饭山市接受了 3 天 2 晚的森林疗养，疗养课程只是住宿和森林漫步，结果发现受试者体内的自然杀伤细胞（natural killer cell，NK）数量和活性都有显著提高。自然杀伤细胞是癌细胞的克星，自然杀伤细胞能够控制住癌细胞的数量，人体就平安无事。日本医科大学还做了一个补充实验，同样的人、同样星级的酒店、同样的漫步方法，受试者在名古屋接受了 3 天 2 晚的城市旅行，结果发现受试者体内的自然杀伤细胞的数量和活性都没有变化。以李卿为中心的日本森林综合研究所于 2004 年开展了森林医学研究证实，森林疗养可以预防癌症，增强免疫系统的功能。大量研究表明，NK 细胞能够诱发癌细胞的凋亡，NK 细胞活性高的人，癌症发生率低。NK 细胞和 T 细胞、B 细胞等其他免疫细胞有所不同，它不能在抗原作用下增殖，所以无法接种疫苗。

李卿等（2013）研究发现，森林浴之后，在人体血液中，不仅 NK 细胞活性得到显著提高，颗粒酶、穿孔素等抗癌蛋白的数量也大幅增加，这就为"森林浴预防癌症"提供了最直接、最有力的证据。通过对比实验发现，城市运动或旅行之后，NK 细胞的活性没有提高。所以癌症的预防机理在于森林环境。在森林环境中，存在大量的空气负离子，空气负离子对淋巴细胞的存活有益，能提高机体的细胞免疫力和体液免疫力。森林中产生的杀菌素也可显著提高人体 NK 细胞活性。da Silva 等研究发现，在体内外试验中，花椒属植物树叶的挥发油及某些萜烯具有抗肿瘤功效以及明显的免疫调节作用。由于植物不停地进行光合作用，自动调节空气中的碳氧比，使人在有氧运动的过程中，身体处于弱碱性环境中，使癌细胞无法存活。

森林浴的癌症预防效果能够持续吗？能够持续多久？这也是公众比较关心的问题。李卿等（2013）通过实验发现，3 天 2 晚森林浴之后的第四周，被试者的 NK 细胞活性仍然能和森林浴之前保持显著差异。也就是说，每月做一次森林浴的话，就能够有效预防癌症。

3.3.3 森林环境对人体内分泌系统的作用

内分泌系统由内分泌腺和内分泌细胞组成，它与神经系统相辅相成，共同调节机体的生长发育和各种代谢，维持内环境的稳定，并影响行为和控制生殖。森林环境不仅影响人的生理状态与免疫系统，而对人体内分泌系统有重要作用，影响体内激素的水平。研究表明，在森林中行走，可以显著降低男性和女性尿中应激激素肾上腺素和去甲肾上腺素的水平及唾液中的皮质醇浓度，可以产生放松效果，而树木分泌的杀菌素至少部分有助于这种效果产生。然而，森林环境对血清皮质醇水平的影响不太一致。森林环境可能对血清 DHEA-S 和脂联素水平产生有益影响。但森林环境不影响女性黄体酮和雌二醇水平与男性游离三碘甲状腺原氨酸、甲状腺刺激激素和血清胰岛素水平。

植物体内的植物精气，含有单萜和倍半萜等化合物，具有高的生理活性，具有抗菌性和抗癌性，可促进生长激素的分泌。同时，植物精气对内分泌系统具有刺激肾上腺和甲状腺的作用、抗糖尿病、降低血压、平衡各分泌系统之间的作用。森林的绿荫可使人免受阳光直射，使人体皮肤温度降低 $1 \sim 2℃$，从而避免强光照对人的眼睛和皮肤的伤害。研究表明，夏季的高温可以打乱人体热平衡，造成体温调节障碍、水盐代谢紊乱，导致中暑死亡，对心血管系统、神经系统、泌尿系统均有影响。此外，高温能抑制胃的运动机制、抑制胃腺的分泌、降低人的消化功能。高温还能使肌肉活动下降，使人疲乏无力（李树人等，1995）。

3.3.4 森林环境对人体心血管系统的作用

心血管系统是一个封闭的管道系统，由心脏和血管组成，又称为循环系统。心脏是动力器官，血管是运输血液的管道。通过心脏有节律性收缩与舒张，推动血液在血管中按照一定的方向不停地循环流动，称为血液循环。血液循环是机体生存最重要的生理机能之一。由于血液循环，血液的全部机能才得以实现，并随时调整分配血量，以适应活动着的器官、组织的需要，从而保证了机体内环境的相对恒定和新陈代谢的正常进行。循环一旦停止，生命活动就不能正常进行，最后将导致机体的死亡。体循环的主要作用是将营养物质和氧气运送到身体各部位的组织和细胞，又将细胞和组织的代谢产物运送到排泄器官，保证组织和细胞的新陈代谢正常进行；肺循环的主要功能是使人体内含氧量低的静脉血转变为含氧丰富的动脉血，使血液获得氧气。

运动能够促进血液循环和呼吸，脑细胞由此可以得到更多氧气和营养物质供应，使得代谢加速，大脑活动越来越灵敏。另外，通过机体运动，可以刺激大脑皮层保持兴奋，从而延缓大脑衰老，防止脑动脉硬化。森林环境是典型的富氧环境，森林运动可以达到事半功倍的脑保健效果。

我国的 30 岁以上的成年人中，10%～20%患有高血脂，总人数超过 9000 万。高血脂本身并不可怕，但是它会引发一系列其他疾病，如动脉粥样硬化、冠心病、胰腺炎等。继发性高血脂与遗传无关，控制体重、运动、戒烟和调整饮食都是有效的治疗方法。

在森林环境中，空气负离子能促进高血压、冠心病和高脂血症等疾病的康复，具有促进血液形态成分与物理特性恢复正常的作用。空气负氧离子能够加强新陈代谢，促进血液循环，使血沉减少、血浆蛋白增加，血小板、红细胞数上升，白细胞减少，提高血凝血酶和清碘酸及血钙含量，对心脏病和高血压等有确切的辅助治疗作用。另外，很多研究者认为，森林中的负氧环境对轻中度高脂血症有较显著疗效。陶名章等 2011 年利用负氧离子发生器，对高脂血症的临床效果进行过深入研究，结果表明：与传统药物治疗相比，负氧离子能更有效地降低高脂血症患者的三酰甘油水平。除此之外，森林通常具有很高的绿视率，人们在森林绿色视觉环境中游览，可以使人体的紧张情绪得到稳定，降低人体肾上腺素的分泌量，进而使人体交感神经的兴奋性有所下降，使血流减缓，呼吸均匀，并有利于减轻心脏病和心脑血管病的危害（陆基宗，2007）。

3.3.5 森林环境对人体神经系统的作用

神经系统在人体内起主导作用的功能是调节作用。人体的结构与功能均极为复杂，体内各器官、系统的功能和各种生理过程都不是各自孤立地进行，而是在神经系统的直接或间接调控下，相互联系并密切配合，使人成为一个完整统一的有机体，维持正常的生命活动。

交感和副交感神经系统在调节血压以及心率方面起关键作用，交感神经活动增加可升高血压及心率，副交感神经活动降低血压及心率。通过肾上腺素以及去甲肾上腺素的水平可以评价交感神经活动，且肾上腺素及去甲肾上腺素水平与血压之间存在正相关。森林环境可增加副交感神经活动、降低交感神经活动、调节自律神经的平衡。除此之外，人体丰富的皮肤血管对交感神经活动特别敏感，手指温度会随被试者情绪变化而变化，也是判断森林环境对神经系统影响的良好指标。交感神经系统支配着血管壁的平滑肌，使之产生收缩和舒张。情绪趋于平和稳定则其兴奋性下降，手指血管平滑肌舒张，手指血流量增大，指温升高。相反在紧张状态下，交感神经紧张性增高，手指皮肤血管收缩，血流量减小，指温降低。

森林环境中大量存在的空气负氧离子可以调节神经系统功能，使神经系统的兴奋和抑制过程正常化，对失眠、神经衰弱有辅助治疗效果。同时，当绿色面积占视域面积的比例，即绿视率达到 25%时，能对眼睛起到较好的保护作用。当前城市中的光污染与强光辐射，是视网膜疾病和白内障的主要诱因。森林通过绿色的树枝，吸收阳光中的紫外线，减少其对眼睛的刺激，可使眼疲劳迅速消失。另外，森林环境并能显著提高视力，有效预防近视。并且区别于城市的嘈杂，森林环境相对安静，会使人的听觉感知能力由迟钝变得敏锐，逐渐提高人的自然感知能力，自由区分与观察自然界事物，对人的感官神经方面有良好影响。

4 森林疗养基地建设

森林疗养基地（forest therapy base）是开展森林疗养的专业场所，是指疗养效果被认可，相关基础设施和社会自然条件达到一定水平的森林区域。

4.1 森林疗养基地规划设计

4.1.1 规划原则

4.1.1.1 整体优化原则

从生态系统原理和方法出发，强调森林疗养基地规划的整体性和综合性，规划的目标要追求生态环境、社会、经济的整体最佳效益。森林疗养基地规划应符合土地利用总体规划、森林经营规划、区域总体规划及其他上位规划。

4.1.1.2 区域分异原则

不同地区的森林生态系统有不同的特征，生态过程和功能、规划的目的也不尽相同，森林疗养基地规划要在充分研究区域森林生态要素的功能现状、问题及发展趋势的基础上因地制宜地进行。

4.1.1.3 特色化原则

一是自然生态特色。结合森林的自然条件，与自然地形地貌相协调，创造有特色的空间环境。二是地域文化特色。强调地方性，重视宝贵的人文历史，充分发掘、继承并弘扬当地历史文化传统，建设具有特色的森林疗养区。

4.1.1.4 可持续性原则

一是环境生态可持续。保护自然生态系统，达到人与自然和谐共存的目的。二是社会可持续。维护传统的社会网络，以不动迁现有聚落为基本原则并为农村打造基础，让现有农村和项目区融合发展、共享资源。三是经济可持续。以景观规划为契机，带动周边地区的土地功能优化，促进土地价值提升，完善公共基础服务设施，在广度和深度上拓展公共基础服务设施内涵。

4.1.2 规划设计程序与内容

目前森林疗养基地规划没有统一的工作程序，借鉴麦克哈格（Lan McHarg）生态规划方法（调查—分析—规划方案的步骤）将森林疗养基地规划程序分为 5 个步骤：①确立规划范围与规划目标。②现状分析。广泛收集规划区域的自然与人文资料，包括地理、地质、气候、水文、土壤、植被、野生动物、自然景观、土地利用、人口、交通、文化、人的价值观调查，分别描绘在地图上，并根据规划目标对所收集的资料进行综合分析。③对社会需求或客源市场进行分析。确定区域发展的优势与动力、矛盾与制约因素、规划对策与规划重点。④编制总体规划纲要。纲要包括整体定位、功能区划定位、客源市场定位、产品定位等。纲要完成后要征求各方面意见，形成规划共识，作为编制规划的依据。⑤方案策划。根据区域自然环境与自然资源性能、社会需求或客源市场分析结果，以确定利用方式与发展规划，按照规范要求，编制总体规划文本说明书，绘制有关图件，完成规划的征求意见稿。

森林疗养基地规划内容主要包含七大类：一是总体布局，包含规划范围、建设分期、发展战略、规划目标与步骤、功能分区等。一般是将土地利用评价图、各类用地适宜度等图纸进行叠加，结合森林疗养基地建设总体规划综合分析，进行森林疗养基地功能分区。二是森林疗养人员规模预测和环境容量控制。森林疗养基地的环境容量是指在一定条件、一定空间和时间范围内的最大游客数，通过疗养步道系统的设计和建设，对体验者的行为进行引导，对自然资源进行合理配置，可调节体验者与环境关系来适当增大森林疗养基地环境容量。一般森林疗养基地允许容人量为 2~4 人/hm²。三是森林疗养产品及森林疗养组织规划。在对森林疗养产品分类的基础上，详述森林疗养产品的特征及规划建设内容。四是植被规划。植物景观是森林疗养产品的重要内容，并且从树种来说，不同树种的挥发物肯定不同，不同挥发物对人体的影响也是差异性的。因此，作为森林疗养基地规划，应把植被规划作为重点内容阐述。五是森林疗养服务设施规划。根据参加森林疗养人员规模预测，规划餐饮、住宿等服务设施规划、分布及建设分期等。六是基础设施规划，包括道路交通规划、供水与排水规划、电力通信规划等内容。七是保护规划。主要包括森林疗养基地景观资源保护和生态环境保护等内容。

4.1.3 规划设计要点

4.1.3.1 识别资源，挖掘特色

特色是一个事物或一种事物显著区别于其他事物的风格和形式，是由事物赖

以产生和发展的特定的具体的环境因素决定的，是其所属事物独有的。森林疗养主要是以青山绿水为优势，通过森林疗养基地建设，转变人们的生产方式、生活方式和消费观念，促进人与自然的和谐共处，实现社会经济生态可持续发展。在区位条件良好、具有林业特色的区域，鼓励各类林业观光园、采摘园和特色文化园的建设。森林疗养资源可分为生物资源、水文资源、人文资源、地理资源、天象资源等。

4.1.3.2 把握需求，设计产品

满足体验者的需求是自始至终贯穿在森林疗养产品设计过程中的一条主线，深刻理解体验者需求、正确把握需求和设计的关系，对于森林疗养基地建设有很大的影响。要想设计出极致的森林疗养产品，首先我们应该深入了解体验者的思维，更应该将体验者的需求演变成具体的消费场景，而且切合实际符合体验者的心理需求，才能勾起体验者使用的欲望。基于森林疗养的属性将森林疗养划分为4个层次，从最基本的心理需要到预防各类生活习惯病需要，再上升为身心康复需要，最终上升为养生、养老、保健需要。当体验者的某种需求得到满足后又会产生新的需求，从而推动森林疗养产品设计不断的改进和创新。所以森林疗养体验者的需求是推动森林疗养产品设计发展的不竭动力。

4.1.3.3 完善设施，打造品牌

在森林植被良好、景观资源丰富、生态环境优越、文化底蕴深厚的森林区域，加快改善森林疗养基地的外部交通条件，完善森林疗养基地的供电、供水和通信等设施。重点加强森林疗养步道、资源环境保护设施、科普教育设施及各种安全、环卫设施的建设。改善森林疗养基地接待服务条件，创新完善森林疗养基地服务体系，大力提高森林疗养基地接待服务质量。实施森林疗养精品工程，以国家级森林公园为主体，打造一批森林疗养特色明显、管理规范、建设质量高、经营效益佳的森林疗养精品基地，塑造一流的森林疗养品牌。

4.1.3.4 加强培训，积极营销

积极协调林业、医学、旅游院校强化森林疗养学科建设，充分发挥行业协会职能，加强森林疗养人员的培训，有计划地开展对森林疗养基地高级管理人员和森林疗养师的分类培训。充分利用电视、报刊、广播、网络等公共媒体，将系列报道与专题报道相结合，加强对森林疗养的公益宣传力度，使受众群体能够普遍了解森林疗养的益处。利用网络平台，加强与大众的互动，及时解决用户关于森林疗养的疑惑。引导各地不断丰富和推出具有地方特色、资源特色和文化特色的森林疗养主题活动。立足自身资源优势和产品优势，准确把握市场定位，加大特

色森林疗养产品的宣传和推介。

4.2 森林疗养基地建设

森林疗养基地建设是在森林疗养基地规划基础上进行的具体实施森林疗养基地规划内容的建设性行为，森林疗养基地规划是森林疗养基地建设的基础和依据，森林疗养基地规划的目标都是通过森林疗养基地建设来逐步实现的。

4.2.1 选址

森林疗养基地的规划选址应依托森林环境中的疗法因子条件，尽量选择森林疗养条件良好、交通便利、无自然灾害的安全区域。选址是确定森林疗养基地及范围、位置的重要步骤。选址的合适与否直接决定了人们在进行森林疗养后的疗养效果。选址时考虑的因素有很多，最主要的是森林的资源环境，除此之外，还有区位交通情况及它所服务对象的经济状况、休闲时间和消费意愿。

森林的资源环境包括森林的小气候特征、地形、植被情况和水文因素等。

4.2.1.1 小气候特征

森林小气候是由森林以及树冠下的灌木丛、草被等形成的特殊的气候环境。其特殊性：一是森林中总辐射到达量比空旷地总辐射到达量小得多，并且日照时间少；二是林中最高温度低于林外，最低温度高于林外，温度的日较差和年较差都较小，气温变化平缓；三是在稠密、郁闭度大的林型内，绝对湿度随气温的升降而升降，一天中有一个最大值（午后）和一个最小值（日出前）；四是当风吹向森林时，一部分气流流入森林，在树枝树干的摩擦、阻挡作用下风速减小，另一部分气流上升越过森林。所以我们一般选择具有较大面积的森林且有较为稳定的森林环境，能形成明显的森林小气候。据人体学实验，人体最适宜的温度是 18～24℃，如果室温超过 35℃，心跳就会加快，血液循环加速，容易头昏脑胀、昏昏欲睡；当室温低于 4℃时，人就会产生寒冷感，人也不容易深度睡眠。人体最适宜的健康湿度在 45%～65%，这时人感觉最舒服。当环境湿度低于 35%时，24h 后流感病毒的存活率仍在 10%以上；当环境湿度高于 50%时，10h 后病毒全部死亡。适宜的湿度可抑制病毒、病菌的滋生和传播，还可提高人体机体的免疫力。森林小气候的形成有利于人体健康，特别是局部地方的小气候效果更为明显。夏季平均气温在 20～25℃，空气洁净、流通性好。

4.2.1.2 地形

地形因子的作用主要是通过高度、坡度、坡位、坡向来体现，它是一个间接因素，地形差异可以引起温度、湿度、空气流通状况、受光量等不同。森林疗养基地一般选择海拔 800～1500m，这一海拔夏季气候凉爽。世界著名的长寿地区大多数都接近 1500m 的海拔。当海拔到达 1000m 时，人的心跳会提高 10%～20%，心率在合理范围内低强度地加速，有利于促进人体新陈代谢，排汗量增多，脂肪燃烧加快。另外，要选择地势较平坦，山谷中溪流旁尤佳。

4.2.1.3　植被

森林疗养基地以天然起源或经过近自然化改造的森林为宜。林分类型多样，能够提供多种五感刺激。森林群落生物量不小于 50t/hm²。对于疗养效果来说，林分密度对其影响较大。密度过大，林子阴暗，给人以压抑感；密度过低，阳光直晒，疗养效果也大打折扣，因此，一般森林郁闭度在 0.6±0.1 比较理想。另外，由于植物散发出的挥发性物质——芬多精与植物生长状况及植物的品种有关，同时植物生长状况、森林郁闭度大小也与空气负离子浓度有一定的关系，因此，森林疗养基地一般选择森林植被生长旺盛，树木高大，樟科（Lauraceae）、松科、芸香科（Rutaceae）植物较多的林地。

4.2.1.4　水文因素

水分对森林中的温度和湿度均有很好的调节作用，并且在水流的冲击下，水体周围会产生高浓度的负氧离子。在森林疗养基地的选址时，可以考虑选在瀑布前方或溪流旁的林内。地表水环境质量达到 GB 3838 规定的 II 类以上要求。

4.2.1.5　位置条件

对于一个森林公园或风景区整体而言，森林疗养基地不应置于中心景区或者集中娱乐区，应与上述地区虽有一定距离但又不能相距太远，最好的距离是在 50km 范围内，如果有特殊的森林疗养保健资源，可以适当放宽要求，但最好控制在 100km 以内。若是位于中心城区的森林疗养基地，需要远离污染源头、有较大噪声的工厂等，同时尽量减少其他游客对疗养区的影响。

因此，在选址时，要远离自然疫源地，与矿山、机场、工业区等相距 5km 以上，基地边缘应距离交通主干道和城市生活喧嚣区 1km 以上。确保森林面积不低于 100hm²，森林疗养基地瞬间体验者容量不宜大于 12 人/hm²，平均步道面积指标不低于 10m²/人，森林疗养基地体验者容量不宜大于 1000 人/hm²。森林群落生物量不小于 50t/hm²，森林郁闭度可控制在 0.6±0.1。尽量包含多种地貌单元，拥有较大面积的水体及开阔坪地，且保证水质达到能供人触摸、游憩的标准，坡度平缓但有一定的起伏变化。夏季晴天正午，林中 1.5m 高度负氧离子平均浓度不低于 1000 个/cm³，基地内空气中细菌含量平均值小于 300 个/m³，空气中 PM2.5、臭氧及其他空气污染物浓度控制应符合 GB3095 规定的一类标准。地表水环境质量达到 GB 3838 规定的 II 类以上要求。土壤无化学污染，声环境夜间不大于 30dB，人体舒适度指数为 50～79（4～6 级）的天数≥170 天。疗养季节昼夜温差不大于 15℃。

4.2.2 林分设计

并非所有的林分都能够进行森林疗养。相反在某些季节，如花粉散发季节，一些林分内的花粉孢子会诱发呼吸道疾病和引起过敏反应；通气不良的低矮灌杂林会在炎热季节使人产生闷热难受的感觉；未经处理的林分还有许多潜在的威胁，如有毒、有刺植物。因此对林分提前设计是十分必要的。林分的设计包括：树种选择，林分整理与改造，有毒有害植物清除。

4.2.2.1 树种选择与植物配置

树种选择的主要原则是适地适树，要尊重当地森林生态系统内群落的自然发展过程，根据当地的气候、土壤状况、水质等特点，着眼区域环境，根据实际情况进行选择。在树种选择上首先要选择具有尖形树冠的树木，因为针叶树树叶或尖形树冠呈针状，等曲率半径小，具有尖端放电功能，使空气发生电离，进而使空气中负离子浓度增加。常绿的针叶树应该是首选树种，它不但有利于空气负离子的形成，同时挥发物具有杀菌功能，如松树、桧柏、冷杉、柏类。

在疗养空间中植物的选择上，要特别注意植物的疗养功效，不同的植物对人体有不同的功效，在养生学及植物学的基础上，总结出人体器官部位与之相对应的植物功效。在选择这些功能性植物进行造景的同时，要注意植物之间存在互利共生、相互竞争的关系，不能盲目追求植物景观的功能性，要选择乔、灌、草的合理搭配，考虑是否与周围的环境相协调，植物群落是否稳定。

在确定了适当的森林疗养林分后，进行植物配置。植物配置时应满足生态化、乡土化、景观化和功能化这几个要求。充分利用当地乡土康体植物材料，树种不仅在生长方面还是其康体功能和生态功能的发挥上，都能够取得好的效果。科学选用既美观又有康体作用的植物，形成一个多层次、多功能的保健绿化体系，体现出某处森林的地方特色与文化特色。可以在林缘、林中空地、步道旁补植一些具有杀菌功能的植物，如梧桐（*Firmiana platanifolia*）、臭椿（*Ailanthus altissima*）、复叶槭（*Acer negundo*）、丁香（*Syzygium aromaticum*）、黄连木（*Pistacia chinensis*）、樟树等。同时可以栽植一部分季相变化明显的树木，来营造一个四季景观变化分明的森林，避免景观的单调，如种植银杏、枫香树（*Liquidambar formosana*）、乌桕（*Sapium sebiferum*）、五角枫（*Acer elegantulum*）等及一些不同季节开放的花卉，增加森林的层次感。森林疗养基地内空地还需要种植一定面积的耐践踏的草坪供游客休憩。在园艺疗法或环境疗法区，或是儿童活动体验区，尽可能种植一些可供使用者触摸的植物，即设置特定的场所空间方便与植物的亲密接触。

植物配置应遵循互利共生、人的需求层次理论等观点，运用生物间存在的化学通信联系的现象来进行植物景观的设计。植物通过色彩、花香来美化环境，同时也控制或阻隔了某些疾病的传播，人们通过视觉、嗅觉、触觉等方式来体验植物、调节身心、治疗疾病。

影响植物配置的因素很多，根据人的不同年龄阶段划分之后，进行森林疗养植物的配置。

1. 适合老年人森林疗养的植物群落的设计

应针对老年人希望晚年健康，延年益寿，但随着年龄的上升，体质越来越弱、抵抗力下降、发病率增高的特点及高发病来进行康体植物的选择，植物群落应以老年人的延年益寿为设计目标。该植物群落宜栽植含蒎烯、贝壳杉烯、石竹烯、柠檬烯、芳樟醇、水芹烯等对心血管系统、呼吸系统、中枢神经系统具有康体作用的植物，色彩不宜太鲜艳、跳跃，树形应选择能使人平静、淡泊的为宜。例如，银杏、松柏类植物（柏木、雪松等）、樟树、黄兰（*Michelia champaca*）、枇杷（*Eriobotrya japonica*）等枝干苍劲挺拔，使人精神焕发，精神抖擞，该类植物挥发物对骨关节疼痛等有很好的缓解作用；白兰（*Michelia alba*）、桂花（*Osmanthus fragrans*）、含笑（*Michelia figo*）、八角茴香（*Illicium verum*）、花椒（*Zanthoxylum bungeanum*）、广玉兰（*Magnolia grandiflora*）、胡椒木（*Zanthoxylum piperitum*）、九里香（*Murraya exotica*）等富含芳樟醇，可使人心率减慢，降低心肌的耗氧量，使人心脏收缩有力，有益于老年人的生理机能；天竺葵（*Pelargonium hortorum*）、薰衣草（*Lavandula angustifolia*）、金银花（*Lonicera japonica*）、艾蒿、月见草（*Oenothera biennis*）、络石（*Trachelospermum jasminoides*）、罗勒（*Ocimum basilicum*）等，它们释放的芳香类物质可使高血压患者血压下降。使他们的大病在休闲游玩时得到缓解，小病在散步娱乐中得到治疗，无病在追求精神享受时得到预防。

2. 适合中青年人森林疗养的植物群落的设计

应针对中青年人没有过多的时间关注自己的健康问题和很多中青年人心理与生理都处于亚健康状态的特点来进行植物选择，要求清新空气、消除疲劳、调剂大脑、释放压力，防止机体处于亚健康为目标进行设计。该群落中宜栽植含空气负离子、抗生素、蒎烯、石竹烯、水芹烯等对机体保持健康和中枢神经系统有益的植物；树形优美，色彩上具有一定的变化树种。并把他们活动的空间划分为运动和休闲两种形式。

在体育活动空间，人的运动量大，需氧量也大，要求植物富含空气负离子、抗生素、蒎烯、石竹烯、大蒜新素等成分，可加快血液循环、吸收有毒气体、消除疲劳、释放压力，调节人的情绪，增加免疫力。含空气负离子、抗生素、蒎烯等成分的植物有银杏、楠木（*Phoebe zhennan*）、松柏类、蓝桉（*Eucalyptus globulus*）、香樟、刺槐（*Robinia pseudoacacia*）等；富含石竹烯、大蒜新素等成分的植物有黄兰、柏木、结香（Edgeworthia chrysantha）、瑞香（*Daphne odora*）、玉兰（*Magnolia denudata*）、木香（*Saussurea costus*）、丁香、九里香（*Murraya exotica*）、海桐（*Pittosporum tobira*）、络石。设计时应避免选择接触性有毒植物，因为人在运动时不小心会碰到植物。

在安静休闲空间，人们希望空气清新、静心愉快，要求植物能缓解压力、提神醒脑、增强记忆等，营造这种空间的植物有香椿（*Toona sinensis*）、银杏、白兰花（*Michelia alba*）、紫玉兰（*Magnolia liliflora*）、乌桕（*Sapium sebiferum*）、桂花、含笑（*Michelia figo*）、木香、蜡梅（*Chimonanthus praecox*）、樱花（*Cerasus* sp.）、洋甘菊（*Matricaria recutita*）、玫瑰（*Rosa rugosa*）、牡丹（*Paeonia suffruticosa*）、兰花（*Cymbidium* ssp.）等。

3. 适合儿童森林疗养的植物群落的设计

针对儿童年龄小，自理能力较差，极容易被周围细菌所感染导致疾病和对五颜六色的事物、新鲜事物更感兴趣的特点来进行康体植物的选择，植物群落应以杀菌消毒、杀虫驱虫、无毒无刺、激发学习兴趣、防止儿童中毒、受伤害为设计目标。应多选择具有含芳香醛、石竹烯、蒎烯、龙脑、香茅醛、香茅醇、桉树脑、蓝桉烯等保健成分的植物，有助于智力发育、增强体能、活跃思维、杀菌驱虫；同时色姿丰富、季相明显、树木整形等设计来激发儿童的学习兴趣，开发儿童的智力，设立一座植物科普教育中心，通过各种形式的器材，来增长儿童对植物的认识，提高其生态环保意识。

设计时可以选择常绿开花树木为基调，配以各种颜色叶片或开花树种，如乌桕、广玉兰（*Magnolia grandiflora*）、柠檬（*Citrus limon*）、盐肤木（*Rhus chinensis*）、白玉兰（*Michelia alba*）、桂花等，让儿童感受到季节的变化。选择海桐（*Pittosporum tobira*）、米仔兰（*Aglaia odorata*）、女贞（*Ligustrum lucidum*）、侧柏（*Platycladus orientalis*）等具杀菌作用的灌木，并整形成各种动物形状，加强儿童对各种动植物的认识和防止病菌感染等。可配置猪笼草（*Nepenthes* sp.）、香叶天竺葵（*Pelargonium graveolens*）、铃兰（*Convallaria majalis*）、柠檬、紫茉莉（*Mirabilis jalapa*）等驱虫杀虫的植物，以免儿童受到蚊虫叮咬，减少蚊虫叮咬引起疾病的发生。

此外，为让儿童感受不同的颜色变化，还可多选用各种色彩的观花植物，如荷花（*Nelumbo nucifera*）、玉兰、金银花（*Lonicera japonica*）、紫丁香（*Syringa oblata*）、栀子花（*Gardenia jasminoides*）、樱花、牡丹（*Paeonia suffruticosa*）、迎春（*Jasminum Nudiflorum*）、蜡梅、桂花（*Osmanthus fragrans*）、紫茉莉及观果类柑橘（*Citrus reticulata*）、佛手柑（*Citrus medica*）等。由于孩子具有活泼、好奇的天性，易导致误食，禁忌用夹竹桃（*Nerium indicum*）、一品红（*Euphorbia pulcherrima*）、虞美人（*Papaver rhoeas*）、马蹄莲（*Zantedeschia aethiopica*）、夜来香（*Telosma cordata*）、郁金香（*Tulipa gesneriana*）、含羞草（*Mimosa pudica*）等对儿童有不良副作用的植物。

4.2.2.2　林分整理与改造

森林疗养基地既不应是原始森林，也不应是公园，而是经过近自然化改造的森林。原始森林缺少必要设施，发生意外伤害的概率高；公园缺少野性，都市气息过浓，体验者无法发现疗养地与城市的差异，没有更换环境的欣喜感，影响疗养效果。用于森林疗养的森林必须加以改造和整理，使体验者能够深入其中并进行适当的活动，也能使在森林生态系统的自我调节能力的范围内，充分发挥植物的特性。

为使体验者能深入森林并进行适当的活动，松树等林分枝下高必须大于全树的1/3，一般林木枝下高在1.8m以上，低矮灌杂林往往由于通气不良而在炎热季节会使人闷热难受。

林分也具有景观价值，给人以美学意义上的享受。植物景观的位置、形态（包括胸径、栽植密度、树种丰富度等）与环境的关系都会影响人们对植物景观美感的判断。林中倒木少、小树少、大树多，林下草本多、灌木多，景观美景度就越大。对景观价值较高的植被进行保护，在需要设置活动空间的区域对小灌木、草本植物进行取舍和整理，乔木均以保护为主。

4.2.2.3　有毒有害植物清除

有毒有刺、易被误食的植物果实避免种植或直接清除。2002年，中国预防医学科学院病毒学研究所从1693种中草药和植物中检出包括石栗（*Aleurites moluccana*）、变叶木（*Codiaeum variegatum*）、麻疯树（*Jatropha curcas*）、乌桕、油桐（*Vernicia fordii*）、狼毒（*Stellera chamaejasme*）、假连翘、鸢尾（*Iris tectorum*）、银粉背蕨（*Aleuritopteris argentea*）、曼陀罗（*Datura stramonium*）等在内的52种植物含有促癌物质。此外，自然界中还有很多有毒植物，如荨麻科蝎子草（*Girardinia suborbiculata*）的螫毛能刺激皮肤引起烧痛、红肿，有如荨麻疹症状；夹竹桃的茎、叶乃至花朵都有毒，会使人昏昏欲睡、智力下降；洋金花（*Datura metel*）（又名颠茄花），小孩误食会中毒；郁金香花中含毒碱，人和动物在这种花丛中待上2～

3h，就会头昏脑胀，出现中毒症状；石蒜内含石蒜生物碱，全株有毒，如果误食引起呕吐、腹泻，严重者还会发生语言障碍、口鼻出血；杜鹃（*Rhododendron simsii*）的花中含有四环二萜类毒素，人中毒后会引起呕吐、呼吸困难、四肢麻木等，重者会引起休克，严重危害人体健康；仙人掌（*Opuntia stricta* var. *dillenii*）类植物刺内含有毒汁，人体被刺后会引起皮肤红肿疼痛、瘙痒等过敏性症状；珊瑚豆全株有毒。应尽可能避免种植或清除此类植物，并注意不要随意采摘枝叶花果给儿童，以防止接触、入口或汁液入眼等引起过敏、中毒。其他如接骨木、鱼腥草等有令人不愉快气味的植物也应尽可能清除（赵小宇等，2014）。

4.2.3 森林疗养步道设计

森林疗养步道（forest trail）是进行森林散步的道路，是指疗养效果被认可，相关设施和自然条件达到一定水平的散步路。

4.2.3.1 森林疗养步道设计的相关理论

1. 环境容量学理论

环境容量对疗养步道设计的指导意义体现在下面两个方面：一是环境容量测算的许多极限值是资源开发和环境保护不可超越的阈值，是维护当地生态平衡系统的保障，是人们正确处理人为活动与生态环境保护关系的重要科学依据；二是测算的环境容量的最适值，是正确确定开发目标、开发规模，正确规划设施面积、容量及设计步道线路长度等必不可少的根据，是减少盲目投资和盲目建设的重要依据，是促使生态社会经济三大效益协调统一的立足点。

2. 景观设计学理论

从生态学的角度对区域进行风景规划和组织。疗养步道的设计中要以人与自然相适应为基础，在不破坏自然的前提下，充分考虑人体安全、疗养步道宽度大小、高度大小，疗养步道的栏杆高度、材质与人体关系，儿童老人特殊问题，疗养步道长度与休息点、坡度与休息点等，安排最适合于人体的观赏和游乐方式，以最适合人体步行、站立、坐息、游走、观赏的方式设计疗养步道。

3. 体验者审美心理学理论

不同的疗养步道环境所能满足的疗养需求是有所不同的。为满足大众不同的疗养需求，提供多样化的疗养步道环境，研究体验者审美心理学来指导步道设计是必要的。步道的不同走向、弯曲度和交叉等会对体验者的心理产生不同的影响。步道的建设应尽可能穿越不同生态系统的过渡区域，如森林和水体之间的过渡区域、森林和草地之间的过渡区域等。曲径通幽的步道线路布局、精心设计栈桥、合理搭配不同类型的步道，都会给体验者美的心理享受。

4. 森林美学理论

森林植物自然特性的完美形象，是森林美化的主体。林区的植物、草地、山岳、水体及鸟兽等自然景观构成了森林的自然美。而森林的艺术美体现在对林区内的人工设施进行艺术处理，其特别注重林区林道的设计，把林道分为车行道、人行道和散步小径，要求所有林道避免呆板的几何线条，根据地形和森林的变化，使林道若隐若现。疗养基地建设、植物森林造景都必须以森林美学理论作为指导，有效遏制在建设过程中破坏自然环境的现象，呈现出和谐自然的意境。

4.2.3.2　设计指导思想

第一，以森林疗养基地的总体规划设计为依据和指导，以良好的生态环境为主体，充分利用资源，在已有的基础上进行科学保护、合理布局、适度开发建设，为人们提供疗养的好场所。

第二，森林疗养基地步道的分布要符合游览活动的客观规划和需求，使森林疗养基地步道的建设能够与当地当前及今后活动的组织和安排相配合。

第三，根据疗养人数测算的多少，将森林内的步道进行分级、分类，然后按其不同级别、不同类别相应进行不同层次的项目建设和管理。

4.2.3.3　设计原则

森林疗养基地步道虽然不是主要的，但对疗养基地整体布局与路线规划非常重要。它使参与者与森林环境巧妙地融合在一起。为设计出一个成功的步道系统，步道的使用者、使用者的类型及其安全、生态保护三方面因素应是着重考虑的。因此，森林疗养基地步道设计应遵循下面几个原则。

一是生态优先原则。生态的概念认为环境系统中生物与生物间，生物与生存环境间相互依存、相互联系、相互作用，在一定条件下处于相对稳定的平衡状态。大片森林在未开发之前，生态平衡处于相对稳定状态，而一旦进行森林疗养开发，体验者的进入，人工设施建立，这种平衡可能会遭受到破坏。不论是何种功能的景区设施，其建设布局都应以保护生态环境和不造成环境污染为前提，尽可能避免为大兴土木而滥砍树木。

从景观生态学的角度上看，步道是作为景观的廊道而存在，步道的引入增加了景观的破碎化，从而破坏了景观的稳定性，因此步道在分隔空间的同时，在设计及线路选择中应坚持生态优先原则，注重与自然环境整合，融入低碳环保理念，适度开发，实现经济和社会的可持续发展。本着对自然环境最小的干扰，尽可能保护和利用地方性的物种，保证场地和谐的环境特征与生物的多样性，以及尽可能地充分考虑到应用当地的建材和植物材料，避免使用外来材料；充分保护自然资源的美学品质，来建设具有高品质、高耐久性、有秩序、维护费最少的森林疗养步道。

二是以人为本原则。人是森林疗养基地的主要服务对象，无论是患者还是医护人员，都希望能方便安全地开展森林疗养活动，这就需要基地为人们提供行走方便、安全性强的步道系统，设计时要充分考虑活动主体的心理感受，充分体现人性化的设计理念，让参与者达到放松心情、全身心投入到森林疗养的目的。此外，还应充分分析步道的资源情况及不同年龄层次的参与者体力因素，以满足不同年龄层次的人群的保健需求。

三是与环境融合原则。在森林中，建设步道等人工设施，要使人工设施与自然生态环境达到完美的统一，即以自然为主、人工为辅，巧加点缀，使人工设施在风格特点、造型体量、比例尺度、设施用材与色调上服从环境整体，做到顺应自然、融于自然。步道应蜿蜒而行或以植物提供掩护及保护，并尽量沿地形设置，充分利用环境，如景点、历史文化、自然资源等，把步道系统融入美丽的自然景观中，形成各有特色的景观步道。成功的步道产品设计，会使设施等完全与自然环境融合，让人无生硬之感。

4.2.3.4　森林疗养基地步道设计的量化基础

步道设计包括步道级别，步道类别，步道入口，长度，宽度，坡度的设计和路面设计。

1. 步道级别的确定

森林疗养基地的步道是为了服务大众，涵盖自然生态环境较广，故可从资源、使用者、经营管理三个角度综合考虑，以构建森林疗养基地步道分级系统，主要可从森林疗养基地的可及度，森林疗养基地的环境容纳度，步道的状况（步道的自然度、地形复杂度、开发程度），步道的活动需求，步道的服务对象，使用者的体验需求等几个方面来界定步道级别。

2. 步道入口的确定

森林疗养基地步道入口的位置必须设于交通可及性高的地方，最理想的位置是在公园停车场附近，主干道节点处或景观比较特殊的地点，且入口处须有明确而清晰的标志牌，并注明步道线路图及步道长度等信息，告知体验者相关注意事项，步道沿线于适当距离设立长度说明指示及方向指示设施（吴明添，2007）。

3. 步道长度的确定

由于森林疗养基地的环境容量是直接以游步道的长度为计算依据，所以森林疗养基地的游步道直接反映该森林疗养基地的环境容量。为了有效地保护环境资源，每个游憩地的环境容量都存在一个不可超越的阈值，这也就直接或间接地决定了森林疗养基地游步道规划设计的线路长度，形成了森林疗养基地游步道的长度基础。

森林疗养基地游步道的长度一般是以步行所需时间来定量的，而步行所需时间取决于所经过地区的地形地貌状况，步道自身的路面状况以及步行者的特性。一般步道的速度为 5km/h，但是对于疗养基地来说，一般步道速度为 3km/h。因此，在森林疗养基地内的各个功能区内，应设置不同长度、不同高差步道，步道总长度不少于 10km。步道距离与适合人群见表 4-1。

表 4-1 步道距离与适合人群

种类	距离/km	适合人群	备注
短距离	<2	初次体验或体弱者	可提供约 30min 的散步体验
中距离	2~10	一般人员	可提供约 1h，有高差变化、有一定运动量的散步体验
长距离	>10	身体健康、经验丰富的人员	可提供 2h 到半天，有高差变化、较大运动量的散步体验

4. 步道宽度的确定

在森林疗养基地内，道路的建设和利用具有潜在的危险性，为使道路建设对森林疗养基地的负面影响降低，应当在道路初步设计的基础上，对道路的宽度、类型等进行合理的改进。道路的修建会对森林疗养基地的植物多样性造成严重影响。因此，进行道路设计时，应当对疗养基地的实际需求和植被敏感程度进行详细分析，并根据实际情况合理设计道路的类型和宽度。森林疗养基地的步道宽度应根据游人数量和停留时间、步道等级和游客量来界定。一般来说，森林疗养基地步道一般以不低于 1.5m 为宜，可以保证两辆轮椅通过，供 3~4 人并行的步道宽度为 2.5~3m。

5. 步道坡度的确定

一般森林疗养基地步道的坡度以低于 7° 为宜，特殊情况不应超过 15°。并设有 0.3°~8° 的纵坡和 1.5°~3.5° 的横坡，以保证地面的排水。若需设置台阶，踏步高度应控制在 0.10~0.15m，踏步宽度不宜小于 0.30m，且踏步应防滑；台阶踏步数不应少于 3 级，当高差不足 3 级时，应按坡道设置。轮椅通行坡道，宜将坡度控制在小于 1:12，以提高通行的安全性和舒适性；当提升高度小于 0.30m 时，可以选择较陡坡度，但不应大于 1:8；可分段设置坡道，中间设休息平台。

6. 步道铺装的确定

森林疗养基地步道设计中对材质的选择十分讲究，因为材质的肌理不仅直接影响到视觉感受，还会通过与参与者脚的接触面而产生相应的生理感受。可用于森林疗养基地内的步道铺装材料常见的有天然石材、卵石、木材、竹材、碎石、砖块、混凝土材料等。在森林疗养基地步道材料质感的选择中，应遵循保持自然生态的原则。

步道材料应因地制宜，就地取材，以具有芳香气味的木条、木块、木屑、松针，或当地的石块、碎石、卵石等为宜。步道铺装的色彩也应与周边的环境相协调，或宁静清洁，或舒适自然。在材质配色时，应在近似色调之间决定主色调和从属色调。必须考虑色彩感受与环境色彩感受相近较合适，且能为多数人所接受。步道材料应有变化，为体验者提供多种触觉感受，避免单一路面带来的枯燥感。软质铺装的比例应不小于60%，宜结合水疗法，设置涉水步道。

7. 其他设施

疗养步道起始点和交叉点应设置标识牌，标明距离、高差和坡度，标注体重、运动强度、能量消耗量和建议步行速度等。步道在巨树、水边、红叶、风口等身体感觉良好的地方应设置象形标识牌。步道两侧树下净高应不低于2.2m，保证体验者方便、安全通行。步道两侧应有较好的通视度，一般通视距离在50～100m较为宜。

8. 步道工程要求

体验者活动区边缘临空高差大于1.0m处，均应设置护栏设施。人流密集的场所、台阶侧面高度超过0.7m，并临空时，应有防护设施。护栏设施应坚固耐久且采用不易攀登的构造，不应采用锐角、利刺等形式。若步道与地面齐平，应设置排水沟，防止步道在雨季积水。如有裸露的边坡，应进行必要加固和生态修复。通往孤岛、山顶等卡口路段，步道宜设通行复线；必须原路返回时，应加宽路面，并根据路段行程及通行难易程度，设置短暂休息场所。

4.2.4　森林疗养活动场地

4.2.4.1　场地选择

场地宜设置在步道沿线，以方便体验者短暂停留，作为休憩、五感体验、水疗等活动场所。场地也可与步道相隔一定距离，以确保场地安静与私密，作为森林静息、林中咨询等活动场所。场地周边宜具备丰富疗愈资源，周边视野开阔，适合远眺。儿童疗愈场地，宜设置在出入口附近，与外界相对隔离，设计应符合儿童行为心理特点。

4.2.4.2 场地尺度

场地之间的距离，应依据地质、地貌、植被等现状，及使用人员年龄与健康状况确定。场地面积应依据活动内容及现状条件确定，以能满足 3～5 人同坐而不互相干扰为最小单位。

4.2.4.3 其他设施

场地周边应设置疗愈效果实证研究展示牌，引导人们在该场地的活动。依据活动内容的不同，场地上宜设置座椅、躺椅、凉亭、遮雨亭廊等设施。场地附近宜设置物品寄存设施，方便疗养师拿取活动道具，体验者临时寄存物品。场地附近宜设置热饮供应设施，方便饮用。

4.2.5 森林疗养专类园

森林疗养专类园的选择宜结合现状植被、水、地形等资源，局部开发为芳香园、作业农园、药草花园、水疗园、动物角等，为开展芳香疗法、作业疗法、药草疗法、水疗法和宠物疗法等提供场所。森林疗养专类园应与步道结合，方便体验者到达。森林疗养专类园出入口处应设置标识牌，说明专类园的类型、使用方式、适用人群等信息。森林疗养专类园内，应根据专类园的性质配备相应的操作间、工具间及其他必要设施。

4.2.6 森林疗养基地其他设施建设

森林疗养基地是人们休闲放松的场所。人们在这种自然环境中，呼吸清新的空气，借助一些休闲娱乐设施，以达到放松心情、保健疗养的目的。因此，森林疗养基地内必须建有一些必要的设施。森林疗养基地设施的配置，根据具体情况可以选择在森林植被覆盖率较高，树木高大、树木枝下高较高，树冠下层较空旷的林地内设置一些吊床、桌凳等供旅游者休息、娱乐；也可以建设疗养步道、平衡神经锻炼场等康健娱乐设施，体验者通过一定量的运动以更好地达到休闲保健的目的；也可以建人工负离子呼吸区、静养场等保健疗养场地，通过自然疗法达到康体保健的作用。

4.2.6.1 一站式服务窗口

每 75hm^2 森林疗养基地应至少设置 1 处一站式服务窗口。一站式服务窗口的服务半径为 500m。在森林疗养基地开放期间，一站式服务窗口应有专人值守。一站式服务窗口，应具有森林疗养相关的医疗设备，应设置桌椅、厨房、洗手间等必要设施，应储备一定量的燃料、食物、水、药品、垃圾袋，宜摆放当地农特产品等方便顾客购买，同时应兼具防灾避灾功能。一站式服务窗口中的卫生间，应按日环境容量 2% 设置厕所蹲位（包括小便斗位数），要求女厕蹲位数至少是男厕蹲位数的 2 倍，可以设置男女共用的蹲位。在无障碍活动区域的一站式服务窗口，应符合 GB 50763—2012 要求。一站式服务窗口的建筑材料宜以当地材料为主，推荐使用木材，建筑风格宜与森林环境相协调。

4.2.6.2 住宿餐饮设施

应根据基地环境特色、体验者规模和需求建设住宿餐饮设施，住宿餐饮设施可以是建筑，也可以是露营地。若住宿餐饮设施为建筑，应主要采用当地材料，推荐采用木结构建筑，其设计、施工和质量标准应分别符合 GB 50005、GB/T 50772 和 GB 50206 的规定。房间内部应注意木材等自然装修装饰材料的使用，充分利用自然素材的疗养效果，其他要求应参考 GB/T 13391 中酒店四星级标准的客房部分。若住宿餐饮设施为露营地，应有专门的给排水系统、公共卫生间，以及便利的服务中心，露营地其他要求应符合 GB/T 31710 的规定。住宿设施应能够满足冷水和热水入浴要求。不宜设置电视、计算机等电子设备，应限制使用无线网络。餐饮设施应提供体现当地食材特色的营养餐。

4.2.6.3 防灾避难设施

应设置避难屋，避难屋应结构合理、坚固，不会造成二次伤害，避难屋内应配备必要的生存物资。避难场所宜通过防火林带等防火隔离措施防止次生火灾蔓延。较高建（构）筑物、配电设施等均应设置防雷装置，制高点的护栏等人工设施应设置防雷装置或采用相应管理措施。在易发生跌落、淹溺等人身伤害事故的地段，地形险要的地段，以及易发生地质灾害的危险地段，均应设置警示牌，并采取安全防护措施。

4.2.6.4 医疗设施

森林疗养基地宜与本地医疗机构建立合作关系。在出入口处和一站式服务窗口内，应设置自助式医学跟踪设备，包括血压计、心率仪、唾液皮质醇测试设备等，以方便体验者自主检测疗养前后的生理指标。在出入口和一站式服务窗口内，还应放置医学急救设备，包括除颤仪、简易呼吸器、心脏按压泵、负压骨折固定装置、氧气瓶等，以应对突发事件。在主要体验者经留地设置自然疫源检测设施，定期进行检测，发现问题及时干预。

4.2.6.5 物理环境监测设施

宜结合原有林业气象站，监测温度、湿度、风速、雨量、辐射等数据。宜在主要体验者经留地，设置空气质量检测仪器，检测空气中的负氧离子浓度、植物芬多精成分及浓度、悬浮颗粒物浓度（包括 PM2.5 浓度）、空气污染物等。

4.2.6.6　座椅

座椅设置的间距应根据体弱老年人的步行速度、休息需要，及道路的坡度来确定，见表 4-2。

表 4-2　座椅设置的间距

座椅设置的密度	成年人休息频次	森林疗养步道坡度	备注
适宜间距为 360m	每 60min 休息一次	0°～5°	
适宜间距为 180m	每 30min 休息一次	5°～10°	
适宜间距为 120m	每 20min 休息一次	10°～15°	
适宜间距为 60m	每 10min 休息一次	15°～20°	15°以上需设置台阶

一处座椅至少应满足 3～5 人同时就座。座椅数量应按体验者容量的 30% 设置。座椅应以当地材料为主，设计不拘泥于椅子的形式，可以是木块、石块、种植槽的边缘等。宜在能够远眺的场所，有特殊景色、特殊声音、特殊气味的地方，设置特定朝向的固定座椅，引导人们的视线或其他感官体验。宜在需要交谈、进食的地方，设置可移动的桌椅，满足人们不同行为及对控制感的需求。宜结合森林休息，设置躺椅、半躺椅和倒躺椅。

4.2.6.7　标识设施

森林疗养标识设施分为指示标识、解说标识、警示标识三种类型。森林疗养标识设施包括标识牌和电子设备。标识牌可分为导向牌、解说牌和安全标志牌；电子设备可分为显示屏、触摸屏和便携式电子导游机等。标识牌应选用自然材料，形式特点应与基地环境相协调。标识设施的设计除考虑视觉因素外，应充分考虑对人们触觉、嗅觉、听觉、味觉的激发。标识设施文字应至少采用中文、英文两种，同时应加入盲文。与疗养活动密切相关的标识，宜使用象形标识符号。森林疗养基地的出入口、边界、交叉路口、疗养步道沿线、疗养活动场地、疗养专类园、配套疗养设施、险要地段等均应设置标识设施。标识设施的内容应紧密围绕疗养路径、疗养场所、疗养效果等。其他公共设施标识采用国际通用的标识符号。

4.2.6.8　停车场

停车场与疗养活动区出入口的徒步距离不宜超过 500m，若超过 500m 应设置摆渡车。停车场内应具备无障碍停车位，100 辆以下设置不少于 2 个无障碍机动车停车位，100 辆以上设置不少于总停车位数 3% 的无障碍机动车停车位。

4.3 服务与运营维护

4.3.1 服务人员和机制

基地应根据体验者规模配备森林疗养师与森林向导，每处基地不宜少于 5 名经过培训的森林疗养师。基地宜建立政府推动机制，并确立当地居民的合作服务体制。一是由政府主导建立全民利用森林疗养和支援森林疗养产业发展的体制。二是培训当地森林向导，并以森林向导为基础培养森林疗养师，带动周边人群就业。三是与周边居民建立有效的沟通协商机制，通过周边居民的参与，发展特色饮食和特色民宿。四是宜配备常驻基地的医疗卫生相关人员，负责疗养指导、评估，与应急救助工作。五是宜配备常驻基地的应急搜救人员，负责疗养活动的安全工作。

4.3.2 森林疗养课程

森林疗养课程分为必备课程与可选课程，森林疗养基地应根据场地特点，为体验者提供不少于 30 种课程的森林疗养菜单。必备课程包括静态的森林坐观和动态的森林散步，必备课程的疗养效果应基于实证研究。森林坐观宜根据个人喜好选择适合自己的森林环境，体验时间不应过长，以 40min 为宜。森林散步的步行速度宜慢不宜快，应结合五感体验，根据体验者身体状况选择合适的运动负荷（表 4-3）。

表 4-3   森林散步运动负荷表

运动负荷	低	中	高
时间	30min	60min	120min
路面坡度	无坡度	有阶梯，偶尔有坡度	坡面较多
步行难易程度	路面铺装整齐	路面石砾较多	路面有挑战

应根据本地资源特色，结合运动疗法、作业疗法、水疗法、气候疗法、芳香疗法、食物疗法、药草疗法、心理咨询、拓展训练和儿童教育等不同疗愈手段，设计可选课程（表 4-4）。

表 4-4   常见可选课程

类别	可选课程
结合运动疗法的课程	考虑运动强度，结合徒步、慢跑、越野跑、瑜伽、太极拳、气功、体操等的森林疗养活动
结合水疗法的课程	温泉浴、冷泉浴、手部浴、手臂浴、足浴、腿部浴、枝条浴、喷雾浴等
结合作业疗法的课程	间伐、搬运原木、木工制作、押花、叶拓、做竹炭、农事体验、大地艺术创作等
结合气候疗法的课程	日光浴、空气浴、泥浴、洞穴疗法、腹式呼吸等

类别	可选课程
结合芳香疗法的课程	芳香抚触、调配精油、花香疗法、熏香疗法等
结合食物疗法的课程	按照营养学要求，活用当季的蘑菇、树头菜、坚果、水果和山野菜等农产品
结合药草疗法的课程	草本茶、鲜药疗法、药膳等
结合心理咨询的课程	森林冥想、森林坐禅、林中咨询、团体疏导、自我察觉、色彩疗法等
结合拓展训练的课程	树攀岩、森林游戏等利用同伴间相互影响的方式来实现个人成长
结合儿童教育的课程	通过自然观察、捕捉昆虫、观鸟等改善孩子厌学、多动、自闭状况

应以当地森林文化活动作为森林疗养补充课程，如阅读森林文学、听当地故事、观赏当地曲艺、参加当地庆典活动、参观当地历史建筑、抄写经文等活动，但此类课程不宜超过总课程的 1/3。

4.3.3 运营维护

基地的所有权明确，经营管理机构稳定，具有切实可行的管理制度。确定目标客户和经营方针，制定广告宣传对策。制订短期与长期工作计划，有对基地将来的构想，以确保基地持续发展。基地应制定有效保护森林疗养资源的局部轮休或整体休业计划。基地应编制主要植被的花粉日历和花粉地图。按照近自然经营理念，重点对森林自身健康、体验者可达性和增加疗养素材三个方面，有针对性地采取森林经营措施。森林疗养步道应定期维护，无特殊处理的松针、木屑步道或场地宜每年重新铺设，经胶黏热压处理的宜每 2 年铺设一次。基地内疗养配套设施、座椅、标识体系等其他设施，应定期维护，保证使用的安全性。基地内建筑设施应按照建筑使用年限，定期维护。农林业生产应限制使用化肥和农药，提倡采用生态或有机栽培的方式。应保持地形地貌完好，不应有开矿采石、挖沙取土等对生态环境影响较大的生产活动。应具有预约制度与局部区域管制方法，实现时间上的错峰和空间上的分流。

5 森林疗养师能力要求

随着城镇化程度的提高和人民对物质文化需求的进一步提高，森林疗养已成为主流。面对巨大的市场和良好前景，教育者应当做好全面准备，从人才储备和技术储备的角度，为行业的发展奠定良好基础。特别是要考虑到林学、医学、旅游的多重特性，要求从业者具有较高的道德情操和执业耐心。森林疗养师（forest therapist）是利用森林资源提供健康管理服务，并具有相关机构颁发的资格证书的专业人士。

5.1 森林疗养师职业素养

森林疗养是由德国人在沃里斯霍芬村所创的一种自然疗法，他所做的工作就是将温、冷水浴为主的水疗法，森林步行的运动疗法，均衡饮食的食物疗法，利用香草或药草加入料理或入浴可谓芳香疗法先驱的植物疗法，以及调和身心与自然的调和疗法结合，在当地森林或郊外森林的大自然，对一些患有呼吸系统疾病的患者进行疗愈。他就是最早的森林疗养师，但当时并没有这个称呼。20 世纪 80 年代初期，日本出现森林浴一词，森林疗养是一种新兴的学问，但同时也是人类自古就存在的经验。凡是在森林里散步和进行教育、复健、团体活动等都属于森林疗养的范围，后来日本发展出了自己的培训体系，专门训练一些热衷于森林浴的人员并实行考核颁发资格证书（周彩贤等，2015）。其实，森林疗养师就是具备一定身心健康与森林疗养方面的专业知识和技能，利用森林资源进行身心健康管理的专业人员。森林的部分医疗保健功效，只要走进森林就能够获得，但是作为替代治疗方法，没有森林疗养师的组织，是不容易实现的。

一方面体验者初次来到森林疗养基地，对当地森林缺乏了解，不清楚哪片森林有哪些益处，在森林中漫步的时候就往往只是走走路，甚至会选择一些难以行走或未建设好的森林；另一方面是受专业知识限制，同样是"闻叶片"的味道，体验者未必知道哪些叶片能够发出沁人香味，或者不懂哪些树叶是有益于身心健康而另外一些虽然色彩鲜艳但也可能是有剧毒的。通过森林疗养师对森林整体情况的了解和自身专业知识的储备情况，可以有效提高体验深度和质量，从而实现舒适的最大化，获得最佳放松效果。森林疗养师和医师类似，需要给"患者"开出"处方"，提出健康管理建议。这里所说的患者，不是传统意义的患者，森林疗养所面对的"患者"不是真正患有一些疾病的人，而是在日常生活的压力下觉得自己身体已经承受不住需要释放的人们，在森林中可以远离工作、远离计算机手机等电子产品的影响，全身心地投入大自然，更好地接触自然；这里所说的处方，也并非传统意义的处方，不是通过吃药或者打针的方式，森林疗养有五感、静息、运动、作业、药草、芳香、饮食等多个模块，包含若干种课程，根据体验者的健康状况，有针对性地制定和实施森林疗养课程，才是森林疗养师的核心价值（胥玲，2015）。例如，对于长期伏案工作的体验者，森林疗养师给出的"处方"会是：去活枝下高较高的林分，通过仰头修枝的动作，来缓解肩部和颈椎的不适。会放松的人，不会工作停不下来而整夜失眠，也不会站在演讲台上大脑一片空白。放松是一种能力，未必所有人都具有这种能力。通过森林疗养，学习适合自己的自我调处方式，这是很多体验者的目标。所以帮助体验者建立定期到森林中放松的习惯，在没有森林疗养师指导的情况下，也能利用身边森林放松自己，实现森林疗养手法的平民化，这是森林疗养师的分内工作。此外，森林疗养师往往具有一定专业背景或某些特殊技能，如瑜伽、按摩或心理咨询等（邓三龙，2016）。这些技能与森林相结合，为体验者带来更优质的服务，这也是森林疗养师价值之所在，同时这也是作为一个合格的森林疗养师需要具备的职业素养。

当评价一个人的时候我们常常说，这个人有素质有涵养。而对一个职业而言我们常常提到职业道德，这一切指向的其实就是职业伦理的范畴。职业素养是职业纪律存在的支撑，外化为职业道德。体验者希望获得高质量放松时，森林疗养师就是某种程度上的"倾听者"。为了激发体验者的五感，陪伴在体验者身边的森林疗养师，有时什么也不做，有时什么也不说，却在实时倾听体验者的心声。森林疗养师的最高境界就是与体验者保持互动的同时，让体验者忽略掉自己和森林之间有一个"中介"。

5.1.1 森林疗养师的职业守则

5.1.1.1 理解体验者的态度

作为森林疗养师，尊重体验者，明确自己的立足点，采取一种想要理解体验者态度，才能满足体验者的需要。通过充分认识每个人的差异，可以制定出更加适合于体验者的治疗菜单。例如，向想要活动活动身体，想做运动的人介绍竞走路线，向想要进行作业的人推荐可以劳动的森林环境，另外，向想要充分休息的人提供安静的森林环境等。而且，需要确保在各种地方设置能够满足上述要求的森林环境。在程序中多设置选项，不是强制性地要求体验者"那么，今天请您做这些内容"，而是告诉体验者有散步、使用 5 种感觉的体验、放松、辅导、作业等选项，询问体验者想要做什么，让疗养对象进行"自主选择"是关键。

5.1.1.2 坚定为社会作奉献的信念

森林疗养是受科学理念的影响，从哲学及心理和生理学中分化出来的有关人类研究本身问题的新科学知识。森林疗养师作为一种职业，更有其特殊的社会价值和目标：要了解并适应外在的自然环境，并通过物质生产认识，改造和控制其外在的物质世界；要了解自身与他人的关系，进而企图化解困惑与冲突，改变其内在的精神世界，从而获得生活的意义和价值。

5.1.1.3 职业技能

职业技能是指从业者胜任职业活动的具体业务能力。它是职业道德的载体和表现手段。良好的职业技能具有深刻的职业道德的意义三要素：知识、技能和素质。森林疗养师需要具备包含林学、心理学、森林医学等知识，具备交谈技能、发现并判断身心健康问题的技能，并能运用相关知识解决身心健康问题的技能。坚持辩证唯物主义，反对唯心主义和形而上学。坚持科学，反对伪科学。用乐观的人生态度、积极的心态去影响体验者，乐于助人。

5.1.1.4 遵守国家的法律法规

作为一名森林疗养师，当通过国家考试和评审后，拿到了从业资格证书赋予的权利，森林疗养师将如何对待这个权利呢？应始终牢记森林疗养师的权利必须在法律法规的范围内，必须履行相应的义务、特定的职业责任。必须对服务对象负责，它涉及职业责任、职业良心、职业荣誉。森林疗养师对体验者认真负责，严格按道德、法律范围的权利帮助他们；森林疗养师对社会负责，即在社会生活中，消除人们的身心问题，给他们的家庭带来和谐，给周围的人带来安定，给他们的亲友带来欢乐；森林疗养师对职业负责，不至于因为自己的失误，给森林疗养师这一职业涂上污点。

5.1.1.5 与体验者建立平等友好的咨询关系

森林疗养师是专业人员运用心理科学及相关学科的知识，对体验者的心理及生理问题提供专业帮助，协助体验者解决各类身心问题、促进身心健康和个性充分发展。"协助"二字道出了森林疗养工作的本质特征，它是助人自助，解决问题的主要力量在体验者自己。

森林疗养需要唤醒美，而美常常与挫败、损失和悲痛同时存在。需要唤醒感官，而只有当我们全然栖居于森林的时候，感官才可能被唤醒。森林疗养师是人与自然之间的媒介，将他们彼此介绍给对方。森林疗养鼓励人们参与到有益的社会行动中，这可能是发现自己在世界中的"位置"的最好的方式。

5.1.2 森林疗养师的职业道德

职业道德就是同人们的职业活动紧密联系的,具有自身职业特征的道德准则、规范的总和。2001 年 10 月,中共中央颁发的《公民道德建设实施纲要》中对所有职业的工作者提出了"爱岗敬业、办事公道、服务群众、奉献社会"的基本职业道德规范,它是从事某种特定职业的人们,有着共同的劳动方式,经受着共同的职业训练,因而往往具有共同的职业兴趣、爱好、习惯和心理传统,结成某种特殊的关系,从而产生特殊的行为模式和道德要求。这 16 个字也是森林疗养师在就业岗位中必须遵守的职业道德。

5.1.2.1 不歧视原则

森林疗养师不得因体验者的性别、年龄、职业、民族、国籍、宗教信仰、价值观等任何方面的因素歧视体验者。不歧视原则是森林疗养师和体验者建立平等协商关系的首要条件,是建立有效咨询关系的基础。

5.1.2.2 维护求助者知情权原则

在关系建立起来之前,必须让体验者了解:森林疗养工作的性质、特点,森林疗养工作的局限性,体验者自身的权利和义务。对体验者知情权的维护,源于森林疗养工作以科学为依据。

5.1.2.3 保障体验者协议参入权原则

森林疗养师在对体验者进行工作时,应该与体验者对工作的重点进行讨论并达成一致意见,必要时(如采用某些疗法)应与体验者达成书面协议。

5.1.2.4 坚持职业廉洁关系的原则

森林疗养师与体验者之间不得产生和建立咨询以外的任何关系;不得利用体验者对森林疗养师的信任谋取私利;不得对异性有非礼言行。

5.1.2.5 严格遵守保密原则

有责任向体验者说明森林疗养师的保密原则及应用这一原则的限度。在森林疗养工作中,一旦发现体验者有危害自身和他人的情况,必须采取必要的措施,防止意外事件发生,必要时应通知有关部门或家属,或与其他森林疗养师进行磋商,但应将有关保密信息的暴露程度限制在最低范围之内。森林疗养师只有在体验者同意情况下,才能对疗养过程进行录音、录像。若因专业需要进行案例讨论,或采用案例进行教学、科研、写作等工作时,应隐去那些可能据以辨认出体验者的有关信息。森林疗养工作中有关信息：个案记录、测验资料、录音、录像、其他资料等，应指定适当场所及人员保管，并负有保密的义务。

5.1.2.6 坚持遵纪守法的原则

森林疗养师受卫生、司法或公安机关询问时，不得作虚伪的陈述和报告。森林疗养师应将其职业资格证书、从业许可证悬挂于森林疗养服务场所的明显位置。公布收费标准、出具收费明细表、开出合法的收费凭证。森林疗养师及森林疗养服务场所相关人员应保持森林疗养场所的整洁、卫生、秩序和安宁，并不得妨碍公共卫生及安全。

5.1.3 森林疗养师的基本素养

5.1.3.1 沟通

森林疗养师应具备良好的人际交往沟通能力，与体验人员进行良好的沟通，保障良好咨询关系的建立和咨询的有效进行。

请将下列检查要点作为参考，重新评估一下自身的沟通方法。

声调（音调）：是否声音小得听不清楚。是否给人一种低沉、恐怖的印象。

声调（速度）：是否说得太快，听不清楚。

开始谈话的自然程度如何？

点头：是否适度地点头了（是不是不多不少正好？）

是否使用可以传达同感的语言或者进行附和？

是否打断了对方的谈话提意见？

结束谈话的方法：谈话内容是否已汇总，或者有一种达到预期效果的感觉？（必须避免因为截止时间到而体验者产生半途而废的感觉，或者留下不安情绪的结束方法。）

5.1.3.2 倾听

倾听：也称为积极聆听。不是由森林疗养师提问、诱导，被动方单方面聆听的方式，而是由森林疗养师通过积极聆听的技术手法，或者姿态，让体验者自由地说出现在的烦恼、感情、思想的一种方法。对体验者的状况采取一种非审判式的态度，形成一种接受的氛围等，在坦率地理解体验者状况的同时，建立相互信任的关系以便于解决问题，这是非常重要的。良好的倾听能力，不仅能专注于倾听体验者表达的信息，还能听出来访者语言背后的想法，捕捉到有用的信息。倾听可不只是听对方说话，需要关注对方肢体语言和情绪变化，充分掌握对方要表达的内容。不会倾听的特征：强势介入，粗暴地把对方说话内容按自己理解归类；

无论对方有无需要，喋喋不休地阐述自己的建议；动不动就分享自己的经历；站在"救世主"立场帮助对方去解决问题；"反倾诉"，把对方所说烦恼视为小问题。会倾听的特征：在极短时间内获取对方信任；对方会越说越想说；耐心等待对方把话说完；制造适宜倾诉的环境氛围。当我们对森林疗养中的体验事项进行整理时，不是由森林疗养师马上提出建议，而是由体验者自己总结，并将注意事项说出来，这样做会更加有效。

5.1.3.3　表达及概括能力

表达能力是指一个人把自己的思想、情感、想法和意图等，用语言、文字、图形、表情和动作等清晰明确地表达出来，并善于让他人理解、体会和掌握。森林疗养师根据表达森林疗养目的进行自我调控，针对体验者的可接受性选择语言材料和调整话语形式，来达到与体验者深度沟通。概括能力是指把事物的共同特点归结在一起的能力，用简明扼要的语言把所听的内容准确表达出来的能力。森林疗养师能根据体验者反馈的各类信息进行归纳总结。概括能力在森林疗养过程中尤其重要。良好的语言概括能力，能抓住问题的核心，有助于有效回应体验者并作出精准简洁的小结。

5.1.3.4　认同

从森林疗养开始到结束，理解并"接受"当时的疗养对象的真实的状态是非常重要的。所谓"接受"，是指实事求是地接受疗养对象，能够站在体验者的角度理解他的感受，并成为和他共同解决问题的同盟，不带偏见，不带权威，尊重、接纳体验者。但是，这个接受，其实是最难处理的问题之一。并不是只有爽快的人参加森林疗养，其实会有各种各样的人来到疗养基地，会见到各种人士，如焦虑型、攻击型、任性型、为所欲为型、抱怨型、过分依赖型、特别拘泥的人、彻底怀疑的人等。

人类使用语言或非语言方式来表达意思。例如，想要拒绝时会将身体转成远离的角度、摆手或者手势等，多用于非语言性意思表示。模仿对方的语言、腔调、说话方式和速度、方言等，结合语言的"本质"等，有时候会以接近对方的心理距离为目标。点头、赞美、微笑等，对于缩短与对手的距离也非常有效。与对方产生同感，会成为进一步缩短心理距离，也是建立信赖关系的重要技术。

在疗养过程中，如果森林疗养师按照理论不断地进行统一的提问，体验者也许会认为"疗养师根本就不想理解自己"。森林疗养师应该认识到自己作为森林疗养师存在的意义，并应该意识到正是因为有了人与人之间的意思传达，才能互相理解彼此的感情。只有尊重体验者，明确自己的立足点，采取一种想要理解对方的态度，才能满足体验者的需要，才能制定更加适合于体验者的治疗菜单。想要理解体验者的认真的态度，是作为森林疗养师最重要的态度。即使只有一片森林，即使只有一条治疗之路，我们也应当以为体验者制定森林治疗菜单的心情去面对。

5.1.3.5 真诚

森林疗养师面对体验者时要真诚，维护体验者的利益，让体验者感受到疗养师的温暖、包容，有充分的安全感并愿意敞开自己的心扉。例如，说"会保密"是要向体验者传达"对你的谈话负责，并进行配合"的一种姿态，是出于让对方放心而说的，而并非是因为是规则所以必须要说。在倾听谈话时不是要沿用规则，而是首先要考虑来接受治疗的人是以什么样的心情面对自己的。也许有抵抗或者迷惑情绪，也许根本没想来，而是因为什么人的命令才来到这里的。有时候因为不擅长与人交流，也许还会相当紧张。我们认为，来接受治疗的人会对疗养师的表情或者氛围敏感。当见到体验者，感觉到这种氛围时，应该说些"欢迎光临"等寒暄语后再开始面谈，有时候对方的情绪也会变得开朗起来。比如向体验者提问："来参加疗养让您感到为难了吗？""别人让你来接受疗养的时候，您是怎么想的？"，这种以不经意的方式来询问直到确定来参加疗养之前的心情，也是必要的技巧。

5.1.3.6 幽默

幽默是智慧、才能、学识和教养的象征，是自我表现、取悦于体验者的极好手法。幽默，在某种意义上讲，是人与人交往中的润滑剂，它可以使人们的交际变得更顺利、更自然。一句得体的俏皮话，立刻就会让森林疗养师和体验者之间的距离缩短，获得好感。幽默能激起体验者的愉悦感，化解体验者的疑虑、困惑，使体验者轻松、愉快，这样可活跃森林疗养氛围。

5.2 森林疗养师的工作要求

5.2.1 开始时的心理准备

森林疗养师应当倾听体验者的谈话，把握体验者的需要后，制定菜单。森林疗养师对体验者所采取的态度，最终都会成为具有某种意义的行为。所以，重要的是森林疗养师应该首先知道，自己的言行将会对治疗产生影响。而且，收集必要的信息对于治疗是至关重要的。但是被初次见面、事先没有过任何接触的人询问各种情况而心情良好的人应该不会有很多吧。所以必须要清楚地告诉体验者自己是什么人，森林疗养师是从事什么职业的人群，这也是尊敬体验者的一种礼仪。郑重且平和的说话方式、不轻视对方，保密等是理所当然的。另外，一边嚼口香糖一边询问、交谈，毫无顾忌地吸烟都是令人无法容忍的。

5.2.2　咨询

进行自我介绍，介绍自己是什么样的人，并介绍森林疗养师的作用。与此同时，最好也能将下列信息传达出去。

（1）森林疗养的目的；

（2）关于个人信息的使用事宜；

（3）关于疗养的全部流程、日程安排。

5.2.3　疗养师的独立性

如果想要与实际体验者进行交流并取得必要的信息，作为进行摄入性调查面谈的疗养师，采取什么态度比较好呢？

首先，在与体验者进行面谈之前，森林疗养师会考虑很多问题。体验者是什么类型的人呢？怎样进行自我介绍呢？应该怎样打招呼，在接待方法上有没有需要注意的问题，体验者是因为什么原因来参加森林治疗的，其对森林疗养师的要求是什么，在此之前是否去过其他的森林治疗基地，体验者对问题是怎样理解的，如果认为自己难以进行森林疗养的时候应该怎么办，应该怎样处理危险情况与场合以及紧急情况，进行面谈时能不能不紧张，自己的仪容是否整洁，等等。

上述问题均与理解人的观点有关。重新研究一下自己有什么样的价值观与兴趣，是站在什么观点上以什么意图对体验者进行询问，这会成为对森林疗养师独立性的训练。而且，仅仅是单纯地想要对眼前的体验者进行咨询，也需要知道自己的想法与感觉。沟通有下列流程：接收信息→处理信息→发出信息。所谓"接收信息"就是接收并认知信息的过程。"处理信息"是对收到的信息和消息进行解释，决定自己是否接受该消息，或者控制发出消息人。"发出信息"是指为了将自己的心情与意思向别人传达所采取的行动。请客观地捕捉一下自己的接收信息技能、处理信息技术、发出信息技能有什么特征。任何人都会有感到棘手的人和事，重要的是掌握与什么样的人在什么样的场所，以什么样的模式进行交流才比较容易。我们在平时就应该进行确认，在与自己身边的人的交流过程中，听取自己谈话的一方是否准确地收到了信息，是否采取了自以为是的处理方式，是否准确无误地发出了信息。

5.2.4　准备满足体验者的希望、要求的程序

想要恢复精神、想要活动身体、想要消除缺乏运动的状态，想要消除小肚腩，

想要放松，想要充分休息，需要别人倾听自己的心声等，每个人所希望的内容也各种各样。根据上述各种愿望，准备运动、放松、作业、辅导等程序、菜单。

另外，应该尽量在程序中多设置选项。不是强制性地要求体验者"那么，今天请您做这些内容"，而是告诉体验者有散步、使用 5 种感觉的体验、放松、辅导、作业等选项，询问体验者想要做什么，让疗养对象进行"自主选择"是关键。通过上述方法，促进更加主动、自主的配合，还可以让对方获得一种"自己今天选择这些，做这些活动"的满足感。

5.2.5　对于森林有不安感、厌恶感的人士采取的措施

当然还会有"讨厌森林"的人。但是，以"因为这是森林疗养"为由，将讨厌森林的人强行带入森林的做法毫无意义。因为，森林疗养要具备本人的同意、希望才能成立。而且森林与海洋、高原等自然环境一样，终归是选项之一。

另外，还有许多人讨厌蚊子和螨虫、水蛭、虫子、熊。事实上，丰富的森林是一个从微小生物到大生物的共存体，我们人类也是其中一例。另外，事先向疗养对象说明，森林能够使多种生物栖息，资源丰富，富于生命力，而且环境也非常优秀。您觉得怎么样呢？

5.2.6　令人烦恼的森林疗养师

5.2.6.1　过分紧张者

因为高度紧张而说出"我没有什么特别不舒服的地方"、"虽然我没有什么烦恼"、"如果能听我说些废话，忧郁什么的就会一下子消失的"、"年轻人为什么要唯命是从？请振作起来"、"哦，使用森林疗养治疗这些病"等台词，慷慨激昂地讲话，直到结束的人。虽然接受介绍的人、同伴本身精力旺盛，但是如果到了剥夺体验者能量的紧张和轻率状态，就会让人很为难。

5.2.6.2　追根究底地询问对方情况者

有些森林向导担心冷场，不断地向体验者提问，"您今年多大？""在哪里工作？""结婚了吗？""有几个孩子？"等。对于来进行森林治疗的人来说，这种连续提问方式等同于盘问。

5.2.6.3　讲话过多、说明过多者

与上述过于紧张的人一样，虽然本人并没有恶意，但是不管怎样，如果知识渊博或者想说的话太多，反而会成为一种让体验者必须以志愿者精神倾听的单方面热情的人。

5.2.6.4　循规蹈矩者

多见于刚刚取得指导员资格者。想要进行事先说明，却因疏忽而忘记时，强迫体验者返回散步路线："对不起，请再次回到刚才的地点"，或者不能随机应变地处理未预期事态者。

5.2.6.5　需要"治愈"自身者

其实这种类型出乎意料地多。生活顾问中好像也有许多此类型者。虽然说着"想要从事治愈人的工作"，但是其实治疗者本身才是真正需要进行充分休养、治疗创伤的类型。还有许多人虽然可以参加研修会，但是不擅长处理实际生活中的人际关系。

5.2.6.6　因为自己的原因而需要"需要森林疗养的人"的人

乍一看，这似乎是非常奇怪的表达方式，而其实也许有很多此类型的人。这些人不是为了需要实施森林疗养而接触此项事业，其实是为了谋利或者业务，或者为了个人的享受、满足，而需要希望在森林中治愈的人。与此相反，体验者是为了满足他（她）的这一想法，而申请参加森林疗养程序的。这种想法其实非常龌龊。但是，在研修会中发出"希望尽快通过森林疗养获利"的刺目的目光的，只有他本人吗？

5.2.6.7　无法安静者、无法冷静应对者

这是指在森林中人与树共处时，或者在自然的宽松节奏下度过的一段时间内，也使用手机打电话，或者与其他向导聊天，总之，不做些什么就无法安静的人。对于希望在森林中轻松休养的人来说，不能安静的同伴有时会使人非常苦恼。

5.2.6.8　毫无顾忌地吸烟者

森林环境的一大魅力在于清新的空气。另外，空气还含有植物杀菌素等的芳香。但是，偶尔出现一位不在意这种森林空气的魅力，而自顾自吸烟的瘾君子，确实非常遗憾。担任向导本人吸烟完全没有关系，但是在介绍森林情况、进行指导时谨慎吸烟，或者有所顾虑应该是一种礼节。在召开研修会时，经常会看见参加人员聚集在一起定期吸烟，在难得的休闲空间内呼出大量烟气的情景。其中还有打出负责企业员工健康的广告牌的企业的工作人员在每次休息时在森林内吸烟。

5.2.6.9　一边嚼口香糖，一边讲话、询问者

在森林疗养相关研修会上，这种人出乎意料地多。但是，平时"使用 5 种感觉"者会一边嚼口香糖，一边进行介绍吗？口香糖的味道与香料，会剥夺在森林

中难得的味觉，另外，口香糖的香气有时还会剥夺同伴的嗅觉。而且，最重要的是，一边嚼口香糖一边介绍，会给对方一种不谦虚的印象。

5.2.6.10　最享受夜间酒会的人

在森林散步等的休息时间，口头禅也是"那么，一会儿到了晚上去喝一杯，再慢慢做吧"等，只把喝酒聚会当作乐趣的人。而且，在难得的森林里休养、疗养之后暴饮暴食，森林疗养的效果就会白白地被浪费掉。经常喝酒、吸烟的专职讲师容易降低人们对森林疗养的信任程度。

除此之外，还有许多冷淡、不卫生、发胶和香水的味道刺鼻、高压型等各种让人苦恼的向导类型，希望能够尽量减少破坏森林难得的魅力的人。

毋庸置疑，森林疗养师的人性与人情味会共同对森林的风景作用产生巨大的影响。对于需要森林疗养的人来说，森林疗养师也是"环境"的要素之一。因此，需要森林疗养师清楚了解自己的优点与缺点，一边磨炼自己，一边致力于森林疗养的工作之中。

5.3　团队管理

5.3.1　团队管理的流程

团队管理的流程如图 5-1 所示。

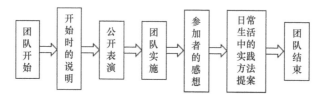

图 5-1　团队管理流程

5.3.1.1　团队开始之前的说明

在森林疗养中实施的所有程序，都是充分研究森林疗养将会作用于 5 种感觉，并会产生怎样的体验的方案。但是，如果不事先对其目的和效果进行说明，体验者便不会产生对 5 种感觉的意识，疗养基地好不容易研究出来的程序也不能充分发挥其目的和效果。

体验活动结束后，体验者发出"啊，感觉真好"的感想，对于森林疗养师和向导来说是一种令人欣喜的评语，但是体验者将"进行这种活动对于自己会成为一种非常好的放松活动"真实的感觉带回去，并主动将这一经验纳入到今后的生活中才是重要的。想要推动并引导体验者进行体验活动，对体验的目的和效果进行详细说明是问题的关键所在。

5.3.1.2 公开表演

在对具体实施方法进行相关说明时，在进行语言说明的同时，让体验者观看由森林疗养师和向导进行的实际表演，对于促进体验者理解体验活动是非常重要的。仅仅通过语言进行的说明只是从耳朵获得的信息，当看到实际进行的活动时，就会增加通过眼睛获得的信息，这样，工程和步骤也会变得更加明确。在表演以愉快和放松为目的的程序时，森林疗养师和向导应当记得要在表演的过程中面带愉快和放松的表情。如果说明与表情不一致，程序的可信性将会受到质疑，体验者就会非常困惑。所以在表演愉快的表情时，不要觉得难为情，而应当以行动尽情地展现愉快的心情。

5.3.1.3 团队实施

森林疗养师、向导与体验者的关系，很容易变成教受方与受教方。虽然根据实施程序的内容，也许会出现符合这种关系的情况，但是如果无论在哪种程序中都是这种毫无例外的关系的话，就容易破坏好不容易制定的程序所具有的独特风格。在某一程序中，发挥讲师的作用，而在另一个程序中发挥与体验者一起简单享受的作用等，根据程序的内容，像变色龙那样，不断变化自身发挥作用，对于衬托程序的内容非常重要。

5.3.1.4 倾听体验者的感想

当一系列的活动结束之后，最好让每个体验者都说出一句话感想。这样，体验者可以通过语言来表达的方式，由自己来重新确认并强化美好的心情和快乐的感觉，并且可以和其他体验者与工作人员一起，与团体的所有成员共享美好的心情体验。另外，共享美好的心情体验，还会成为下次参加体验活动的巨大动力。对于森林疗养师和向导来说，则会成为实施程序的反馈，并暗示团队在今后会得到进一步发展（图5-2）。

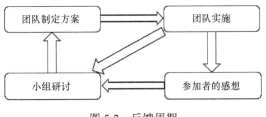

图 5-2 反馈周期

5.3.1.5 介绍在日常生活中的实践例子

体验者所体验的程序菜单，将该结果在森林环境下进行最大限度的真实化。根据程序内容，向体验者提供可以简单纳入日常生活的实践例子，在增加处理体验者压力种类的方法上也具有重要的意义。例如，向城市工作的工薪族提出下列具体方案："休息日，到离自己家最近的大公园进行腹式呼吸"，"随便躺在打开的野餐桌布上面仰望天空"等。

5.3.2 团队管理的诀窍

即使是事先已经进行充分确认，并已经接受过挑战的团队，也会发生突发事件。因为团队是生动的，所以制定方案、放弃方案的灵活性非常重要。

5.3.2.1 森林疗养师与向导自身的自我分析

森林疗养师与向导本身既是森林疗养的素材，也是道具。因此，在进行程序管理时，首先要养成一种习惯，即客观分析和重新认识负责程序管理的森林疗养师与向导在团队内部所具有的行动特点，以及这些特点怎样对其他人和团队产生影响，这是非常重要的。

工作人员之间要相互传达各自的特征与癖好（优点与缺点两方面），如果可能的话，将自己进行团队活动的情况用录像机记录下来，并重新观看，由自己来分析并掌握自己的特点。这样，可以在团队内部宣传自己的优点，并且可以注意并避免出现问题。

5.3.2.2 森林疗养师与向导经常被体验者评价

由于森林疗养师与向导的工作内容是服务业，因此理所当然地要具备与他人的沟通能力。体验者在看到森林疗养师与向导各个方面以后会对他们进行评价。在接待体验者时不仅要在措词上非常郑重，而且还要格外注意态度和表情，声音的大小和音调、步行速度、解释的通俗易懂和有趣性等。关注使用词语以外的交流方式进行沟通工作的媒体是十分重要的（表5-1）。

沟通是在双方认识之后才进行的。森林疗养师与向导应当常常注意并确认团队体验者的表情，确认是不是有疲劳的人，是不是高高兴兴参加的，有没有人在团队中被埋没等，一边进行适当的处理，一边对团队的实施工作进行一些细微的修正，一边推进。

5.3.2.3 森林疗养师与向导的日常动作对团队产生影响

森林疗养师与向导的状态对团队的氛围会产生极大的影响。不能因为不想引

表 5-1　语言以外的沟通媒体

声音（词语的表情）	大小、强弱、高低
	速度与变化
	旋律的抑扬顿挫
	词语的数量
	词语的语调
身体（身体的表情）	眼睛、视线、目光交流
	表情
	姿势、姿态、动作
	行为、结果
	外观
物品	所有物
	作品（自己制作的东西）
	使用物（道具、材料、物品等）

发问题便在团队内造成紧张感和不和谐的感觉。要相信团队和团队里的朋友，保留并享受人与人之间关系的余地是非常重要的。

为了能够处理紧急情况，团队中的工作人员数量至少要采取 2 人体制才可以取得令人满意的效果。在设置时，分清楚谁是指挥员和谁是助理是非常重要的。因为一个团队里如果有 2 个指挥员的话，体验者会感到混乱的。

5.3.2.4　团队是生动的

不论事前进行了什么准备并已接受过挑战，但是还会发生突发事件。这时需要团队具有抛弃事先制订计划的灵活性。因为森林疗养是一边接受大自然的恩惠一边进行的，所以，当天气有变化的时候，我们不能只是消极地去实施原计划，而是应当将其更换为具有积极因素的方法和技能。

5.4　预 演 练 习

案例：45 岁男性，职业为信息技术（information technology，IT）相关公司的系统工程师（system engineer，SE）。每周工作 5 天，每月因轮班上夜班 1 次。由于过度使用计算机，从半年前开始，手腕部发生腱鞘炎，而且患有腰痛。另外，因为患高脂血症，现正在服药中。兴趣：音乐鉴赏、读书、旅行、泡温泉。出于健康方面的考虑，非常注意生活规律，每天步行 1h。经工作单位的健康管理室介绍，现来参加森林疗养。

5.4.1　倾听

1.　自我介绍与传达摄入性调查面谈的目的

回答范例：

寒暄，我是森林疗养师，我叫××。

"森林疗养的目的是通过良好的森林环境，来维持并增进身心健康。为了能够有效进行疗养，我们为每个疗养人员制定疗养程序。从现在开始，我们要使用××分钟的时间，就××先生（女士）的情况进行咨询，并且在此基础上制定程序，您同意吗？"

如果在询问过程中，添加上述内容，会使体验者进一步获得安全感。

在进行自我介绍的同时，传达森林疗养的面谈目的是本质内容。

其实，如果我们使用有关天气的话题，从哪里通过什么方法知道本治疗中心的等闲聊或犒劳性词语，寻找共同语言等方面下一些功夫，不是很好吗？

2.　对于个人信息的使用进行说明，并取得同意

为了获取个人信息的内容，我们需要考虑如何使体验者能够获得安全感。我们应当向体验者切实传达下列信息："这里对于所取得的信息进行严格管理，不会出现将信息用于外界的情况。"

3.　确认参加疗养的契机

使用诸如"您能告诉我您参加这次森林疗养，是用什么理由报名的吗？"等方式来确认原委。这还会成为一种配合的姿态和评价，并确认促动因素程度。这时不断地重复委托人的话，如"被工作单位建议来这里疗养，您一定备感疲劳，并且很焦虑了吧"等，通过反复传达体验者的心情，就可以准确地确认森林疗养师是否正确理解了体验者的想法。

4.　确认现在的身体状况与情绪、昨天的睡眠、身体方面需要注意的地方，治疗经历

将现在的身体状况，与普通的身体状况进行比较效果会很好。如遇到身体状况不好时，具体询问"哪里、什么程度"非常重要。另外，如果有现在正在治疗中的疾病时，还需要确认主治医师的意见。这里的回答将会成为会不会对安全、轻松地进行疗养产生影响的判断依据。如果出现疑似有什么问题对方难以回答时，向对方重新传达倾听的意义（为了判断能否安全进行森林疗养）也非常重要。

关于昨天的睡眠时间与质量的问题，也是能否顺利参加疗养所必需的信息。如果有因为工作而熬夜，或者无法入睡的情况，这也许是为了赶到治疗基地而过度劳累造成的，所以不用感到奇怪，特别是到达当天出现这种情况就更不用担心了。

5. 确认生活习惯、压力等相关事宜

此处的提问主要是倾听体验者生活和疲劳方面的情况。森林疗养师通过反复提问的方式，使体验者的回答可以反映日常生活，而对于体验者来说，这也是一次回顾的机会。另外，如果可以回顾的话，对于此次在森林中的度过方式，也会让体验者产生想要以有益于身体的方式度过的动机。

而且，在上述倾听日常生活情况的过程中，会使参加人对森林疗养师产生安全感，也许会出现体验者对森林疗养师说："其实我…"等诉说烦恼的情况。但是，像心理咨询师那样倾听烦恼，并不是森林疗养师的工作。因为说到底，倾听摄入性调查所需的必要信息才是进行摄入性调查面谈的目的，所以，森林疗养师一边在倾听的过程中与体验者产生共鸣，对体验者表示"您是在为这些事烦恼啊。那么，与您身边的人商量一下如何呢？"，一边建议体验者与其身边的人商谈，而不是继续将话题进行下去，这是非常重要的。

6. 监控身体

首先，森林疗养师应当对体验者说明，监控身体的目的是利用 5 种感觉来实现放松。"在森林疗养中，通过熟练应用 5 种感觉在森林中度过的方式，来达到放松的目的。就算是为了捕捉身体感觉，也请您从现在开始佩带身体监控装置吧。请您告诉我您现在是什么感觉。"我们通过上述方法开始进行说明工作会比较好。

开始进行提问时，森林疗养师一边慢慢地呼吸，努力实现放松的目的，一边查看是否感觉到了体验者的投入，一边一部分一部分地提问。

在这里，不是询问是否疼痛，其要点在于能否意识到身体的疼痛。不是在确认有问题或者没有问题，而是举出能够引导出感觉的例子，如"在发呆"，"有点心不在焉"，"石头般坚硬的感觉"，"火辣辣的"等。通过上述方法，就可以很容易地在疗养中将意识转移到身体状态方面，并且在结束面谈后可以很容易地感觉到身体的变化。

5.4.2 确定目标

1. 确认来森林疗养的目的

我们可以以"您来接受森林疗养的目的是什么？"的方式让体验者通过语言

来表达到这里来是为了获得什么。提到目的时，如果体验者感到犹豫不决，或者不方便回答时，可以回顾一下到目前为止摄入性调查的内容，由森林疗养师来提出到这里来的契机也不失为一种好的方法。比如"想转换一下心情？好好地散散步？放松一下？或者是想重新振作？还是因为别人建议你来，所以提不起精神？"这时不能不断重复"是这样啊"，而是要让他自己通过语言的方式表现出来。在这里，可以通过倾听（以配合对方的姿态进行评价）的方式（勉勉强强来的、自己希望来的），顺利地转入到程序制作过程。这时可以预想到下列情景："那么，是健康管理室建议您来的，是吗？看起来您好像平时就注意健康管理方面的问题，想在这里好好地走一走，所以才来的，对吗？"最后通过重复体验者的谈话内容的方式，来确认森林疗养师是否已经正确理解。

2. 确认来森林疗养的经过

"您这次来参加森林疗养，是用什么理由申请的？"我们还要对体验者的参加理由进行确认。与目的相同，这个问题还牵涉对配合态度的评价。而且，还成为对促动因素程度的确认。在这里也要采用不断重复体验者心情的方式，如"您是接受了公司的建议，在感到疲劳的时候来的吗？"，来确认森林疗养师的理解是否正确。

3. 就如何建立森林疗养计划进行说明

当突然被问到"在森林疗养里您想做什么呢？"的时候，体验者会感到不好回答。这时，我们可以一边考虑之前询问的内容一边介绍基地可以提供的程序，一边进行菜单制作的说明会比较好。另外，因为在森林疗养中是将静态活动与动态活动相互交叉后制作菜单，所以可以通过向体验者说明菜单制作的必要性，让体验者能够更容易想象进行森林疗养的情况。

"我们基地有××菜单，您想选择哪个计划呢？"

也许还会有下列情况出现："看上去您好像是想要好好运动一下的样子。森林疗养是将悠闲度过再做些运动和步行等运动交织起来制定菜单的，大家都说这个菜单可以让人获得更好的效果。我（森林疗养师）经常是在步行 1h 左右之后再做运动的。考虑到您患有腱鞘炎和腰痛，所以建议您制定一个加入舒畅与放松内容的菜单，您觉得怎么样？"

4. 确定全体通过的疗养目标

明确是不是要制定一个需要达到什么要求的目标。换成概念或主题也许更容易传达。通过体验者与森林疗养师共享目的和主题、概念，就可以提供一个特别的森林疗养计划。

因为制订适合体验者的方案是目的，所以应当注意不是设定一个体验者必须跨越的目标。说到底，与体验者一起思考，一起制定菜单的态度才是重要的。请疗养师注意不要将自己的想法强加给体验者。既然形式上是提供菜单，那么即使没有森林疗养师的参与，也能制定出菜单。我们应当考虑符合每个人的目的、要求与兴趣的方案，并且在此基础上制订出一个只有森林疗养师才能制订出来的、能够在森林中实施的治疗菜单。

"刚刚我向您问了许多问题，现在我想问一下，您认为在这次的森林疗养中，最宝贵的是什么呢？"或者"今天我们要制订森林疗养的治疗方案，我想把我非常重视的事情作为你我之间的暗号，并把它定为主题，您觉得怎么样？"也许你会这样询问。在这里，与体验者共有的目标，将会与实际活动之后的结果反馈发生联系，所以可以作为最终评价加以使用。

6 森林疗养的途径

6.1 森林中的芳香疗法

6.1.1 芳香疗法定义

香味不仅给人以舒适的感觉，还能净化空气，对人体健康亦有益处。芳香疗法为法语 Aroma（芳香）和 Therapy（疗法）两个名词衍变而来。具体说，即是高香度的植物花瓣、枝叶经过提炼，透过人体的毛孔吸收，渗透至内皮深层组织及脂肪部分，甚至直达血液，通过血液循环来发挥其治疗作用。芳香疗法就是利用芳香植物的纯净精油来辅助医疗工作的另类疗法，是指用芳香油和其他一些芳香物质防治精神和神经方面的疾病，如疲劳症、易怒、失眠及皮肤病、变态反应等症，还有助于增强肌体的抵抗力、刺激性欲和治疗某些不孕症等。说详细点就是人们从大自然中的各种芳香植物的不同部位中提炼出有不同气味和颜色的精油，如桉树的叶、玫瑰的花、佛手柑的果皮等。芳香疗法（aromatherapy）起源于古埃及等古文明，近代盛行于欧洲，是使用精油来达到舒缓精神压力与增进身体健康。起初多用在提神或宗教冥想方面，芳香疗法（aromatherapy）是近代才有的名词，法国化学家 Rene Maurice Gattefosse 1928 年发表其研究成果于科学刊物上，首先运用此名称而开始了芳香疗法。

6.1.2 芳香疗法演进

数千年前，人们使用天然植物达到保健、治病、增进性趣的功效，历经时代的淬炼改良，演变成今天所谓的芳香疗法，其中最主要的成分，即是自花朵、树叶、果实、枝干等部分萃取而来，因具有镇静、杀菌、收敛的特性，长久以来即被广泛运用在沐浴、护肤、按摩的美容文化中，甚至到今日，由于现代人承受种种来自环境、情绪、身体、精神的各种压力，导致文明病的产生，专家研究发现，采用植物源作为日常保健，可有效且无副作用地改善人们的压力及促进健康。

中国发展出的"汉医"也是从神农尝百草开始，最令人叹服的经典就是《黄帝内经》记载着许多疾病发生的原因及治疗的方法，其中对植物运用的智慧，是现代药草学家的指南。稍晚李时珍的《本草纲目》，则记载了 2000 多种药材（植物）、8000 多种配方，是现代中医的根本。我国古代名医华佗曾用香（麝香、丁香、檀香）制成粉末，装入丝绸制成的锦囊里，悬挂于室内，治疗呼吸道和上消化道疾病。

早在公元前3000多年前，埃及人就已经开始使用香油香膏了。后来的人发现埃及的木乃伊能保存数千年不坏，就是添加了防腐剂，如雪松、没药。在金字塔的挖掘过程中，考古学家常常发现一些压榨或蒸馏木头、植物的器具。尤其在湖夫法老王建造的"大金字塔"中，发现不少化妆品、药品、按摩膏的记载；丝柏就是常被他们拿来驱魔的植物，眼睛发炎要用没药，等等。而芳香油膏是他们献给神明的供品之一，在1000多年前的花岗岩石板上记载着，法老王以香膏献祭狮身神，而制作香膏的祭司们，可以说是最早的调香师了。

芳香疗法的故事中，记载埃及艳后克丽奥佩德拉以精油护肤，让全身充满香气使安东尼及凯撒大帝成为她的爱情俘虏。埃及艳后曾耗费巨资以"香膏花园"的植物来制作香油，让自己的手部柔软；另外，她喜欢在谈判时擦上茉莉香膏加上运用政治、外交手腕，让凯撒为她平定内乱。

西方的芳香疗法始于埃及，发扬光大的却是希腊、罗马。爱美女神阿夫罗戴蒂的神庙中记载最多，21世纪流行的"SPA"一词，在那个时代就是医疗浴池或医疗胜地的意思。在现代的希腊，还是有许多以芳香SPA招揽观光客的胜地，像是安碧多罗丝，相传是太阳神阿波罗与阿夫罗戴蒂所生儿子的出生地。

罗马人的奢华远胜于希腊人，帝国扩展的力量所及，也将芳香油膏带至西亚的君士坦丁堡。罗马时代的香品分为固态、液态及粉状；喜欢泡澡的罗马人，甚至以象牙制作容器，存放香膏；更不用说他们善加利用大理石、玛瑙、花岗岩及玻璃等材料制作精美容器，来置放香膏。精致容器之外，他们使用香料的程度，更令人咋舌，往往一磅①重的香精就要用数十种植物混合而成，常见的有没药、蜂蜜、豆蔻、香蜂草、菖蒲、肉桂等，无论是人体、衣物、床、墙壁甚至公共澡堂，都充满了香气。

在宗教发源地的中东，在安放耶稣的墓穴中，也发现有以色列人传统包遗体所用的没药香膏。而善于科学发明的阿拉伯人，将罗马人传过去的蒸馏法改良，成功地萃取玫瑰花精油。除了科学发明，阿拉伯人也善于做生意，他们将发现的精油、油膏以及花水，卖到世界各地，使欧洲人对保健治疗的观念更为精进。

在印度也有植物经典，最著名的就是《吠陀经》，也是奠定印度传统医学"阿输吠陀医学"的根本。尤其印度是一个宗教国家，由宗教发展出来的药物运用，使得印度药材如丁香、黑胡椒、檀香、安息香等，成为最昂贵的药材。

文艺复兴时代（14～16世纪），草药学因活板印刷术的发明，可将先人用药草的智慧与知识出版而广为流传。最有名的就是1527年贝肯氏出版社出版的《贝

---

① 1磅=0.453 592kg，下同。

肯氏的药草集》，16 世纪还有所罗门所写的《药方大全》，到了 17 世纪，是英国药草师的黄金时代，当时出了几位大师，卡尔培波、帕金森、杰拉德等，他们留下来的药草知识，对现代芳香疗法有莫大的帮助。20 世纪 30 年代正式提出"芳香疗法"一词的化学家盖特佛塞有一次在家族的香水公司研发新产品时，不慎发生化学爆炸伤及手部，情急之下，迅速把手伸进旁边的一碗液体中，不可思议的是，灼伤的手竟然不那么痛了，水泡和伤口也减轻许多，而这碗液体正是薰衣草精油。盖特佛塞研究出薰衣草能消炎、杀菌、疗伤的特性。自此他便对各种植物精油产生兴趣，开始着手研究精油的治愈功能，写下最早的《芳香疗法》专著。

另一著名的芳香疗法研究者是珍瓦涅医师，他把植物精油用在治疗第二次世界大战中受伤的士兵，而使精油和医疗有了密不可分的关系，并获得法国正式医疗许可。他的著作《芳香疗法》是现代芳疗师必备的参考书籍。在盖特佛塞发表精油见解的时候，佛莱明爵士也同时发现抗生素盘尼西林。这也是"天然的"疗法，由霉菌培养分离而出，当然今日我们不再使用天然的盘尼西林。

20 世纪 50 年代，玛格丽特摩利研读许多盖特佛塞关于精油的著作，首次将"芳香疗法"用于美容回春上，并把芳香疗法传入英国。在《摩利夫人的芳香疗法》书中，讲述了健康、美容、饮食、烹饪及精油的物理治疗。此外，摩利夫人除了致力于了解每一种天然精油的疗效外，还研究如何运用精油来护理皮肤，并提倡以复方精油来护理皮肤，所以摩利夫人是第一位将芳疗与美容结合的人。

20 世纪 70 年代，雪丽普莱斯出现，芳疗的运用有了重大的改变。雪丽认为一位芳疗师更须懂得丰富的解剖学、生理学、病理学及熟知各种芳疗专用精油之化学成分的疗效，并且具有特殊物理疗法的技术，所以她在 1978 年开办雪丽普莱斯芳疗学院（Shirley Price Aromatherapy College）。目前这个学会的教育功能和资格已受到大不列颠整体医疗组织所设立芳疗团体评鉴会的肯定及认定。同一时期，法国的医生对精油产生兴趣，展开许多临床上的研究。人们对预防性的药物更有兴趣，同时更热衷于了解医学上的问题。

20 世纪 90 年代开始，芳香疗法在我们的生活中活络起来，融合了数千年来古文明智慧加上 21 世纪医学家及科学家的研究实证成果，它提供了我们有效又愉悦的保健选择，同时达到平衡身、心、灵的整体效果。

从远古人类发现香药草植物影响人体健康的奥秘开始，演变至今日，芳香疗法不仅具有丰富的临床使用经验，更逐渐成为热门的辅助治疗学。

6.1.3 芳香疗法的作用原理

利用芬多精来舒缓压力与增进健康作为一种替代治疗方法，芳香疗法的实施形式不只是吸入，还有皮肤按摩、口服、肠道和阴道给药（减轻分娩痛苦），后几种形式使用人工萃取的植物精油，所以能够在森林之外实施。目前市面上精油的种类非常丰富，其中薰衣草、桉树、百里香、鼠尾草、薄荷、玫瑰、茶树、柠檬、橄榄等精油都是做芳香疗法的常见材料。萃取出的精油，以获得身、心、灵之整合性疗效。精油是从植物根、茎、叶、花、种子、果皮中萃取而出，蒸馏法提取是最为常用的方法。由于芳香分子非常细微，很容易自皮肤渗透入血液、组织及分泌系统，所以有惊人且迅速的疗效。更因为若干精油的微粒分子作用类似荷尔蒙，与人体自身的荷尔蒙交相作用后，能直接影响调理身心的反应，故运用天然植物精华，透过皮肤、经络到神经系统、荷尔蒙系统、血液系统、免疫系统，能帮助人体身心纾解、调理新陈代谢，达到促进身体健康、心理愉悦的功能。精油含有100多种成分，精油化学组成决定它的治疗特性。

精油中的化学成分或分子经鼻子吸入到嗅蕾，或从神经刺激传达至脑的边缘系统，边缘系统中的杏仁体处理情绪反应，海马回则可以恢复记忆，在香味传递的过程中，具有重要功能。当吸入香味时，嗅觉经立即传递到边缘系统启动记忆，所闻到的味道和情绪反应结合，进而表现在行为上，呈现高兴、生气、放松或是焦虑的行为。而当香味传递到大脑皮质的下视丘时，则会影响到自主神经系统及内分泌系统的作用。国内著名心理咨询及压力管理专家郝滨先生在接受记者采访时曾介绍说："科学证明恰当地使用精油可以达到消除紧张、焦虑情绪，建立乐观积极心态的作用。"

许多研究提供了精油对改善情绪状态的证据。Burnett 等（2004）报告薰衣草及迷迭香精油能减轻健康成人的焦虑。其他研究人员也发现薰衣草及迷迭香精油对情绪改善的效用。Kohara 等 2004 年研究发现，使用薰衣草精油泡脚也能改善癌症末期患者的疲倦（Kohara et al.，2004）。Wilkinson（1995）对接受缓和照顾的患者使用罗马洋甘菊，发现实验组患者的生活品质和焦虑状态明显比控制组患者改善。

6.1.4 芳香疗法的应用

用芳香疗法来调节心理状态和情绪，在欧洲很流行。那里的"森林医院"和"花香医院"颇受人们推崇。这类医院利用林木、花卉的香气及幽静的环境来调节患者的身心状态。阿塞拜疆巴库的市中心，就有一家"香花医院"，医院种植许多有益于人体健康的花卉植物。在科学家的指导下，经过医生们的精心栽培，这些植物的花香能保持特有的性质。日本医学专家发现，对于因精神紧张而发生的某些病症，鲜花的芳香是一味良药。日本杏林大学医学精华神经科教授左贺良彦发现，人体常常处于疲劳状态，不自觉地发生心慌、呼吸困难等症状，严重时还可引起高血压、胃溃疡和变态反应性疾病等病症，而鲜花的芳香对这些病症具有良好的疗效。

医学专家们认为，各种花卉的芳香油对不同的疾病有其特殊的医疗功能，已有 5 种鲜花的香味用于治疗心血管疾病、支气管哮喘、高血压、肝硬化和神经衰弱等病症，均获显著疗效。一般是让患者躺在花园舒适的软床上，悠然地闻着伴随轻音乐而来的"对症"花香，既不用服药，又不要打针，就能解除病痛。若配合体操、散步等体育活动，则疗效更佳。花香能杀菌治病是由于鲜花发出的萜烯类气体物质的作用。它是一种幽香诱人的小分子，在空气中漂游，不断扩散，能杀死其周围的一些致病细菌。人们在花卉间呼吸时，这种小分子自然进入人体，起到芳香治疗作用。波兰"香味疗法"协会会长瓦·布鲁斯介绍，利用香味疗法治病有两种方法：一是通过按摩、淋浴，使挥发性香味物由皮肤进入人体；二是通过呼吸道吸入空气中散发的香味。

最有效的芳香疗法是抹上芳香油后按摩。芳香油本身活性很强，与其他一些渗透能力强的油混合使用效果更好。渗透力强的芳香油有杏仁油、核仁油、葡萄籽油及葵花籽油。其实，这些油本身对皮肤也有治疗效果。芳香油分子能够渗入皮肤，进入血液和淋巴系统，进而扩散到全身。

现在越来越多的国家把办公场所布置得清香宜人，这有助于减轻工作人员的疲劳，防止感冒之类疾病的传播。日本一些银行在办公室里使用柠檬香气，使员工的注意力大大提高，工作效率也显著提高。在患者居室里使用薰衣草的香气，则能活跃患者的情绪。

据有关专家研究，目前已发现 300 多种鲜花的香味中含有不同杀菌素，其中许多对人体有益，所以，不同花卉的香味对不同的疾病有辅助治疗的功效。例如，菊花含有龙脑、菊油环酮等芳香物质，被人吸入后，能改善头痛、感冒和视力模糊等症状；茉莉花香味可以减轻头痛、鼻塞、头晕等症状；丁香香味能净化空气，并能杀菌，有助于治疗哮喘病；百合花香味使人兴奋，还能净化环境；天竺花香味有镇静安神、消除疲劳、促进睡眠的作用，有助于治疗神经衰弱；玫瑰花、栀子花香味有助于治疗咽喉痛和扁桃体炎；桂花香味闻之疲劳顿消，有助于治疗支气管炎；夜来香香味可清除不良气味；郁金香香味可辅助治疗焦虑症和抑郁症；杜鹃花香味对气管炎、哮喘病有一定疗效；水仙花香味可使人精神焕发；牡丹花香味可使人产生愉快感，还有镇静和催眠作用。有的花卉还能吸收有害气体，净化空气。例如，蜡梅花可以吸收汞蒸气，减少空气中的含汞量；米兰花能吸收大气中的一氧化碳；万寿菊能吸收氟化物；石榴花能降低空气中的含铅量。

现如今，芳香疗法的流派众多，在法国、日本及东南亚一些国家，芳香疗法被认可的程度高。在欧洲的主要国家，芳香疗法已被纳入医疗保险的适用范围。中国芳香疗法的历史也非常悠久，很久之前，古人们便知道通过点燃艾叶、菖蒲、乳香、沉香、檀香等芳香物，用以杀虫灭菌。而国内外的这些经验，都能够作为森林疗养的课程素材。

6.1.5 芳香植物资源

芳香植物（aromatic）是指植物体某些器官中含有芳香油、挥发油或精油的一类植物，也称为香料植物。世界上含有芳香物质的植物到底有多少种，众说不一，准确数字不明。根据《芳香植物名录》，涉及 163 科 756 属约 3600 种（含个别变种）。全世界有 100 多个科 1500 多种植物可以提取芳香油。

我国幅员辽阔，地形、气候复杂多样，植物资源颇为丰富，芳香植物种类繁多，是世界上芳香植物最丰富的国家。我国芳香植物资源的分布颇为广泛，但主要集中在长江、淮河以南地区，尤其以西南、华南最为丰富（表 6-1）。

表 6-1　我国芳香植物资源分布状况一览表

地区	地域特征	主要种类
东北区	包括东北三省和内蒙古大部分，地形、地势复杂，气候寒冷潮湿，夏季炎热而短暂，土壤以黑钙土、灰色森林土、腐殖质湿土及沼泽地区的泥炭质湿土为主	落叶松、红松、白桦、獐子松、紫杉、臭冷杉、兴安桧、五味子、兴安杜鹃、狭叶杜英、玫瑰、啤酒花、兴安薄荷、裂叶荆芥、青蒿、泽兰、飞蓬、甘菊、菖蒲、铃兰、黄花蒿、银线草、甘草、野艾、苍术、茴香等
华北区	包括河北、山东、山西和陕西、内蒙古及辽宁的部分地区，中央为冲积平原，也有丘陵山地，夏热多雨，冬寒晴燥，春多风沙，秋季短暂。土壤有黄土、棕色森林土、冲击性褐土和盐碱土	赤松、薰衣草、香水玫瑰、狭叶山胡椒、竹叶椒、胡颓子、牡荆、油松、香椿、鸢尾、百里香、牛至、紫荆芥、芸香、薄荷、华山松、钓樟、五味子、黄蔷薇及蒿属植物等
华东和华中区	包括河南、安徽、江苏、浙江、江西、湖南、湖北、福建北部等，多为山地、丘陵和平原。春夏多雨，春湿夏热，冬季温和，且日照长，土壤有冲积土、红壤、棕壤、黄褐土、黄壤及水稻土等	马尾松、赤松、日本柳杉、山刺柏、蜡梅、接骨金粟兰、珠兰、亮叶桦、莽草、红茴香、辛夷、深山含笑、山苍子、枫香、香樟、狭叶山胡椒、代代橘、香橼、大齿当归、松风草、紫花前胡、黄花蒿、薄荷、留兰香、白兰、桂花、茉莉、晚香玉、罗勒等
华南区	包括台湾、福建、广东、广西和云南东南部，有山地、丘陵和冲积平原，夏季炎热多雨，冬季温暖，土壤以红壤为主	马尾松、日本柳杉、珠兰、莽草、八角茴香、夜合花、黄兰、含笑、柠檬桉、赤桉、细叶桉、大叶桉、香樟、乌药、山苍子、白千层、枫香、金合欢、九里香、胡椒、米兰、茉莉、檀香、香荚兰、芸香草、柠檬草、香根草等
西南区	包括四川、云南、贵州大部分地区，山脉纵横，江河交错，地形颇为复杂	云南松、日本柳杉、马尾松、亮叶桦、黄心夜合、含笑、蜡梅、鹰爪花、香樟、连香树、乌药、山苍子、木姜子、紫楠、野花椒、柠檬桉、大齿当归、香蒲、野拨子、香叶菊、香茅等
青藏区	包括西藏、四川西部和青海，有高山、河谷、盆地和高原，气候寒冷干燥，谷地气候较暖和，土壤有石砾土、栗钙土、高山草原土等类型	臭樟、油樟、杨叶木姜子、野花椒、蔷薇、缬草、土木香、荆芥、胡卢巴、唐古特青兰、地椒、宽叶甘松及蒿属植物等
蒙新区	包括新疆、内蒙古和青海、宁夏一部分，为荒漠、沙漠地带，雨量稀少，颇为干旱，年温差和日温差都较大，土壤多为漠钙土、盐土或盐碱土	新疆圆柏、沙索、甘草、胡卢巴、荆芥、高山茅香等

我国芳香植物种类繁多，数量大。分属于 100 多个科，最重要的有 20 多个科，如樟科、芸香科、唇形科、桃金娘科、伞形科、蔷薇科、牻牛儿苗科、菊科、莎草科、败酱草科、檀香科、木犀科、龙脑香科、堇菜科、金缕梅科、禾本科、姜科、木兰科等。

特有芳香植物资源多。闻名世界的中国薄荷脑及薄荷素油主要产于江苏、安徽、江西、河南等省。山苍子油主要产于湖南、湖北、广西、江西等省。名贵的桂花资源主要分布在贵州、湖南、四川、浙江等省。柏木油主要分布于贵州、四川、浙江等省。柑橘、甜橙、香橙、柚、柠檬主要分布于四川、湖北等省。

尽管我国拥有如此丰富的芳香植物资源，真正投入生产的芳香植物种类却十分有限，目前已经得到开发利用的芳香植物约为 150 种。例如，桂油、八角茴香、薄荷油、桉叶油、松叶油、柏木油等产品，年产量已居世界前列，薄荷脑的产量已居世界首位。如何有效开发和利用我国丰富的芳香植物资源，已经引起众多植物科技工作者的高度重视。

6.2 森林中的作业疗法

6.2.1 作业疗法定义

作业疗法（occupational therapy，OT）是森林疗养很重要的一类课程，是应用有目的的、经过选择的作业活动，对由于身体上、精神上、发育上有功能障碍或残疾，以致不同程度地丧失生活自理和劳动能力的患者，进行评价、治疗和训练的过程，是一种康复治疗方法。目的是使患者最大限度地恢复或提高独立生活和劳动能力，以使其能作为家庭和社会的一员过着有意义的生活。这种疗法对功能障碍患者的康复有重要价值，可帮助患者的功能障碍恢复，改变异常运动模式，提高生活自理能力，缩短其回归家庭和社会的过程。在森林中，植树、疏伐、修枝、运输圆木、收集枯枝落叶、采蘑菇、林下栽植花草、木工制作、修建作业道等活动都能够作为作业疗法的内容。作业疗法有两个基本要求，一个是要有一定面积的、安全的作业环境；另一个是在作业中所使用的材料，最好是原生态的森林材料。

6.2.2 作业疗法发展历程

作业疗法是采用有目的、有选择性的作业活动（工作、劳动及文娱活动等各种活动），使患者在作业中获得功能锻炼，以最大限度地促进患者身体、精神和社会参与等各方面障碍的功能恢复。这种方法着眼于帮助患者尽可能恢复正常的生活和工作能力，是患者回归家庭和社会的重要途径。在长期的劳动生活当中，人们早就在实践中采用适当的工作、劳动和文娱活动等来调节某些患者的身心状况，并获得治疗的效果。但作为一门专业，直到21世纪初作业疗法才逐渐形成，早期主要用于治疗精神病患者。在治疗活动中使患者的病情得以控制，提高治疗效果。

美国1917年3月成立了国家作业疗法促进会，1923年更名为"美国作业疗法协会"。第一次世界大战以后，精神病患者及战伤伤员的精神心理异常者增多，促进了作业疗法的应用和发展。这个时期，作业疗法在美国发展较快，波士顿、费城等地于1919年创办了世界上第一批作业疗法学校，培养作业疗法人才。但当时作业疗法的主要治疗对象仍是精神病患者。第二次世界大战后，由于康复医学的兴起，尤其是全面康复观念的提出，作业疗法的工作重点由对精神病的治疗发展到对残疾的康复治疗上，着眼于身体功能的恢复及职业和劳动能力的恢复上。在美国由于对作业疗法的需求不断增加，作业疗法学校由1940年的5所增加至1945年的18所。至第二次世界大战末期美国及其海外医院已有1000多名作业疗法师在工作。在1941～1946年注册的作业疗法师由1144人增加至2265人，1947年美国进行了第一次作业疗法师国家注册考试，这个时期在美国南加利福尼亚州大学设立了第一个作业疗法专业的硕士课程。1954年"世界作业疗法师联合会"（World Federation of Occupational Therapists）正式成立。

此后，作业疗法在欧洲、美洲和澳大利亚、日本等地开始广泛推行，成为康复治疗技术的一个重要组成部分。作为一门专业各国纷纷建立作业疗法科治疗患者，并积极开展业务交流、职能培训班等，提高专业水平；还建立了作业疗法学校，培养专业人才；国家设立注册考试制度，以保证作业疗法师人员质量。近年来作业疗法发展很快，在基础理论、作业的分析和选择、新技术的开拓、新的治疗性作业理论研究、作业疗法的纵向分科发展，以及作业疗法在保健和康复中的应用等许多方面都有了显著的进步。

在我国古代早已有施行作业治疗的记载。近几十年来，在许多医院、疗养院及其他医疗机构不同程度地开展了一些作业疗法工作，如肢体的功能训练、简单的工艺劳动、园艺、日常生活活动训练等。过去，我国虽然没有专职的作业疗法师，但在一些医疗康复机构里，体疗师和护士等实际上兼做了一些作业治疗的工作。而随着我国康复医学的发展，近10多年来我国陆续出现了专业的作业森林疗养师，一些医院及康复中心建立了作业疗法科；在一些医学院及学校里还设立了作业疗法课程。

6.3　森林中的运动疗法

运动疗法是运动在医学中的应用，是以运动学、生物力学和神经发育学为基础，以改善躯体、生理、心理和精神的功能障碍为主要目标，以作用力和反作用力为主要因子的治疗方法。运动疗法既包括主动躯体活动训练，也涉及被动性躯体活动，其作用包括：改善运动组织（肌肉、骨骼、关节、韧带等）的血液循环、代谢和神经控制，促进神经肌肉功能，提高肌力、耐力、心肺功能和平衡功能，减轻异常组织压力或施加必要的治疗压力，改善关节活动度、放松肌肉、纠正躯体畸形和功能障碍等（励建安，2003）。

运动疗法在 16 世纪开始进入较为系统的阶段，17 世纪开始强调锻炼对长寿的作用。认为对循环最有益的是肌肉运动，可以促进血管收缩，还可以改善血液黏滞度。19 世纪，助力运动、向心性收缩和离心性收缩运动、脊柱矫形运动得到提倡和发展，运动疗法已成为现代社会大众化的锻炼方式和系统化的医疗技术手段。

6.3.1 理论基础及作用原理

运动疗法对人身体的主要影响体现在两方面。

（1）对心血管的影响：人体参加运动就会引起复杂的心血管功能的调节，其调节幅度主要取决于运动的强度，作用在于满足运动肌肉氧和能源物质的需要及代谢产物的清除增加，以维持正常肌肉的做功环境。

（2）对肺功能的影响：肺的功能在于气体交换。进行运动时呼吸频率和肺通气量都增加，在逐渐增大运动负荷的过程中随着通气量增大而增加吸氧量。当超过无氧阈时，无氧代谢产物即酸性产物经血液中的缓冲作用产生二氧化碳，为排除较多的二氧化碳，通气量即增多。当运动在一定的负荷量下进行时，运动开始时摄氧量很快增高，达到稳定状态时即维持在相当的水平，运动停止后缓慢下降直至达到安静水平。

6.3.2 运动疗法实施手段与方法

一般来说，运动疗法可以分为主动运动和被动运动。主动运动是指由患者主动参与或肌肉积极主动收缩的运动锻炼，这是运动疗法的主导方法，更是康复治疗的基础。其主要包括动力性运动和静力性运动，动力性运动又有有氧训练和力量耐力训练。被动运动是指他人或器械对患者的肢体施加动力，引起关节活动、肌肉和肌腱牵张、韧带和关节囊牵张等。被动运动用于患者不能主动活动时保持关节活动，维持肢体活动范围；牵伸肌肉、肌腱和韧带，以防治挛缩；保持或改善肢体血液循环，促进静脉血的回流（李善华等，2007）。在森林运动疗法中，一般可以使用主动运动中的有氧训练。

有氧训练是指采用中等强度、大肌肉群、动力性、周期性运动，可广泛应用于各种心血管疾病康复、各种功能障碍和慢性病患者的全身活动能力训练、中老年人的健身以及缺乏体力活动的文职工作者锻炼。其主要是通过反复进行的以有氧代谢为主的运动，产生肌肉和心血管适应，提高全身耐力性运动能力和心肺功能，改善机体代谢。其训练应根据患者的个人兴趣、训练条件和康复治疗目标来选择运动方式，在森林运动疗法中可以采取如森林漫步、森林骑车、登山、森林定向越野及有氧舞蹈、瑜伽等。总强度应该以运动强度、运动时间、运动频度等来制定运动处方作为训练的依据。其强度一般应控制在靶强度即最大代谢当量的50%～80%，心率应控制在靶心率（最大心率的 70%～80%）。运动时间的安排一般在除去准备活动和整理活动外，靶强度的运动时间为 15～40min，运动的频度应为 3～5 次/周。

6.3.3 运动疗法种类

森林运动种类多样，包括森林漫步、越野行走、森林跑步、瑜伽、越野自行车、骑马等。在所有森林疗养课程之中，森林漫步最简单，治愈效果却是最明显。首先，森林漫步是有氧运动，可以提高体力和身体平衡感；其次，作为预防医学的一项措施，森林漫步常用于老年痴呆预防和防止摔倒练习；另外，还有报告称森林漫步具有缓解身心压力、调整自主神经的效果。其实，森林漫步的治愈效果远不止这些。林间漫步不仅是一种运动，在漫步的过程中还可以发现自己，能明显地改善情绪和缓解压力。在森林中散步时，血压和抑郁荷尔蒙的含量都会降低。森林的自然环境越好，在环境里休憩的时间越长，对人的情绪改善效果也更为明显。

越野行走是森林运动疗法中最基本的技术和方法，也是森林疗养基地独具特色、最适宜、最安全的健身运动。森林里地形多样，情况复杂，平路、山路、瀑布、溪水、山谷、密林、疏林，有的道路湿滑，有的崎岖危险，存在安全隐患。使用两支手杖的徒步，既能够提升一般徒步的健身效果，还可以大大提高森林行走的安全性，增强对腰腿的保护，比散步有效，比慢跑安全，是健步走的升级版，被美国专家誉为"最接近完美的行走"。 越野行走进森林，一方面，丰富了运动疗法，成为继林中漫步之后又一种徒步运动疗法。另一方面，在森林疗养的基础上，增加了森林运动，使疗养基地不仅能为治疗疾病的人群服务，也为渴望走进森林进行身体锻炼和旅游的健康人群服务。

近年来，在森林越野行走的基础上，人们又探索出了一种具有强身益智功能的"森林定位运动"。这种运动的方式是：体验者手持一张森林地图和指南针，然后依图所示，通过森林中所指定的地点，即算完成。有人称它是"智慧越野"，也有人称之为"动脑跑步"。"森林定位运动"的最大优点是不分男女老少，且无论何种体型的都可以参加。只要到达指定地点，按指定的路线即可启程。它的另外一个好处是可大可小，可简可繁。此外，为使它更为普及，还可以特地设计一些坐轮椅者也能通过的路线，使残疾人也能享受在森林中"迷失"自己寻找方向的乐趣。

6.4 森林中的心理疏导

6.4.1 心理疏导定义

心理疏导是对个人情绪或发展困惑进行疏泄和引导，鼓励自我调节，提高自我管理水平和调节人际关系。在心理学上，有一种被称为"复愈性环境"，就是指可以帮助人们减轻压力及与之相伴的各种不良情绪，减少心理疲劳，促进心理和生理健康的环境（吴建平，2011）。复愈性环境必须具备4种特质：距离感，即生理或心理上远离日常生活的环境；丰富性，即这种环境是丰富和连贯的，能使心灵愉悦并促进探索；吸引力，这意味着只要是环境中的信息便会获得个体注意，即被认为是有吸引力的；兼容性，就是说这种环境与一个人的倾向和目标相匹配。森林就具有以上4种特质，是典型的复愈性环境。森林具有使人们心理恢复的功能，森林里起伏的地形、鸟语花香、溪流等能吸引人类身心参与和融入，在这种环境里，身体能够迅速恢复衰退的能力。Kaplan和Kaplan（1989）认为人们若处于复愈性环境且时间充裕，就能体验到四阶段渐进式的恢复历程。第一阶段是清除思虑中的"噪声"，使内心平静。第二阶段是逐渐消除疲劳的有意注意，这是一种服从于预定目的并需要意志参与的注意。第三阶段是给予机会来思考紧急但未处理的个人问题。第四阶段是最高的阶段，人们会反思一生中的重大问题，体验到深层修复，使人们身心得以康乐。在森林环境中开展心理疏导，往往会有事半功倍的效果。

目前，森林中的心理疏导有三种方法。

一是疗养师与疗养对象一起，一边在森林中散步，一边进行疏导；或者双方坐在森林中进行普通疏导。

二是疗养对象一个人在森林中漫步或者在森林中度过，自己记录自己的感情和心理状态、遇到的问题以及所发生的变化，进行改变自己的内观疗法（自我疏导）。

三是团队中进行的疏导工作，所谓"团队疏导"是在森林中加入合适的团队，体会各种经验，一边走一边倾听团队成员的谈话，互相理解并自我发现。

森林心理疏导效果得到了欧美各国的广泛认可。通过森林中的心理疏导，可以改变疗养对象"自己一个人生活就可以"的"过度宽容"，缓解各种苦恼与问题所导致的压力、对将来的不安感、对工作和学习的焦躁感等。森林心理疏导比较适合高中生、教师、闭门不出的男女青年，以及患有忧郁症的工薪族、主妇等。

6.4.2 心理疏导内容设计

6.4.2.1 森林音乐疏导活动

音乐在调动人们思维的记忆、联想、想象等各种因素时，唤起同感，引起人们共鸣。审美主体的情绪在音乐情态的诱发中，获得释放与宣泄，使积极的情绪强化、消极的情绪排除。甚至可以使原有的消极状态转化为积极状态，缓解躯体的应激状态，解除心理扭曲和紧张，创造自我治愈力的机会。以心理治疗的理论和方法为基础，运用音乐特有的生理、心理效应，使求治者在音乐治疗师的共同参与下，通过各种专门设计的音乐行为，经历音乐体验，达到消除心理障碍，恢复或增进心身健康的目的（刘斌等，2009）。森林音乐疏导活动可以分为两个方面设计：一是自然音乐区。结合视觉景观的设计和规划，设计一片能让人们充分感受到自然气息的自然声（如树叶的沙沙作响、鸟叫虫鸣、风声、喷水声和流水声等）区域，让人感受到轻松活力的活动声（如儿童的游戏声、人声等），对于旅游者而言，是与自然对话、休息娱乐、转换心情和氛围的场所（葛坚和卜菁华，2003），让人们在森林声景观中调整情绪。二是人工音乐区。在森林中选择一片森林音乐活动区，设室内森林音乐厅、户外森林音乐厅。根据参与者的具体情况，在心理疏导师的指导下，选择音乐欣赏、独唱、合唱、器乐演奏、作曲和音乐比赛等形式的活动。通过音乐，参与者可以抒发感情，促进情感的相互交流（薛群慧和包亚芳，2010）。

6.4.2.2 森林舞蹈疏导法

舞蹈疗法的心理学依据来自荣格的分析心理学、完形心理学及自我心理学的概念。舞蹈治疗家们认为，在所有生命体内部都存在着能量的自然流动。心理冲突可以影响这种自然流动，造成混乱的涌流。这种混乱涌流的外在表现便是适应不良性运动、姿势和呼吸动作。通过舞蹈这种运动形式，不仅可矫正人们的适应不良性运动、姿势和呼吸，而且也可将潜伏在内心深处的焦虑、愤怒、悲哀和抑郁等情绪安全地释放出来，使人们感受到自己对个人存在的控制能力。因此，舞蹈疗法可作为促进身心健康的一种重要手段。

舞蹈治疗有广泛的健康益处。它已经被临床证明能有效地改善人们的体形、自尊心、注意力及沟通技巧。它能减缓压力、恐惧及焦虑，也能减轻情感孤独、身体紧张、慢性疼痛及抑郁症。另外，它能提高身体循环及呼吸系统的功能。舞蹈治疗显示对青春期的青少年、成年的精神病患者、丧失学习能力的、视力及听力减退的、智障、老年人（特别是在养老院）有益。舞蹈治疗的支持者们声称，舞蹈治疗能成功地帮助人们治疗大脑损伤、艾滋病、关节炎、切断手术、跌打损伤、癌症及其他身体疾病。

森林舞蹈疏导法治疗构成如下所述。

（1）时间和实施次数。

根据治疗目的的不同，一周可进行数次。如果要追求团体的质量和交流的深度，每周 1 次是最低限度。实施时间因次数、对象、实施场地的温度条件不同而异。对成人精神障碍者的治疗一般每周 1 次，每次 4～5min。如果每周 1 次以上，或是以小儿、老年人为治疗对象，实施的时间可以再缩短一些。

（2）参加人数。

为了促进团体内有意义的相互交流，与言语性小团体疗法一样，以 6～8 人为宜。治疗人员团体由舞蹈治疗师进行管理和引导，根据需要可以设置助理疗养，或请相关治疗机构的工作人员一同参加治疗。从经验来看，参加人数较少时，森林疗养一个人应该可以应付，但是如果参加人数超过 8 人，或有机能低下的成员加入时，则有必要请助理疗养师或其他人员从旁协助，这些人主要是关注体验者的动向，协助舞蹈治疗师进行团体的运营，防止成员掉队。

（3）会议。

治疗人员在治疗活动前后要进行会议讨论。为了让治疗有意义、安全地进行，在治疗前的会议当中要收集关于患者个人及病房整体动态的信息。在治疗活动后，要针对治疗活动中患者的心理变化进行总结，尽量做到让治疗队伍共享所有的对治疗有益的信息。

在开始进行治疗活动的时候，舞蹈治疗师必须尽力感受现场的气氛，并选择和现场气氛一致的音乐。动作以患者自发的动作为基础，即兴地强化患者的动作中有建设性的、健康的部分。不能每次都是用同样的音乐或是一成不变的动作。体验者的心理状态随时间的推移会出现许多不同的变化，森林疗养师要根据这些变化改变治疗的方向。一般治疗活动的具体内容如下。

一是热身。创造出接纳的气氛。提高身体各部分的活性，增强身体活动的意识，尽可能引导出有表现性的动作。

二是发展。促进表现性动作的发展，促进团体的感情表现和感情体验。

三是终结。调整高涨的情感，以平静的气氛终止治疗活动。

6.4.2.3 森林绘画疏导法

绘画疗法是心理疏导治疗的方法之一，是让绘画者通过绘画的创作过程，利用非言语工具，将潜意识内压抑的感情与冲突呈现出来，并且在绘画的过程中得到纾解与满足，从而达到诊断与治疗的良好效果。无论是成年还是儿童都可在方寸之间呈现完整的表现，又可以在"欣赏自己"的过程中满足心理需求。

人类先有图画后有文字，儿童也是先学绘画再学文字的。一幅图画胜过千言万语——因为图画传递的信息比语言更丰富，读图是最简单、最直接了解人们内心世界的方法。作者的任何一个涂鸦、画幅的大小、用笔的轻重、空间配置、颜色、构图等都有着特定的代表意义，都在传递着他的个体信息。作为一种"玄妙"的语言，咨询师可以通过绘画解读其心灵密码，透析深度困扰人们的"症结"。作为心理诊疗的一个有效工具，真可谓"此处无声胜有声，述说不清能看清"——用绘画的方法进行诊断和治疗，其功效是巨大独特的。绘画疗法可以分为个人活动和集体活动。绘画治疗的实施过程实际是参与者在森林疗养师的引导下进行思考—创作—回顾—比较—反思的过程，有助于参与者自己发现和解决自己的问题，真正地做到"助人自助"（闫俊和崔玉华，2003）。

6.4.2.4　森林冥想放松

静思冥想法又称为自我放松法，是解除心理疲劳的有效措施。它的理论基础是 20 世纪 60 年代发展起来的生理自我控制技术。在冥想时，脑内的各种细胞以新的方式联系起来，对肌体的其他器官起到新的调节作用，以改变它们的功能活动，从而提高人体的免疫功能，有效地控制各种传染病、癌症、自身免疫病、过敏反应性疾病等。早在古代的时候，人类就已经对生理自我控制有了尝试，比如瑜伽术就是这方面的实例。经过训练和学习，人们能够掌握这种技术，达到自我控制生理状况的目的，可以调整血压、心跳、体温等。近年兴起的"生物反馈疗法"就是利用这个道理。

静思冥想法的具体实施很简单，大致分为放松—静思—冥想—收式 4 个步骤，具体做法如下所述。

放松。实质上这是准备工作，坐在安静、温度适宜、光线柔和的房间里。双脚平落在地面上，双目微闭，深吸气后再慢慢呼出，反复默念几次"放松"，让放松感传遍全身各部位，并将这种状态保持 5min。

静思。静思的要求是充分地运用想象，把自己置身于愉快的大自然环境中，如在幽静的园林里、芬芳的花丛中、风和日丽的海滨，尽量地体验所想象环境的美好感觉：海风轻轻拂面、浪花轻轻拍打、温馨的花香、碧绿的树叶……

冥想。冥想的要点是把有心理疲劳所致生理上的不适，想象为某种实体，以自己所能接受的方式把它除掉，从而达到康复的目的。例如，身体各部位疼痛，可以想象为一些细菌聚集在一起，然后冥想有大量的白细胞把细菌包围起来，并且逐渐把它消灭，以及康复的情景，这就是冥想法的核心，约需 15min。

收式。冥想结束前先做好思想准备，再慢慢睁开双眼，把注意力转移到房间里，全部过程结束。

冥想所具有的神奇作用让很多人都误以为练习冥想是一件很困难、很复杂的事情。其实不然，冥想其实是一件非常简单的事情。丛林深处的某个僻静地、公园的草地上或舒适的椅子上，都是适合冥想的场所。冥想的方式也有很多种，包括：禅坐（两腿互相盘地而坐）、休闲式冥想（直坐或稍微向下斜躺在座椅上）、慢走式冥想（刚开始每步都走得相当慢，之后就完全意识不到自己的步伐）、超然冥想（反复重复一个梵语音节）、音乐冥想（闭上眼睛随着音乐进入宁静的状态）等。冥想所需要的时间也可以根据个人的习惯从几分钟到 1h 都可以。以下是常见的冥想方式。

姿势：①躺姿。运用躺姿进行练习，需要一张专门用来练习的垫子或毯子，脖子下垫着枕头。双手自然放在身体两侧，双腿伸直。②坐姿。坐在靠背椅上，身体依靠着椅子，以免压迫到横膈膜。双脚自然下垂触地，与双肩保持平行。双手平放在膝盖上，掌心向下或向上。为了保持呼吸的顺畅，不要让下巴过于靠拢胸部，而应抬起下巴，两目平视前方。③古典式姿势。传统的盘腿式，常见于瑜伽和佛教修炼中，它要求身体有柔韧性。

呼吸：①基本呼吸法。闭上眼睛，注意呼吸。把双手放在肚脐上，吸气时可以感觉到横膈膜向外扩张。把手移到胸前，感受肺部的扩张。向前舒展双臂，逐渐呼气，然后深深地吸气，不要刻意控制空气的进出。如此自如地深吸气一次，然后屏气，数 4 下，接着慢慢地如叹气般呼气，直至最后一点废气都从肺部呼了出去。②高层次呼吸法。右手中间三指并拢向掌心弯曲，拇指和小指伸直。拇指按住右鼻孔，用左鼻孔深吸气 5 秒，呼气 5 秒；用无名指或小指按住左鼻孔，接着松开拇指，通过右鼻孔吸气 5 秒，呼气 5 秒。左右鼻孔重复这个练习 10 次。然后吸气 5 秒，屏住呼吸 3 秒，接着呼气 5 秒。两边鼻孔各重复此练习 10 次。

焦点冥想：选好姿势后，闭上眼睛，自然地呼吸。当感到舒适而放松时，开始想象。但是，在开始时，不要让思想太过活跃，太有创造力。

6.4.2.5 森林宣泄

宣泄是指让患者把过去在某个情景或某个时候受到的心理创伤、不幸遭遇和所感受到的情绪发泄出来，以达到缓解和消除患者消极情绪的目的。宣泄法不仅对神经症、心因性精神障碍、情绪反应等疾病有较好的疗效，而且对心身性疾病和身体健康都有很大的好处（张日昇，2009）。

现代社会，各个人群的心理压力越来越大，如何在可控的程度内将心中的不快，用适当的方法表达出来，释放掉不良情绪，保持身心的健康，一直是学者关心的问题。宣泄包括倾诉、哭泣、吼叫、写情绪日记和书信及心理咨询等多种方法，不仅不同的宣泄方法适用于不同的情绪，而且不同的方法也往往适用于不同的人或场合。森林中宣泄方式主要通过以下 4 种方式实现：一是森林宣泄室。通过森林宣泄活动，让参与者把不愉快的心情和事件，从心里清除。二是魔镜廊道。在树林中设计安放各类型的哈哈镜的廊道，让林间散步的人们看到镜中变形的自己和他人大笑不已。三是森林茶吧、酒吧。以森林为背景的茶吧、酒吧，创造参与者倾诉和交流的氛围，解决心理冲突，控制消极情绪，矫正不良行为和消除精神症状。四是在森林中选择一个安静的地方，最好是空旷的原野或无人的山顶，引导对方爆发出压抑的情绪，如引导来访者痛哭或大声喊叫。

6.4.3 日本心理疏导实践

东京农业大学的上原严教授曾在长野县立高中担任过多年辅导员，且具有心理咨询师资格，森林心理疏导一直是他最擅长的森林疗养课程。经过多年摸索，上原严的森林心理疏导程序已经相对固化。如果是多位体验者，上原严首先会做一个整体说明，引导体验者在森林中漫步熟悉环境，然后通过随机分组让体验者互相倾诉，之后是森林自我疏导，最后还有团体心理疏导的环节，整个流程大约3～4h。这套森林心理疏导方法看似简单，其实每个环节都有特别用意。

6.4.3.1 引导步行

为了让体验者掌握活动地域的森林环境，上原严会引导体验者在森林中散步，这样可以提高体验者对森林环境的适应，缓和初次进入森林的不安情绪。

6.4.3.2 分组倾诉

没人喜欢像放羊一样走进森林，所以上原严让没有抵触情绪和负面印象的体验者两个人一组，分组活动。分组完毕之后，组员之间要自我介绍，上原严会在这个时候提示倾诉技巧，并要求体验者"寻找对自己来说比较舒适的地方"，一方在寻找中意场地时，另一方要一直陪伴，并专心倾听对方说话。通过这种方式，让体验者感受陪伴的力量，认同自己说话的价值，也体会别人的难处。另外，通过比较各自中意场地的差异，了解人与人的不同个性。

6.4.3.3 自我疏导

小组行动结束以后，上原严会分发4张卡片，分别写有"请将现在浮现脑海中的问题写下来"、"请写出解决这个问题的方法"、"现在在森林中想起的是什么？"、"走出森林后，接下来想做哪些事情？"。体验者会携带这些卡片进入森林中漫步，并在各自中意的场所自由写下答案。上原严事先通知不回收答案，所以体验者可以毫无顾虑地回答问题。在心理学领域，将这种自我疏导的方法称为内观疗法。

6.4.3.4 团体疏导

当体验者再次返回集合地点之后，上原严一般会安排团体疏导环节，让体验者分享各自森林选择过程及心情和感想。及时分享每一个感想，共同见证森林疗愈效果，这是森林疗养的魅力之一，但有些体验者会对人群中自我表露感到不舒服，或者感受到压力而拒绝，这时要尊重体验者的想法与立场，不能刻意勉强。

6.5 森林园艺疗法

园艺疗法属于知觉疗法中的一种。园艺疗法通过人与植物的接触，引起情绪或心理上的变化，进而改善参与者的精神状态。因其良好的疗养效果，目前正在被广泛研究，并运用到实践中去（郭湘涛，2010）。园艺疗法是起源于17世纪末的一门集园艺、医学和心理学于一体的新兴边缘交叉研究学科，近年来在许多国家和地区迅速发展。

6.5.1 园艺疗法的定义

园艺疗法是指通过各种与植物相关联的活动，如一系列园艺活动或植物种植、栽培、收获、利用等，参与植物的生长过程中，使人舒展身体、放松心灵，获得价值感、成就感、认同感，进而恢复身体机能等目标的疗法。韩国、美国称之为园艺治疗。美国园艺疗法协会对其作如下定义：园艺疗法是对于有必要对其身体及精神方面进行改善的人们，利用植物栽培与园艺操作活动对其社会、教育、心理及身体诸方面进行调整更新的一种有效的方法。美国堪萨斯州州立大学所设置的国立心理健康机构对园艺治疗所下的定义为"园艺治疗师和患者之间分享对植物的经验，其互动所创造出来的环境有助于调解患者的官能障碍"。

园艺疗法的治疗对象主要是残疾人、高龄老年人、精神病患者、智力低能者、乱用药物者、犯罪者以及社会的弱者与精神方面需要改善的人。

园艺疗法区别于平常所说的园艺与园艺福利。园艺是指专门的园艺师对观赏树木、花卉等的栽培、繁育及美化。园艺福利是人们自发地进行园艺活动，享受园艺的效果。园艺疗法是指身心有某种障碍需要，在疗养师或园艺疗法工作人员的指导下进行园艺活动，享受园艺的效果。但园艺疗法无论对健康人还是对有某些疾病的人群都具有缓解疲劳等相同效果。

6.5.2 园艺疗法的发展历程

园艺疗法的发展过程大致划分为如下几个阶段。

6.5.2.1 创始期

古埃及御医为法老王开出了在花园里行走的处方。东晋诗人陶渊明在诗中描写惬意的田园生活："采菊东篱下，悠然见南山。"1699 年，Mecger L 在《英国庭园》中建议国人："将剩余的时间花在园艺、挖掘、设置或除草中；没有其他更好的办法能够保健。"1786~1792 年，精神病学先驱 Dr. Benjamin、宾州大学的医师 Unas、精神病医院约克收容所等都致力于利用自然的力量对精神病患者进行治疗，公开宣布挖掘土壤、从事栽植、伐木工作对精神病患者有医疗效果。18 世纪初，苏格兰的 Dr. Goreqadi 首先对精神病患者施以园艺栽培训练，开启了园艺治疗的先河，也为园艺疗法日后的发展奠定了基础。同时，费城精神科教授 Benjamin Rush、美国一医学博士、美国精神学会的创办人 Kirkbride 医生等发现田间劳动对精神病患者和智能障碍儿童有显著疗效。1806~1817 年，西班牙的医院、美国费城的私人精神机构 Friends 医院积极开展园艺疗法，为患者提供可种植的庭院植物，并引导患者照顾植物的生长及收成。19 世纪至 20 世纪初，英国园艺疗法普遍得到社会的公认和患者的接受。美国也已认识到园艺疗法对智力低下者智力的提高和由贫困导致的变态心理的消除均有效果。园艺治疗正式被纳入职能治疗书籍中。

6.5.2.2 变革期

1917~1919 年，纽约怀特普莱恩斯市的 Bloomingdale 精神病医院中，妇女职能治疗部门提供了园艺的教育机会，这是首次对健康医疗专业的实际园艺训练。堪萨斯州托皮卡的 Menninger 医生与他的儿子 Karl 建立 Menninger 基金会，由此开始将植物、园艺与自然的研究整合为患者每日活动的一部分。1920 年，职能治疗书中整合了使用园艺治疗的内容与效果，使得园艺作为有效的治疗手段。40 年后，第一本园艺治疗书出版。1942 年，第一个有职能治疗学位的 Milwaukee Downer 学院，在职能治疗课程中设立园艺课程。1948 年，Ruth Mosher 首度使用 Horticultural Therapy 这个名词。1952 年，Alice Burlingame 与 Donald Watson 医师在密西根州立大学联合举行为期一个星期的园艺治疗研讨会。第二年，园艺治疗的活动首次在一座公立花园进行，哈佛大学植物园的繁殖专家路易斯·李普斯（Louis Lipp）在退伍军人医院发展了一套园艺治疗内容。同年，美国的马萨诸塞州一森林植物园为有需要的人提供园艺疗法服务，其他植物园也纷纷仿效。1955 年，诞生了第一位园艺疗法硕士研究生。1956 年，借由俄亥俄州的 Holden 植物园，他在 Cleveland 的"老人中心（Golden Age Center）"发展了一套延伸课程。1959 年，纽约大学医学院著名的 Rusk 复健医学部开始在温室中开展园艺治疗课程，更进一步拓展园艺治疗，使园艺治疗师随着医生与心理学家一起工作。1960 年，英国对于生理障碍的人们提出园艺治疗的新内容，倾向于残障朋友们的园艺帮助及园艺治疗中个别内容与教育上的帮助。第一次世界大战期间，园艺被应用在生理障碍的人们身上。第二次世界大战期间，园艺转变为治疗与复健的重要活动。在 1950~1960 年，更将此种方式运用在儿童、老年人及身残体障者身上。园艺疗法逐渐得到北欧各国和加拿大、美国、英国、日本等国的支持和重视。

第二次世界大战后至 1970 年,美国将伤员康复和职业培训引入园艺并与作业疗法结合起来,为园艺疗法充实了新的内涵。大学开设园艺疗法培训课,园艺疗法的研究和应用进入一个新时期。第二次世界大战后,特别是越南战争后,由于战争对复员军人造成的心灵创伤,他们难以回复到原来的生活中去,军人医院开始采用园艺疗法进行治疗,效果颇佳。这种对复员军人的治疗活动,促使美国园艺疗法有了突飞猛进的发展。

6.5.2.3 成长期

1971 年,美国堪萨斯州立大学开设园艺疗法大学课程。1973 年,开始有专门的训练课程,并和医院合作做临床试验,提供学位成为园艺治疗师。1975 年,开设园艺疗法研究生课程。必修课程为园艺学、医疗学、植物学、经营学、社会福利学、哲学、心理学等,除此之外,还要学习其他课程。1980 年,园艺治疗开始招收博士生。1973 年,美国创立园艺疗法协会,其目的是确立与启发普及园艺疗法。1978 年,英国成立"英国园艺疗法协会"。1995 年,日本创设了园艺疗法研修会,同年秋季成立日本园艺疗法研究会。

1977 年,美国各州的植物园,如芝加哥植物园也都有和园艺治疗有关的设施和定期活动。园艺活动的疗效,为患者康复的可能带来了无限的生机,园艺治疗在此期间已悄悄成为正式的疾病治疗方式之一。1991 年,日本对欧美各国的园艺疗法状况进行周密细致的调查,撰写成了《园艺疗法现状调查报告书》。1993 年,美国弗吉尼亚理工大学 Diana Le Road 博士应邀赴日,作了日本第一次的园艺疗法报告会。1994 年,日本京都召开第 24 次国际园艺学会会议(IHC)。会后,Dianale Road 博士等园艺疗法领域国际著名人士召开了有关园艺疗法的意见交换、研究介绍的学术会议。1995 年,日本创设园艺疗法研修会。1996 年,据日本绿化中心的调查可知,全国 60%以上的残疾人疗养院已经进行或准备进行园艺疗法。1997 年,日本各地相继建立疗法庭园的设施,积极开展园艺疗法活动。同年 10 月在日本岩手县举办了第一次世界园艺疗法大会。

相比于国外,我国园艺疗法的起步较晚,发展还处于初级阶段,主要以研究为主,有效的实践较少,没有进行大规模的应用。

2000 年,李树华在《中国园林》上发表《尽早建立具有中国特色的园艺疗法学科体系》(上、下),首次系统地介绍了园艺疗法的概念、历史、现状、功效、手法及园艺疗法庭园构成特点等不为大多数人所了解的诸方面,回顾了英国、美国两国园艺疗法发展过程,概括了英国、美国、日本三国现状,归纳了园艺疗法在现代社会与生活中对人们的精神、社会、身体及技能诸方面之功效,介绍了园艺疗法的手法与实施步骤。2001 年,班瑞益在《护理研究》上发表了《园艺疗法对慢性精神分裂症病人的康复效果》一文，对两组慢性精神分裂症患者进行了对比实验，一组患者在药物治疗的同时配合以园艺治疗，另一组患者则单纯进行药物治疗。治疗前后应用 BPRS、NORS、IPROS 量表综合评价患者的康复情况，资料应用 SAS 统计软件进行分析。结果显示：实验组在生活自理能力和社会适应能力等方面优于对照组，从而证明园艺疗法在慢性精神分裂症患者的康复治疗中发挥了有效作用。2006 年，修美玲和李树华在《中国园林》上发表了《园艺操作活动对老年人身心健康影响的初步研究》一文及修美玲的硕士学位论文《园艺操作活动及观赏植物色彩对人的生理和心理影响的定量研究》，"以北京海淀区四季青敬老院的 40 位老年人为研究对象，通过测定试验前后老年人的心情、脉搏和血压，衡量园艺操作活动对老年人身心健康的影响程度。研究发现收缩压和脉搏基本保持不变，舒张压和平均动脉压显著升高，但未发现男女性别上存在差异。同时，试验后约 80%的老年人的心情转好。由此证明园艺操作活动对老年人的身心健康有一定的改善作用"。2007 年，杨晓明等在《西南林学院学报》上发表的《园艺疗法及其园林应用》及杨玉金在《河南林业科技》上发表的《园艺疗法在园林设计中的应用及原则》两篇文章，都是结合国外的研究成果和中国的实际情况，在对园艺疗法做综述的基础上，进一步研究园艺疗法在园林设计中的应用，得出结论证明"开展园艺疗法设计可充分反映中国的特点，是实现园林建设可持续发展的必由之路"。2008 年，王涵的硕士学位论文《日常园艺疗法》，在园艺疗法的基础上提出了日常园艺疗法的概念，分析现代都市人的身心状况和性格与疾病的关系，结合博物学等学科提出日常园艺疗法的目标，期望将园艺活动作为一种生活方式推广应用。

中国台湾园艺疗法的领军人物是台湾首位园艺治疗师黄盛璘和中国文化大学景观系的郭毓仁、曹幸之教授等，郭毓仁（2005）的《治疗景观与园艺疗法》系统阐述了园艺疗法的概念、起源、发展及顾客对象，同时以实际案例介绍景观园艺治疗应用于各个类型顾客的操作手法，最后介绍如何利用植物的颜色及气味进行景观园艺治疗。郭毓仁先生还在中国文化大学设立了景观与园艺治疗基地，为园艺疗法的推广应用作出了巨大贡献。

6.5.3 园艺疗法的活动内容

根据园艺疗法效果方面的差异，可将园艺疗法的活动内容分为精神方面的活动、社会方面的活动与身体方面的活动。

在精神方面，可以以达到以下精神状况为目的，设计不同的园艺疗法活动内容。

1. 消除不安心理与急躁情绪

利用在森林疗养基地里生长、种植的草木，患者于其中散步或通过门窗眺望，可使患者心态安静。据报道，在可以看见花草树木的场所劳动，不仅可以减轻劳动强度，还可以使劳动者产生满足感，如果是园艺栽培活动地的话，效果则更佳。

2. 增加活力

投身于园艺活动中，可使患者，特别是精神病患者忘却烦恼，产生疲劳感，加快入睡速度，起床后精神更加充沛。

3. 张扬气氛

一般来讲，红花使人产生激动感，黄花使人产生明快感，蓝花、白花使人产生宁静感。鉴赏花木，可刺激调节松弛大脑。

4. 培养创作激情

盆栽花木、花坛制作及庭园花卉种植等各种园艺活动，是把具有自然美的植物材料按照自己的想象进行布置处理，使其成为艺术品。这种活动可以激发创作激情。

5. 抑制冲动

在自然环境中进行整地、挖坑、搬运花木、种植培土及浇水施肥，在消耗体力的同时，还可抑制冲动，久而久之有利于形成良好的性格。

6. 培养忍耐力与注意力

园艺的对象是有生命的花木，在进行园艺活动时要求慎重并有持续性。例如，修剪花木时应有选择地剪除，播种时则应根据种粒的大小覆盖不同深度的土壤，这些都需要慎重与注意力。若在栽植花木的中途去干其他事情，等想起来重新栽植时，花木可能已枯萎。因此，长期进行园艺活动的结果，无疑会培养忍耐力与注意力。

7. 增强行动的计划性

何时播种、何时移植、何时修剪、何时施肥……植物种类不同操作内容不同，则时间与季节亦不同。园艺活动，必先制订计划，或书面计划或脑中谋划，因人而异。此项工作或爱好可以增强自己与植物的感情，把握时间概念（早、晚、季节的变化等）。

8. 增强责任感

采取责任到人的方法，患者必须清楚哪些是自己管理的盆花、花坛等。因为花木为有生命之物，如果管理不当或疏忽，会导致枯萎。这可使患者认识到哪些是自己不得不做的工作，从而产生与增强责任感。

9. 树立自信心

待到自己培植的花木开花、结果时，会受到人们的称赞，这说明自己的辛勤劳作得到人们的承认，自己在满足的同时还会增强自信心。这对失去生活自信的精神病患者医治效果更佳。当然，为了不让患者们失望，开始时应该选择易于管理、易于开花的花木种类。

从提升患者的社会心理方面，可以从以下方面开展具体活动。

1. 提高社交能力

参加集体性的园艺疗法活动，患者以花木园艺为话题，产生共鸣，促进交流，这样可以培养与他人的协调性，提高社交能力。

2. 增强公共道德观念

对自己的生活环境利用花木进行美化绿化，或者自己所负责的盆花、花坛开出漂亮的花朵，在增强自信的同时，还体会到自己为大家做了有益的事情。另外，为花坛除草摘除枯萎花朵、扫除落叶等活动，可以培养自己的环境美化意识和习惯，增强公共道德观念。

还可以通过改善患者身体方面的机能等，达到更好的疗养效果。

1. 刺激感官

植物的色、形对视觉，香味对嗅觉，可食用植物对味觉，植物的花、茎、叶的质感（粗糙、光滑、毛茸茸）对触觉都有刺激作用。另外，自然界的虫鸣、鸟语、水声、风吹以及雨打叶片声也对听觉有刺激作用。卧病在床的患者或者长久闭户不出门的人们，到室外去沐浴自然大气，接受日光明暗给予视觉的刺激，感受冷暖对皮肤的刺激，这可称为自然疗法，也是园艺疗法的内容之一。白天进行园艺活动、接受日光浴，晚上疲劳后上床休息，有利于养成正常的生活习惯，保持体内生物钟的正常运转，这对失眠症患者有一定的疗效。

2. 强化运动机能

人的精神、身体如果不频繁地进行使用的话，其机能则会出现衰退现象。局部性衰退会导致关节、筋骨萎缩，全身性衰退会导致心脏与消化器官机能低下，易于疲劳等。园艺活动，从播种、扦插、上盆、种植配置等的坐态活动到整地、浇水、施肥等站立活动，每时每刻都在使用眼睛，同时头、手、足都要运动，亦即它为一项全身性综合运动。残疾人、卧病在床者及高龄老年人容易发生精神、身体的衰老，而园艺活动是防止衰老的最好措施之一。

6.6 其他常见疗法

6.6.1 森林中的气候疗法

气候疗法是利用良好气候环境进行身体康复的方法。气候对人体健康的影响很大，有些疾病会因不良气候而发病或加重，有些疾病也会因气候而好转或痊愈。森林能够形成小气候，是健康锻炼和慢性病疗养的好去处。森林气候疗法也就是人们通常所说的"森林浴"（green shower）（甘丽英等，2005）。森林浴就是沐浴森林里的新鲜空气。氧气不充足的、污浊的空气容易引发呼吸道疾病，还可能加重心脏负担。森林中的空气清洁、湿润，氧气充裕。某些树木散发出的挥发性物质，具有刺激大脑皮层、消除神经紧张等诸多妙处。有的树木，如松、柏、柠檬和桉树等，还可以分泌能杀死细菌的物质。此外，对人体健康有益的负氧离子，在森林中的含量要比室内高得多。另外，如果能够融入地形因素，森林的这种小气候效果更加明显。所以森林疗养在德国被称为"气候地形疗法"，大量疗养院都建设在森林之中。近年来，日本许多医院都实行森林疗养，相继建立了不少森林分院。在森林医院里，患者们不吃药、不打针，医生只是针对患者不同症状，分别置身于各种树林间治疗，如枞树疗法、橡树疗法和桉树疗法。

森林具有调节气候的功能，这是大家的共识。一般说来，森林对气候的调节作用主要通过：①调节气温作用。森林因蒸腾和光合作用，能吸收 35%～70%的太阳热能，树木枝叶能阻挡返回 20%～30%的大气热能，所以直接到达森林地面的热能仅有 5%～20%。森林中气温较低而平稳，夏季森林内气温比城市气温低 7～8℃。②调节湿度作用。森林土壤含水分多，枯枝落叶覆盖地面，土壤疏松，阻滞了水分向大气蒸发，故森林内的湿度比林外高 10%～26%，甚至高达 40%，森林空气湿度大，森林内湿度比林外高 10%～26%。③减少辐射作用。树冠如伞，可遮挡 80%～95%太阳的热辐射，有利于保护皮肤，在炎热夏季可免受阳光中紫外线的侵害（李悲雁等，2010）。

森林气候疗法非常简单，只要搬到森林中生活一段时间即可。但是，森林气候疗法地的选址是非常讲究的，主要从以下 4 个方面考虑。①小气候：在森林浴场的选址中考虑的是局部小气候，包括温度、空气流通状况、受光量、风、降水等。一般要求常年有相类似的气候条件，温湿度日变化不能太大。森林浴场一般选择夏季平均气温在 20～25℃，空气流通良好、清新，不含有毒物质，无菌、无尘，阳坡、避风地段。②地形：地形因子的作用主要是通过高度、坡度、坡位、坡向来体现，它是一个间接因素，地形差异可以引起温度、湿度、空气流通状况、受光量等不同。森林浴场一般选择在海拔 600～800m，这一海拔夏季气候凉爽。

另外，要选择地势较平坦，山谷中溪流旁尤佳。③植被：由于植物散发出的挥发性物质——芬多精与植物生长状况及植物的品种有关，同时植物生长状况、森林郁闭度大小也与空气负离子浓度有一定的关系，因此森林浴场一般选择森林植被生长旺盛，树木高大，树叶或树干能散发出各种杀菌物质，樟科、松科、芸香科植物较多的林地。④水：水对空气温度和湿度有很好的调节作用，另外，在瀑布、溪流旁，由于水的冲击作用可以形成很高浓度的空气负离子。并且溪间流水声伴有鸟叫蝉鸣，能形成自然和谐的气氛。因此，在森林浴场的选址时，可以考虑选在瀑布前方或溪流旁的林内（李响明，2004）。

一般的森林浴大致有 3 个过程：一是林间步行，上下爬动，尽量出汗，以有疲劳感为最好，上午，阳光充沛，森林含氧量高，尘埃少，是进行森林浴的好时机；二是选择步行目标里程，走了 2km 后尽量快步行走，速度要边走边与人正常交谈为宜；三是置身于幽林深处，面对连接天际的壮丽森林，或仰望千年巨木，敬畏之心油然而生，神秘、喜悦、悲伤等情感涌上心头，这是人与大自然的无声对谈，这时候自然而然的静思最舒松身心，每次 2～3h 为宜（甘丽英等，2005；李悲雁等，2010）。

那么，哪些疾病适合利用森林气候疗法呢？主要是呼吸系统、循环系统和神经系统的疾病，如过敏性鼻炎、慢性支气管炎、肺气肿、肺结核、高血压、功能性循环障碍、植物神经紊乱、精神抑郁等。

6.6.2 森林中的泉水疗法

泉水疗法是利用泉水的物理化学作用治疗和预防疾病的方法，它属于水疗的一部分。泉水中含有多种对人体有益的微量元素，如碘、砷、锌等，能够不断地刺激体表；大部分的化学物质会沉淀在皮肤上，改变皮肤酸碱度，故具有吸收、沉淀及清除的作用，其化学物质可刺激自律神经、内分泌及免疫系统。不同的水温对皮肤、心血管、呼吸、胃肠和免疫系统也是有益刺激；这些刺激促使身体各器官的协调功能，抑制机体紊乱，从而使慢性疾病得到缓解。温泉对身体健康有益处，有人说可治疗皮肤病、心脏病，可消除疲劳，在国内很多有温泉的地方都已经设立了疗养机构类型的医院，借用温泉来治疗皮肤病，如海南 66 度温泉皮肤医院就在海南设立了一家用温泉治疗皮肤病的医院。

泉水疗法主要通过化学作用和物理作用对人体产生作用。化学作用主要表现在温泉水中的阴阳离子、游离气体、微量元素及放射性物质，不断地刺激体表及体内的感受器官，改善中枢神经的调节功能。物理作用可分为温度和机械作用。温度作用即温度对皮肤、心血管系统、呼吸、胃肠功能、免疫机制等有益刺激。机械作用即静水压、浮力及温泉水中液体微粒运动对皮肤的按摩作用。这些综合作用促使大脑皮层逐渐形成正常的协调活动，抑制并逐渐代替紊乱机体的病理过程，从而使慢性疾病得到缓解或痊愈。

在日本和韩国，泉水疗法是每个森林疗养基地的必备课程。日本是以温泉疗养为主，从森林中回来，疗养师一定安排大家舒舒服服地泡一次温泉。韩国温泉不如日本丰富，但是森林中并不缺水，疗养师会安排体验者光脚泡冷泉，然后光脚走松针步道，用以提高睡眠质量。

中国北方森林的水资源并不丰富，但是开展森林疗养的话，泉水疗法必不可少。一方面，森林疗养以住宿为核心，并含有一定运动量，必须每天洗澡。如果将单纯洗澡提升为泉水疗法，不仅丰富了疗养课程内容，对提升疗养质量也非常有帮助。另一方面，森林中一些对人体有益的化感物质，需要利用水这个媒介，才能提供给体验者。例如，柿子叶中含有紧肤的成分，如果用柿子叶煮水泡澡，对缓解皮肤松弛非常有帮助，这应该是深受女性欢迎的疗养课程。

当前用于医疗保健的温泉有如下几种。

（1）单纯泉：水温在 25℃以上，每升水中游离二氧化碳和固体成分含量在 1000mg 以下。这种泉水主要靠热产生医疗作用，温水有镇痛和加快物质代谢的作用，对精神和神经系统疾患有一定疗效。例如，广东从化温泉、陕西临潼华清池、云南安宁温泉等均属此类。

（2）碳酸泉：一般是指每升含游离二氧化碳 1000mg 以上，含固体成分不足 1000mg 的地热水。此水无色、透明，而且味道爽口。水温低时可使毛细血管扩张、血压下降，对增强心脏功能有较好效果。作为饮水使用时能帮助消化、促进食欲。

（3）碳酸土类泉：每升水中含二氧化碳和固体成分的总量在 1000mg 以上。其主要成分阴离子是碳酸，阳离子是钙、镁。钙离子有消炎作用，除对皮肤黏膜炎症有效之外，还有兴奋神经、降低血管内皮细胞通透性的作用。泉水也可作为饮料使用。

（4）碱泉：每升水中含重碳酸钠 1000mg 以上，水无色透明，味道良好。泉水有肥皂的作用，可使皮脂乳化，使皮肤显得光滑。而且浴后体温易放散，有清凉感，所以常有人称其为"冷水浴"。

（5）食盐泉：是指每升地热水中含食盐量在 1000mg 以上的泉水。依含盐量多少可分为弱盐泉、食盐泉、强盐泉，浴后温暖感很强。这是由于钠、钙、镁等的氯化物附着在皮肤上形成一个保温层，可阻止体温放散。食盐刺激皮肤可使皮肤血管扩张，从而可增进体表血液循环，加速汗腺和皮脂腺的分泌；增强胃肠蠕动。食盐泉对神经痛、风湿病和妇女的冷感症也很有效。

（6）硫酸温泉：每升地热水中含硫酸盐在 1000mg 以上，水有苦味。依硫酸盐的种类可分为硫酸钠泉、石膏泉、苦味泉。饮用硫酸钠泉水可刺激胃肠黏膜，使之增强蠕动，治疗便秘。但如长期饮用可诱发慢性肠炎。

（7）铁泉：地热水中含有重碳酸低铁，当此水与空气接触即可产生氧化铁，产生红色沉淀物，使水呈红色。地热水中的铁，多是以离子形式存在的，饮用后易于吸收利用。吸收后的铁可供血红蛋白和呼吸酶利用，也可储存起来备用。

（8）明矾泉：泉水中主要含硫酸铝的铝离子和硫酸离子。该泉水对皮肤和黏膜有消炎作用，对溃疡和湿疹有疗效。除做浴用之外，也可作为吸入或含漱使用。

（9）硫磺泉：水中主要含硫化氢。当硫的成分接触到皮肤后即变为硫化碱，它能溶解角质软化皮肤。硫磺泉对疥、癣等皮肤病的寄生虫类有杀灭作用。该泉水的扩张血管作用不仅对皮肤有效，对脑和心血管也有良好的效果。硫化氢作用于气管、支气管黏膜时有祛痰止咳的效果。所以有人称它为"祛痰浴水"，但要注意不可饮用。

（10）酸性泉：是指水中含有多量无机酸。要特别注意，浴用时一般只能浸泡1～3min。因其刺激性强，在腋窝等处易发生溃疡。用此水洗浴可使血液中白细胞数量、吞噬细胞数量增加，并能增强血液杀菌作用。

（11）放射性泉：水中含镭、氡在 3.5ME 以上时称为放射性泉。放射性泉一般都有刺激作用，特别是对细胞分裂旺盛的组织易起控制作用。此外，对贫血和骨疾患也有疗效，并且有增加白细胞的作用。

泉水疗法可以分为浴疗法、饮疗法、含漱疗法和喷雾吸入疗法等。

（1）浴疗法。该法又分为短浴法和长浴法两种。所谓短浴法，是在水温38～39℃中，1次入浴 10～20min，或在水温 42℃左右中，入浴几分钟即出浴，休息片刻，再入浴，反复 2～3 次；所谓长浴法，是在水温 35～37℃中，1次入浴 1～6h或 10h 以上。此外，还可分全身浸浴法、半身浸浴法、手浴法、足浴法等。

（2）饮疗法。根据不同症状选饮合适的温泉及饮量，每天 1～2 次。每天的饮量分小量（100～200ml）、中量（300～400 ml）、大量（500～600 ml）、极量（700～1500 ml）。一般先从小量开始。

（3）含漱疗法。取温热泉水盛入杯中漱口，每天 3 次，每次含漱 2～3min，激后吐出。

（4）喷雾吸入疗法。用一般喷雾器，患者张口对准喷射出的雾状泉水汽流，嘴离喷出口 10～15cm，做深呼吸。每天 1～3 次，或每隔 2～3h 吸 1 次，每次吸入 10～15min。呼吸困难者，每次 5min，10～15 次为 1 个疗程。

在茂密的森林中，沐浴着天然温泉，闭目休憩片刻，消除疲劳，神清气爽；坚持长期泡浴，水中的矿物质，则会沉淀在皮肤上，改变皮肤酸碱度，刺激自律神经、内分泌及免疫系统。此类疗法有助于缓解疲劳，加速人体新陈代谢，对各种皮肤病、关节炎及神经、消化等方面疾病有明显疗效。

6.6.3 森林中的食物疗法

食物疗法有别于中医讲求的药食同源，也不是从森林里找一些草根树皮，然后说有各种神奇功效，熬成汤水让体验者饮用。森林疗养中的食物疗法，实际上是"健康食"的概念，要求食材新鲜无污染，烹饪过程少添加调味料，用食物的外观和味道让体验者愉悦。

在森林疗养中，吃什么是受过营养学培训的疗养师精心搭配的。森林疗养基地一般都准备有"森林疗养便当"，便当中所使用的材料大部分是当地特产，只是食材会因季节和体验对象不同而有所不同。此外，森林疗养师也会随身准备一些当地食材的小点心，在恰当时机提供给体验者。

利用当地食材，调整体验者身体营养状况，也是森林疗养的重要方面。森林疗养基地一般提供疗养盒饭，疗养盒饭是在专业的营养师指导下搭配的，食材要求安全新鲜，营养均衡。日本有些森林疗养基地在硬件和服务上是非常相似的，不同的是具有当地特色的森林疗养餐。森林疗养餐是体现森林疗养基地特色和吸引客人的重要方面（周彩贤等，2015）。保留在各地的传统地方食品、菜肴中有很多低热量且富含纤维质的健康食品，也可以称为是符合实施森林疗养的菜单。另外，注意充分利用地方食材的"自产自销"也非常重要。可以在进行森林体验的同时，检验平时饮食生活和饮食习惯。希望在进行森林体验时，还有学习正确的健康饮食方法的机会。

6.6.4 森林负氧离子疗法

研究显示，森林之所以对人体健康有良好的影响，主要是因为森林产生的负氧离子。负氧离子能促进新陈代谢，激化人体的抵抗力。患有各种癌症的人大都新陈代谢较差，身体的负离子较正离子比例少。正离子能令人不安、烦躁，精神涣散，负离子能够中和正离子的影响，促进新陈代谢，令人保持精神，帮助血液维持弱碱性（pH 值 7.38）的健康状态。不同的空间都有不同的负离子含量，其中以森林、瀑布区为最高，每单位（cc，$1cc=1cm^3$）的空气约 5 万个负氧离子，空调房间的空气中则只有大约 25 个或更少的负氧离子。

森林产生负氧离子，其实亦是森林本身的自然调节机能，大片的森林能够释放大量氧气和负氧离子，使植物的生存空间更为净化。以往，人类的文明发展对森林破坏较少，人类作为自然的一部分亦如森林中的动植物一样，享受森林的自然调节机能。发展至今，人类的活动从过去与大自然共生的模式，变成以破坏自然获得所需的模式；扎根都市，远离森林，绿化又不足，能够从自然获得的负氧离子，自不可与古代相比。现代人们呼吸系统问题日益严重，与远离自然、破坏自然的生活模式确实有莫大关系。

森林负氧离子疗法有助改善呼吸系统的问题，帮助减轻因压力而产生的高血压、心脏病及情绪不安等问题，提升免疫力和维持身心及荷尔蒙的平衡。森林负氧离子疗法的要点在于从接触森林的过程,与森林本身的自然调节机能产生共鸣,令投身其中的人与森林的韵律变得协调同步(synchronisation)。

森林负氧离子疗法主要以在林间的活动为主。先以在晨曦中慢步开始,令身体尽量吸收森林早上释放的氧气和负离子。早餐后以正常步伐再次开始森林步行,此时,植物的生机已经完全运作,林中的不同香气经太阳的照射挥发得更好,木屑的香气,带有松弛神经、稳定情绪作用;常见的柏树、杉树发出的香气可帮助血压降低,而绿色的环境又有助于眼睛的放松。中午时分,最好可配合进食来自该森林或天然的、以素食为主的午餐。稍做休息后,选择林中接近水源的地方(因为空气中负离子的含量更高),先闭目静坐,由留意流水、鸟声和其他森林的韵律开始,慢慢将注意力从自身投放到森林的一切,渐渐流水、鸟声和其他森林的韵律都会开始消失,代表自身与森林变得协调和同步。太阳下山前从静坐中慢慢醒过来,在天黑前离开森林。整个疗程,如可重复进行一星期或以上的时间,效果会更显著。

6.6.5 森林中的森田疗法

森田疗法主要适用于强迫症、社交恐怖、广场恐怖、惊恐发作的治疗,另外对广泛性焦虑、疑病等神经症,还有抑郁症等也有疗效。森田疗法随着时代在不断继承和发展,治疗适应症已从神经症扩大到精神病、人格障碍、酒精药物依赖等,还扩大到正常人的生活适应和生活质量中。在森林中如何开展森田疗法呢?首先,一边在森林中漫步,一边发掘森林中自己"满意的地点"或"感觉良好的地点"。在森林中发现令自己舒服的地点,躺卧在那里,被森林轻轻拥入怀中,静静地度过 20~30min。方法虽然很简单,但是对于平时备感疲惫的工薪族等,具有稳定身心的效果。还可以在广袤的森林中寻找与自己性格相合的树,发现之后,靠在树上,与大树共度一段美好的时光。另外,如果是秋天,则推荐收集落叶,然后享受被包围在落叶缤纷世界中的美妙感觉。这个方法虽然非常简单,但是被森林拥入怀中所产生的放松效果却意外地显著。通过在森林中发现自己适合的地方并原地度过的方式,能够培养体验者对世界的绝对信任感以及自我肯定感。这类课程主要向平时繁忙的工薪族、家族主妇和想要充分疗养的人士推荐,实施工程中要注意过敏、斑疹、昆虫蜇伤等情况。

6.6.6 森林中的文化疗法

文化疗法,治疗原理以"森林文化+心理疗养"为基础,借助中华养生文化、民族养生传统的深度养生层次,是养气层次向养心层次的过渡与升华。这种疗法是人们通过对文化的认知、体验等使文化元素在人的机体内产生反响,产生不同程度的心理和情感反应。这种方式适宜工作、生活等压力较大、精神紧张的都市人群。

首先，通过与森林的亲密接触，自然能够净化人们的心灵、激发人们的灵感，增强想象力，藏匿于人体内的情感得到激活，人们也许因此才思涌溢，记录自己的内心变化，描绘山水人情，这不仅创作了森林文学，也提高了自我的精神境界。例如，《诗经》里的《蒹葭》、《园有桃》、《甘棠》、《摽有梅》、《山有枢》、《椒聊》、《有杕之杜》、《东门之枌》、《东门之杨》、《常棣》，等等。据统计在《诗经》500多首诗歌中，其中提到松树、桐树、梓树、杨树、漆树、栗树、桑树等乔木25种，荆条、榛树等灌木9种，桃树、李树、梅树等果树9种，可见森林在其中的地位，而这些寄托于森林树木的情感又增加了森林文化内涵。同一时期的另外一部不朽作品《楚辞》是战国时期楚国的诗歌，以花草树木比拟人事、以自然景物抒发感情，写下了很多关于森林树木的华彩篇章。例如，屈原《离骚》中"扈江离与辟芷兮，纫秋兰以为佩……朝饮木兰之坠露兮，夕餐秋菊之落英。苟余情其信姱以练要兮，长颔颔亦何伤。擥木根以结茝兮，贯薜荔之落蕊"。作者多处借香草、芝兰、菊花等比喻德操的高洁和对朝堂奸臣当道的忧虑（李明阳等，2011）。

其次，森林是人们接受科学教育的好课堂，也是实施生态文化教育的好地方，它不仅是一个拓展自然认知的科学圣地，也是一个激发人类灵感、启迪人类智慧，培养人们对自己乡土热爱的教育圣地。因此，在森林中召开一些教育讲堂，将课堂搬进大自然，从实践中学习知识，同时自己又得到来自大自然的疗养，提高文化素质的同时又提升精神境界。

7 森林疗养的有效实施方法

7.1 森林疗养对象

森林疗养的目的是维持和增进健康，所以，对象基本上是未患病人员。对森林充满兴趣的人士自不用说，希望解决运动不足的人士、感觉有压力希望转换心情的人士、希望一边享受地区的温泉和美食一边调理的人士等也是森林疗养的对象。对于生活节奏紊乱的人而言，森林疗养可以通过进行有规律的饮食和运动来修改睡眠时间，帮助回到自然的生活节奏。而且，通过组织不同领域的专家，还可以扩大治疗程序的幅度。例如，可以与医疗机构合作，进行健康培训和调理。森林疗养将下列人士作为治疗对象。

7.1.1 追求养生的人士

由于身心状态、日常缺乏运动等原因，有许多人士对"养生"非常有兴趣。作为上述人士的养生环境的一个选项，可推荐森林环境。只要正确地进行管理，且森林环境舒适，就适合于养生。

7.1.2 想要预防生活习惯病的人士

由于衣食住等生活习惯，罹患高血压、糖尿病、肥胖症等所谓"生活习惯病"的人，罹患上述疾病风险的人在逐年增加。其原因包括多种因素，如饮食不均、工作环境、遗传等，但是，归根结底，平时缺乏运动，每天加班、生活不规律等是引起生活习惯病的重要原因。所以，通过在森林环境中做运动、在森林中安静地度过等方式，重新调整平时不平衡的生活习惯，协调身心状态，便成为森林疗养的目的，也是今后需要大力加以利用的领域。尤其是要求企业等单位，为加班或者超时工作的员工进行健康检查。另外，回顾一下具有上述情况的实业家、女企业家的休养与生活，并且在进行健康检查时也充分使用森林。

7.1.3 需要心理健康的人士

令人惋惜的是，现在在日本，有 3 万多人每年都在亲手摧残着自己的生命。其原因虽然多种多样，但是据报道，有许多由忧郁状态造成的案例。在森林中漫步，或者在森林中度过一段时光，当然不能解决所有问题，但是，有很多报道称，通过在令人神清气爽的森林中漫步，可以缓和抑郁感、焦虑感、疲惫感等，反过来会增加清爽感和提高活力。步行、散步原来就具有转换自身情绪的效果。在森林中散步，让清风拂过脸庞，倾听小鸟啁啾，体会四季变化的乐趣，对于保持健康的效果令人期待。

7.1.4　老年人

在很多国家，老龄化日益严重，老龄率 30%～40%的地区分布在世界各地。有的老年人在退休后的生活中无法打发时间，相反地，还有许多老年人希望能够积极地度过晚年生活。步行，是按照自己的步伐行走，是任何人都可以进行的简单的健康方法之一。作为预防医疗与预防摔倒的心理指导的一个环节，也为了度过健康的老年生活，在森林散步和在森林中度过短暂的时光，您觉得怎么样呢？

运动能够促进血液循环和呼吸，脑细胞由此可以得到更多氧气和营养物质供应，使得代谢加速，大脑活动越来越灵敏。另外，通过机体运动，可以刺激大脑皮层保持兴奋，从而延缓大脑衰老，防止脑动脉硬化。森林环境是典型的富氧环境，森林运动可以达到事半功倍的脑保健效果。

对老年痴呆尚无有效治疗方法，目前主要以预防为主。医学界普遍认为，治愈老年痴呆最好的时机，也是唯一的机会，就是在没病的时候开始预防。如果从现在开始，每周做 3 次 40min 的有氧运动，就能够有效预防老年痴呆。有氧运动的方式很多，森林快步走比较适合中老年人。当然，平常多动脑，少吃含有反式脂肪酸的食物，多摄取不饱和脂肪酸，多吃蔬菜水果，多吃五谷杂粮，及时补充维生素 E 和维生素 B12 也是预防老年痴呆的有效措施。

7.1.5　残疾人

日本将残疾分为身体、智力、精神三个方面的残疾。自不必说，森林对于在身体方面有某种残疾的人会产生良好的影响。例如，让视力残疾者进入森林，轻嗅草木的清香，用手触摸树皮，体会森林的静谧；对于智障者，通过定期在森林中进行劳动活动，他们具备了沟通能力，情绪稳定；而对于精神残疾人士，则会使他们的面部表情变得明朗起来，拥有了与人沟通的能力等，上述情况在迄今为止的报告中屡有报道。

7.1.6　青少年

有许多关于孩子进行森林疗养的报道。例如，体力下降、即使摔倒也不会用手扶地的孩子，在精神方面能够"断奶"的孩子等。但是，对于孩子的健康发展，自然包括森林环境原本就非常重要。通过幼儿园将郊游编入活动、课程计划，也可见一斑。特别是对于那些需要援助的患有多动症的孩子，情绪不安的孩子，不断地重复不正当行为的孩子，拒绝上学的孩子，不仅是儿童、学生，就连老师也感到很疲惫。所以，作为辅导的一个环节，推荐校外的森林体验，让他们在森林里玩耍，做冒险游戏、探险游戏，建立秘密基地等，对他们的身心都会产生巨大的效果。

7.1.7　孕妇

所谓的森林胎教，是孕妇为了增进胎儿健康，通过在森林中体验冥想、漫步等身心改善活动，有意识地进行胎儿感知教育。根据韩国国立山林科学院的研究成果，森林胎教能够减少抑郁症和产前不安，提高母亲的自我认同感和自我尊重感。胎教课程也是基于专家研究，主要是森林漫步，听风声和水声，闻森林的香气、冥想、体操等。大约需要 3h，最终让母亲和胎儿在自然中实现情感交流。

7.2　森林疗养课程编制

从某种意义上来说，森林疗养不在于森林，而在于如何编制出丰富多彩和适合访客的疗养课程。森林疗养课程有固定课程和可选课程之分，通常森林疗养课程涵盖调整睡眠、放松心情、倾诉、五感体验、健康饮食和运动等各个方面，在客人到来之处，会像菜单一样供客人选择。开展森林疗养时，以必选课程为中心，将符合体验者需求的其他课程有机组合在一起，分阶段实施。森林疗养必选课程包括静态的森林静息和动态的森林漫步。森林静息宜根据个人喜好选择一处适合自己的森林环境，应身体平躺，体验时间不应过长，以 40min 为宜。森林漫步的步行速度宜慢不宜快，应根据访客身体状况选择合适的运动负荷。可选课程根据当地资源特点来制定，有时还因季节不同而略有不同。可选课程的种类较多，包括利用特有资源类、利用地区特色产业类，以及各种放松训练，等等。体验森林经营、体验农事、森林瑜伽、森林呼吸法、木工制作、夜游森林等都是常见的可选课程。另外，温泉、庆典活动、历史建筑、风土习惯等也能让来访者忘却紧张的日常生活，可以作为森林疗养的必要补充，但是这样的课程时间不宜超过 1/3。

7.2.1　课程编制原则

7.2.1.1　课程目标定位要准确

首先，要明确森林疗养目标，森林疗养目标是课程资源开发的起点，每个课程开发都要有明确的森林疗养目标。其次，要确定森林疗养效果，这里的森林疗养效果是指森林疗养课程实施后，体验者可以获得什么，是心理上的放松还是生理素质的改善?再次，要分析森林疗养课程成功的外部因素，森林疗养课程的发生是外因通过内因而起作用的过程，因此，要清楚地分析出促进森林疗养课程成功的外因是什么，这对于森林疗养课程开发是十分重要的。然后，还要分析森林疗养课程成功的内部因素，促使森林疗养课程成功的内部因素是指体验者参与森林疗养的动机和需求。

7.2.1.2　课程资源形态多样化

森林疗养体验者在年龄、个性、兴趣、追求、理念、社会角色、职业岗位、身体素质等方面均可能存在较大差异，一定要根据体验者需求和身体状况编制森林疗养课程。因此，体验者都希望对课程及内容有较大的选择自由度。解决这一问题的有效措施之一就是采用模块化课程设计，除了固定课程模块外，还应设置若干个既有联系又相对独立的可供选择的可选课程模块。

7.2.1.3　综合性原则

森林疗养涉及林学、心理、旅游、医疗、服务、文化等多个领域，森林疗养课程内容、资源更加开放、丰富，森林疗养课程功能更加拓展，体验者把视野更多地投向生机勃勃的现实生活。因此，在森林疗养课程编制上应该体现综合性。课程内容上需要既有科学知识方面的，又有技能、养生、兴趣爱好等方面的。

7.2.2　固定课程编制

森林疗养主要通过五感"体验森林"。通过"直面"或"接触"森林，从而产生主观的内部体验，这会对我们的身心健康起到很大的作用。可以说，森林疗养的本质就是提供一个方案，将森林所具备的自然能源尽量导出，并让更多的人体验。森林疗养固定方案如图7-1所示。

7.2.2.1　森林散步

英国的理论物理学家狄拉克博士曾在《理论物理学方法》的演讲中这样说道："最佳创意并不是在拼命追寻时产生，而是在放松状态下浮现的。我经常在星期天一个人散步，并且在心情舒畅时，回顾一下研究情况，正是这段心情放松的时光经常为我带来巨大的成果。"众所周知，证明了著名的数学费马定理的英国数学家安德鲁·怀尔斯也曾经提到过一边散步，一边获得了解决问题的好主意与提示；

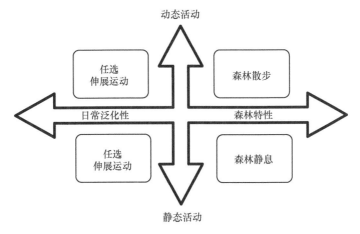

图 7-1　森林疗养的固定方案和日常泛化性

匈牙利数学家保罗·爱多士在自然散步时讨论数学题的答案。另外，据说爱因斯坦、维特根斯坦也必须定期散步，弗洛伊德、贝多芬、肖邦也经常在森林散步。另外，我们还知道，古希腊的亚里士多德曾在自己创立的学校吕克昂，一边在走廊散步，一边与学生们谈话、上课，被称为"漫步学派"，所以，亚里士多德学派的别名又被称为"逍遥学派"。

我们虽然建议在所有季节都实施森林散步，但是实施森林散步有哪些好处呢？

首先，步行这一全身运动具有激活知觉、平衡感与全身功能的基本效果。因此，步行、随便走走、散步是身心基本康复训练之一。通过步行，可以享受景观与场所变化，并提高步行的动机。说起来，散步与森林散步本身并不花费金钱。步行曾在 19 世纪流行于不景气的英国，其盛行的一大原因是，可以在附近轻松且免费健身。这是现在英国作为散步大国而闻名的原因所在。可以说，与亲近的人散步可以助长谈兴，也许还可以使与初次见面的人的交流变得更加顺利。另外，边走边谈还可以说是步行过程中的指导、交流的一种形态。

而且，在森林散步时，通过在森林中步行，可以使全身感受并享受气温、风、香气、声音、季节变化等自然现象。当地独特的气候、风土、历史还反映于森林环境之中。时间缓缓流过，季节更替变换。通过眺望优美的风景，使心神安宁，通过体验声音与香气，可以产生神清气爽的感觉。地形变化，与随机进行上下台阶训练相同，可以提供康复训练的环境。事实上，研究结果显示，与在室内使用器械进行的运动相比，进行森林散步的康复效果更好。还有关于定期在当地的森林中散步，使无法进行会话的痴呆症患者可以进行交流的事例的报告。除了具有上述激活大脑的作用以外，还有关于降低高血压、血糖值，减少体重等效果的报告。

森林是由树木与植物、鸟类、昆虫、小动物等多种生命体组成的空间，森林本身是没有语言的。人们可以在如此寂静的环境条件下，转换日常生活中的情绪，并且还可以期待通过异地效果来缓和紧张感、抑郁感、疲劳感，提高清爽感与活力。散步也好，森林散步也好，只要坚持进行，并养成习惯，就可以期待其产生良好效果。进行散步，重要的是按照自己的速度、不勉强、快乐地行走。打造自己满意的路线与场所也饶有兴趣。偶尔发现的一些美好的事物、令人怀念的事物、变化的事物等，也会成为散步的良好产物。

森林散步是森林疗养的重点方案之一。一边在森林中散步，一边享受五感体验到的各种各样感官的愉悦变化，从而忘却都市的喧哗，从紧张的日常生活中解放出来。森林疗养师会引领体验者充分发挥自己的五感，从而可以主动与森林接触，如从树叶空隙中照进来的阳光和颜色发生形形色色变化的红叶、风的温暖和寒冷、踩在大地上的触感、嫩叶的清香、土壤的香气、小鸟的啼叫、小河的潺潺水声，等等。森林疗养不是像一般旅游那样与导游一起游览了解植物等知识，或者单纯地以山顶为目标爬山，其关键的不同在于活用自己的五感，采用可以使副交感神经活化的悠闲散步方式。而且，散步路线因距离和坡度、步行难度等不同而异，所以须结合体验者的运动能力考虑负荷并选择路径，这一点也很重要（表 7-1）。

表 7-1　森林散步的运动负荷等级划分

运动负荷	低	中	高
时间	30～60min	60～120min	120min 以上
坡度	几乎是平路	有阶梯 偶尔有上坡	上坡的距离很长 有陡峭的地方
步行难度	有铺路 有倾斜	有沙砾 有湿路	有危险的地方

在森林中散步时，血压和抑郁荷尔蒙的含量都会降低。这些作用过去只是停留在人们的感觉上，如今已经从数据上得到科学验证。除了木质发出的香气之外，林中小溪的流水声，触摸树皮时的感觉，也会让人心旷神怡。一些医院开始引进森林疗养，让不便出行的患者接受这些香气氛围的熏陶，以产生医疗效果。

首先，步行是有氧运动，具有训练体力和身体平衡感的效果。散步、随便走走是不花钱、简便且具有效果的运动方式，是预防医疗的一种。另外，还有报告称，步行具有缓解身心压力、调整自主神经的效果。对于老年人，还可以兼做步行医疗指导、防止摔倒练习。具体方法是，在 500m～8km 的多条森林散步路线内，将该步行距离和消耗能量作为目标定期散步，您觉得怎么样呢？在散步的同时，体会森林景观的变化、四季的变迁也是关键问题。

在森林中漫步，或者在森林中设定的休息场所（树桩和从树叶缝隙可以照进阳光的地方也可以），进行辅导。

辅导方法，有以下 3 种。

（1）与疗养对象一边在森林中散步一边进行辅导，或者坐在森林中进行普通辅导。

（2）一个人在森林中漫步或者在森林中度过，自己记录自己的感情和心理状态，遇到的问题所发生的变化，进行改变自己的内观疗法（自己进行辅导）。

（3）在小组中进行的辅导工作（所谓"小组辅导工作"，是在森林中加入小组，体会各种经验，一边走一边倾听对方的谈话，互相理解并发现自我）。

通过森林环境中的辅导，可以缓解迄今为止高中生、教员、闭门不出的青年人、患有忧郁症的工薪族、主妇等对象接受"自己一个人生活就可以"的"自我宽容度"，以及由所遇到的苦恼与问题导致的压力、对将来的不安感、对工作和学习的焦躁感等，而且其效果得到了认可。与森林散步一样，一边享受森林景观和四季的变化，倾听小鸟和昆虫的鸣叫，倾听风吹过林间、树枝摇曳的声响，静静地度过。这种辅导方式，可以获得与室内辅导不同的效果。

7.2.2.2 森林静息

日本固有的心理疗法之一就是森田疗法。森田疗法的第一期称为卧褥疗法，体验者不需要做任何事，只要求躺下即可。卧褥的意思就是躺下。虽然只是什么都不做单纯地躺下，但可以起到让自己从一直以来承受的不安和"束缚"中解放出来的效果。森林疗养基于此理念开展的固定方案之一就是森林静息。其目的不是要特意做什么，而是单纯置身于森林中，什么都不做直接躺下，这样就可以撇开日常生活的一切束缚，充分体会身体感觉。通过这个方案就可以逐渐将日常生活的"开关"关闭，也因此置于全套菜单的首项。要注意的是，该方案并不是让体验者去森林然后躺下。首先，在可以"感受"森林的环境下，如在微风袭人的地点将身体交给摇椅，在可以听到溪水流动的地方躺下，一边感受阳光从树叶空隙中照过来一边躺着吊床上摇来摇去等，这些场景下最适合森林疗养的起始阶段（表 7-2）。之后从静态方案转移到动态方案——慢慢与森林融合的阶段，这时森林静息要实施的内容则分为躺在落叶上、在路旁依靠在自己喜欢的树木上，等等。

表 7-2 森林静息的不同时期的实施方案

起始阶段	与森林融合的时期
摇椅	躺在落叶上
躺在吊床上	依靠在树木上

让体验者一边在森林里散步，一边发现自己"满意的地点"，"感觉良好的地点"。如果发现了这个地点，那么就在那里安静地度过，享受森林的静谧、清新的空气，还可以更进一步躺在森林的地面上安静地度过，被森林拥入怀中。方法虽然非常简单，但是被森林拥入怀中所产生的放松感却令人心旷神怡。通过在森林中发现自己的"地盘"，并且在那里度过的方式，培养对世界的绝对信任感，以及自我肯定感。另外，如果是秋天，则推荐收集落叶，然后享受被包围在落英缤纷的世界中的美妙感觉。

在森林中发现令自己舒畅的地点，并躺卧在那里，被森林轻轻拥入怀中，静静地度过 20～30min。方法虽然很简单，但是对于平时备感疲惫的工薪族等，具有稳定身心的效果。与"自己的树"共度时光，在森林内寻找"自己喜欢的树"、"与自己性格相合的树"。发现该树后，靠在树上，并静静地度过 20～30min。

7.2.3 可选课程编制

森林疗养中，森林静息和森林散步是固定方案。在制作课程之际，以固定方案为中心，配以活用各基地特性的方案、利用该地区本地产业的方案、进行各种各样的放松运动的方案等，对应体验者们的需求建立方案菜单。

所有的森林疗养基地都蕴含着其他基地无法模仿的、利用其自然和地区特性的独特方案。这在与其他基地谋求差别化的层面上来看，是一个非常重要的观点，这可以让地区具有一定特色（表 7-3 和图 7-2）。例如，依托森林天然水资源，充分挖掘现代都市人对垂钓、泛舟、观鸟等绿色软件文化活动的向往，开设溪流垂钓、划艇等课程，使森林疗养基地具有核心竞争力和不可替代性。另外，温泉、历史建筑、地方风俗、风土习惯等，对于不居住在该地区的人们而言，是可以让他们忘却紧张的日常生活的特殊体验，同时也可以成为发现新事物的契机。通过这样的方式活用该地区的历史、地理文化，可以进一步加强森林的吸引力。但是，在实施差别化时必须注意避免过度，导致偏离森林疗养的本质。重点在于，森林中所体验到的心情愉悦、身心放松的感受。另外，还须考虑这些独特方案与固定方案之间的平衡性，这点也十分重要。

表 7-3　可选课程的种类

类别	可选课程
地理类课程	溪流垂钓、划艇等
地域产业类课程	陶艺、做竹炭、木制工艺、采集、烹调蘑菇和农产物等
森林文化类课程	听该地区流传的故事、接触地区文化、抄写佛经等
季节性课程	捕捉昆虫、采集药草、押花、树叶料理、树木果实做皮带等

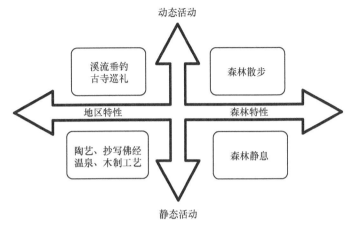

图 7-2　固定方案和基地独创方案的构成

7.2.4　阶段性森林疗养课程编制

7.2.4.1　制作方案

遵循森林疗养"通过'森林体验'刺激五感，关注自身的身心健康，体验'心情愉悦'的放松感觉"这个方针，须将固定方案和发挥各基地特征的方案组合起来制作菜单。

菜单的制作，对于让体验者充分体验森林疗养而言，是一项非常重要的工作。疗养师必须时刻意识到如何合理制作方案菜单，响应体验者的需求。

例如，即便是森林漫步这种在森林中散步的方案，也可以分为初级、中级、高级课程等级别，冠名不同的方案名称，再根据运动负荷划分等级组合菜单，从而可以对应不同程度的体验者，设立适合的目标。

7.2.4.2　阶段的必要性

虽然体验者的需求多种多样，但必须避免到达疗养基地后马上实施运动负荷高的方案。这是因为在紧张的日常生活模式的"开关"打开的状态下很难融入森林中。

要想远离来去匆匆的繁忙日常生活，在疗养基地度过与都会的体育锻炼和休闲娱乐游戏不同的、身心都放松、恢复精神的时光，必须将日常生活模式的"开关"逐渐切换成关闭模式。当然也要考虑到前往疗养基地之间的路途疲劳及伴随的风险。因此，必须组合方案菜单，确保体验者可以慢慢淡出日常生活，渐渐融入森林的愉悦感中。

即使是积极性强的体验者，重要的是阶段性从静态被动的方案慢慢转移到动态主动的方案，以此为基础组合菜单。心灵的释放与肉体的释放息息相关，反之亦然。只有将身心全都毫无保留地交托给森林，森林疗养才得以成立。

7.2.4.3 方案的组合

森林疗养的方案菜单从森林静息开始实施。通过静态被动的方案，将身体交托给森林，体会与森林一体化的感觉，从而开始调动五感。随后再转移到根据体验者本人希望、面谈（intake）中收集的信息及疗养师的建议所确立的方案，但即使是希望积极参加活动的体验者也必须确保是慢慢从运动负荷低的活动转移到运动负荷高的活动（图7-3）。而希望放松性活动的体验者则慢慢从外部刺激少的活动转移到外部刺激多的活动，以此为基础组合菜单。具体方案名称如表7-4所示。

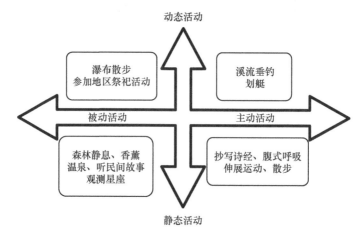

图 7-3　阶段性的结构组成例子

表 7-4　阶段性方案名称

观点	方案名称的例子	方案名称的例子
从活动负荷来看	身心放松地伸展运动	全方位肌肉伸展运动
从景观来看	闪闪发光的水池边散步	绿意盎然的隧道中散步在树叶空隙照进来的阳光下
从活动内容来看	负离子多的瀑布	森林新鲜空气的腹式呼吸
从五感来看	风和光的吊床（森林静息）	荞麦面的美食之旅

所谓方案，经常会让人感觉是活动性的，但是将身心交托给森林，体验都市中没有的高品质休息，这也是森林疗养所具备的优点。

7.2.5　依地形森林疗养课程编制

7.2.5.1　平地林型

1. 对于普通人

根据体验者的身心状况，设定预防生活习惯病、放松、辅导等程序。

作为预防生活习惯病的程序，根据体重和 BMI（肥胖指数）、血糖值、血压等，并对距离和地形加以考虑。另外，如果是需要指导的对象（轻度生活习惯病患者），请根据医生的处方，与饮食疗法与药物疗法一起实施上述程序。放松时，设定充分利用了森林的风景作用的多个放松地点后进行体验。以一边在森林环境中活动，一边减轻、缓解平时的烦恼与问题为目的。

2. 将孩子作为对象

在谋求恢复孩子的感性的同时，通过收集落叶等游戏，促进发展 5 种感觉，提高交流能力。该程序设定的路线、地点最好可以尽享四季的变迁，且能够充分利用体育运动设施，同时兼顾森林空间与空地的环境。预期效果为发展交流能力、提高自我治愈能力、发展手指的细微动作、构筑健康的生活节奏。

儿童有具体形象思维与逻辑思维，能辨别颜色，有空间感。儿童课程以游戏为主，符合孩子们好动活泼、活动量大、好奇心强等的性格特点。但孩子对自身行为缺乏足够的调控能力，设计课程时，应注重增强动手能力，如带领孩子们播种植物，进行简单的园艺活动；让孩子们解决实际的困难；进行短时间的自然观察，让他们处于一个与花草、树木相连的环境中，回归大自然的怀抱。

3. 将老年人（包括痴呆症患者）作为对象

本程序的目的是：谋求与医疗机构、福利设施的合作，提高在设施、医院生活和日常生活中的 ADL（生活自理能力），并且通过使以家庭生活为中心的老年人来到户外、森林的方式，培养其社会性。

进行辅导时，选择在有从树叶空隙照进来的阳光的小面积的空地。

医疗指导根据基本距离，按照体重计算所消耗的热量后，设定步行路线，加入植被和空间的宽度。

程序的路线以设置在平坦（平均倾斜度 5%）且老年人曾经熟悉的当地森林中为主，程序的内容为一边散步一边回忆过去、进行交谈的"回想法"；以及通过采集野菜、识别蘑菇等方式展示老年人自身的经验、认知能力的心理指导；通过按照上述步行目标距离设定的步行心理指导，以预防生活习惯病等为中心制作程序。

预期效果为以防止摔倒练习的心理指导为代表，通过每个季节的森林的风景作用，获得唤醒五官功能、认知、判断能力的心理指导效果。

老年人的心理特点：孤独抑郁无价值感、多疑、固执、充满对死亡的恐惧。针对老年人的心理特点，课程中应为他们提供社交机会，增加他们与社会的接触，设置多人参与，就自己感兴趣的话题展开讨论，减轻老年人的孤独感。同时，老年人感官功能变弱，相应增加刺激的数量与强度。老年人行动能力变弱，注意景观的可达性和无障碍设计，增加休息设施。

对于年龄较大、体弱、多慢性病的患者，可静坐在林荫下设置的木椅或水泥排椅上，或在林中空地的草坪上席地而坐，进行深呼吸，也可以练气功，以恢复体力，增进健康。也可静卧在林荫下设置的吊床上、木质排椅上，仰面朝天，闭目养神，进行深呼吸或练气功。

4. 以残疾人为对象的程序

以智障者为对象的程序为例。在国内的疗养设施中，实施了在当地的森林环境中散步，运送木料和树枝作业的疗养程序。其结果显示，提高了以步行能力、作业能力、认知判断能力等"身体能力"为代表的，会话理解程度、交流意愿、意思传达能力等交流能力；减少了恐慌、自残等行为障碍，厌食等异常行为的频率；并且提高了交流能力、感情与情绪的稳定程度、生活节奏、饮食控制、自主行为等基本生活能力。在各个设施的实践范例中，均有上述报道。上述程序内容，以香菇原木的生产与运输、运送、去劣疏伐木料和树枝，小组内的植树活动、剪枝、割去杂草等作业活动为中心，"步行"、"手持"、"运送"、"接过"、"敲打"、"打"、"发现"等内容简单明了，在视觉与体感方面易于理解，起点与终点有许多明显的物体，显示出能够构筑适合于各使用者的程序、软件。从残疾的特点来看，通过让以室内生活为中心、日常生活范围经常被限制的智障者来到户外、森林的方式，培养其社会性，并且在心理方面得以恢复，这些效果可以说是本程序的优点。

程序的路线设置在具备各种林型的森林环境（尤其是混交林）中，希望设定为能够唤醒、刺激身心的各种功能的形式。预期效果有提高身体能力、稳定精神、培养社会性、自律能力练习、提高基本生活能力等。

对于身体残疾者、重度脑功能障碍者，目前还没有在森林环境中进行特殊实践的范例，但是将对残留功能的医疗指导作为主要目的，并且把在森林里的散步、周游为基础，进行视觉、听觉、嗅觉、触觉等五官功能的医疗指导作为目的。

5. 视觉残疾者的森林体验

关于程序的路线，为身体残疾人士（包括使用轮椅者）设定平坦（平均倾斜度大约5%）的路线。应该尊重疗养对象的爱好，尽量避免在树冠幽闭的阴暗的树林里实施医疗指导。尤其是不向处于忧郁状态的体验者推荐阴暗的森林环境。另外，在每个路线上设置使用视觉功能的若干森林风景、林型，使用听觉功能的林段、空间，使用嗅觉和触觉的树木、植被等也非常重要。

7.2.5.2 富于变化的比较险峻的地形（山林型）

在陡峭的山脉连绵不断的地形区，除健康人以外的体验者可使用的路线必定会受到限制。因此，需要对人行道的宽度、坡度、距离、森林环境的多样性和长椅、休息地点等进行考虑以后，选择范围和路线。具体的重点是以养生和预防生活习惯病的疗养对象为中心。在森林位于地势险峻地区的日本，也许有很多这种例子。但是，路线中应当尽量设定各种森林环境、林型、地形，且能够按照各个疗养对象的目的制定程序。在森林中正确实施 SGE（在结构性交友小组、辅导领域中进行的与他人的联合作业，由 4 个阶段组成）作业和小组辅导等，注意不要成为简单的登山活动。

预期效果，除了预防生活习惯病之外，还包括通过森林体验产生的对自己的宽容，客观化并减少、缓和所遇到的问题，促进对他人的理解，培养团队合作精神等。

1. 以普通人为对象的程序

设定各种森林环境、林型、地形，努力按照各疗养对象的目的制定程序。治疗对象为小组时，应确定一个主题，适当实施小组参与的 SGE（结构性交友小组）方式和小组辅导比较好。例如，使用 SGE 方式时，设定"找出与这个同一颜色的叶子"，"在树林里寻找预示着春天即将到来的景物"等主题后，让小组成员参与。另外，使用小组辅导方式时，设定"在森林中最快乐的时候是……？""发现并改正自己是在什么时候？""最近令你高兴的事、令你难过的事"等共同主题进行交谈。

预期效果包括自我容忍、促进对他人的理解、培养团队合作精神、减少所遇到的问题等。

2. 以幼儿为对象的程序

以森林散步与远足为基本内容，可以在森林中做游戏和进行简单的工作、探险游戏和打造秘密基地等。设置有帐篷区和木制小房等疗养逗留设施的地方，还可以推荐使用现有设施的野外体验程序。野外露营给孩子带来的效果包括提升积极的情感、自我成就感、自尊等。儿童疗养设施与残疾儿童疗养露营等报告指出，进行野外露营活动，具有发展脑功能，尤其是具有帮助发展额叶联合皮层抑制功能的可能性。

预期效果，除上述情操方面的效果外，还有大脑生理学效果等的报告。

3. 以有拒绝上学、闭门不出、拒绝上班倾向的人为对象的程序

考虑不适应集体生活，经常关在自家拒绝上学的儿童，有闭门不出、拒绝上班倾向者的特征后，设定唤起对野外的兴趣与关心，享受身心释放感，同时进行身体运动的程序。例如，在森林中制作"自己的地盘"，使其适合自己，并提高自律能力。

程序的路线，应设定在通过走完起伏的竞走路线体会成就感，以及发现自己，进行自我辅导的森林环境中。

4. 以残疾人为对象的程序

即使身心方面患有残疾，也要以在森林内散步、周游为基础，实施进行视觉、听觉、嗅觉、触觉等五官功能辅导的程序。例如，以直接体会森林的陡坡、障碍物的方式度过。并且设定以视觉体会森林风景、林型；以听觉体会小鸟啁啾、树叶摩擦、潺潺流水的声音；以嗅觉体会树叶、落叶、森林土壤的芳香；以触觉感觉树皮等的程序。

7.2.6 特殊人群的森林疗养课程编制

7.2.6.1 面向老年人的森林疗养

截至 2015 年年底，我国 60 岁及以上人口数为 2.2 亿，占总人口数的 16.1%；65 岁以上人口数为 1.44 亿，占总人口数的 10.5%。按照国际通常的标准，当一个国家或地区 60 岁以上人口比例达到或超过总人口数的 10%，或者 65 岁以上人口达到或超过总人口数的 7% 时，其人口结构即被称为"老年型"人口，这样的社会即被称为"老龄社会"。我国人口中已有相当部分需要病后和愈后康复。随着我国经济的快速发展，健康管理和养老问题已经成为国家和个人最为关切的话题。而森林疗养的主要目标群体就是亚健康人、老年人和病体康复人群，他们中已有越来越多的人，在森林疗养活动中感受到了森林对其健康的作用；更多的研究者也将通过研究和实践，量化不同森林的治疗效果。国内关于医学实证研究的报道较少，主要是浙江省老年医学研究所开展的一系列关于森林疗养的人体实证研究。研究表明，森林疗养能在一定程度上改善老年人的高血压症状，对老年慢性阻塞性肺疾病（COPD）患者的健康有良好的促进作用（王国付，2015；Mao et al.，2012）。

通过对森林疗养的研究，对老年人的生理和心理行为进行调查分析研究，对老年人的身体情况和心理状况有了详细的了解，为老年人设计舒适的、健康的、安全的、无障碍的森林疗养方案，能够提高老年人的生活质量。有助于推进我国养老事业的发展，关爱和尊敬老年人事业。促进我国老年人事业的发展，倡导大家关爱老年人事业，尊老爱老，对于老年人事业的发展具有非常重要的社会意义，也是我国老年人事业发展的重大进步，体现了我国的社会文明和城市文明进步。

由于我国老年人人口基数大，老年人迅速增多，对老年人的疗养机构需求量也在不断增大，我国养老机构的设立还不够完善，老年人疗养中心的设计还有不足之处。本节通过研究森林疗养的有关理论，结合老年人生理和心理行为的调查分析的研究，总结出适用于老年人森林疗养的方案，最终达到改善老年人的生活环境、提高老年人的生活品质的目的。

1. 老年人的心理行为和行为特征分析

老年人是森林疗养的使用对象，研究老年人的心理行为特点对老年人森林疗养来说具有重要的意义。从针对老年人而言，他们的行为举止具有一定的特殊性，从实际的角度出发，通过对人、建筑空间、环境空间的研究，为设计提供更多依据，使其在设计过程中结合人体工程学理论知识，根据森林疗养的理论，设计出更好的老年人疗养的森林环境。那么，想要做出好的老年人森林疗养的设计就要对老年人有所了解。了解他们在进入老年期后生理及心理所发生的变化，深入其生活，掌握他们的生活方式和行为特点。

老年人在社会及家庭角色中的变化直接影响其对自我价值的困惑。退休或丧偶这些角色改变让老年人越发减少自己在社会及家庭中的存在感。心理学研究发现，老年人的心理特质是由个人的社会生活环境和个人的社会化实践等因素共同影响而形成的，这种心理特质具有稳定性。老年人工作状态程度、文化水平的高低、身体健康状况是否良好、经济条件是否优越和婚姻是否幸福等状况均会影响老年人的人格特质的发展。生理状态的改变，一定程度地刺激着老年人的心态，从而产生焦虑、孤独、自卑等压抑的心理感受。

随着年龄的增长，老年人身体机能出现了明显的下降，感知能力也逐步退化。老年人神经系统功能也在降低，肌肉骨骼系统也在发生着变化。作为一个特殊的人群，老年人的行为习惯也有其一定的特殊性。根据老年人的活动规律，切实体会老年人的心理状态、精神诉求，明白他们的行为模式才能更好地为老人创造舒适、温暖的森林疗养环境。老年人在社会背景、价值观、年龄、文化水平和兴趣爱好等诸多条件相互影响下，在公众交往中相互吸引、引起共鸣，共同集聚相互交流，这将有利于活跃气氛，提高老年人的愉悦之情。老年人喜欢在固定的场所活动，喜欢在熟悉的环境中交流逗留，即显示了他们活动的"地域性"特点。

2. 针对老年人群的森林疗养课程编制

（1）高血压老年人群体。

高血压是当前危害人类健康的主要疾病之一，老年高血压是多种心、脑血管疾病的重要危险因素，高血压患者的病死率、致残率很高，严重威胁老年人的生命和健康，因此控制和预防高血压是十分必要的。目前我国约有高血压病患者 1.1亿，对老年高血压的治疗主要采用口服降压药，但随着年龄的增长，老年人脏器退化、血浆肾素活性降低，肝肾功能会出现不同程度的减退。各种降压药物只能针对高血压病理过程中的某一环节，有时虽然取得一时的降压效果，但顾此失彼，导致一系列副作用发生，血压仍得不到满意的控制。高血压患者采用自然疗养因子进行治疗后，血压有不同程度的降低。

改善方法：如长期患有高血压的老人群体服用原有剂量降压药物并接受自然疗养因子治疗，保持疗养室内空气流通，安静舒适，生活规律，减少不良刺激；温泉浴（水温 38～39℃），1 次/d，30～40min / 次；观赏有特色的各种景观，在富含负离子地带休息，1 次/d，2～4h/次。

（2）高血脂老年人群体。

在过去 30 年间，国人的膳食结构发生了很大变化，由此也引起一些问题，高血脂便是其中之一。高血脂本身并不可怕，但是它会引发一系列其他疾病，如动脉粥样硬化、冠心病、胰腺炎等。高血脂分为原发性和继发性两类，原发性与先天遗传有关；继发性多数是由于代谢紊乱，与饮酒、吸烟、饮食、体力活动、情绪活动等有关。对于继发性高血脂的治疗，控制体重、运动、戒烟和调整饮食都是有效的治疗方法。以"森林健康食谱+森林漫步"为课程菜单可降低高血脂老年人群血脂水平，每日早晚进行森林漫步和腹式呼吸，每次 30min；并根据不同植物特有的药用价值，按照健康饮食规律，配制养生食谱。

（3）老年痴呆人群体。

老人多暴露于日常光的照射，可以减少痴呆患者夜晚的睡眠问题，同时减少痴呆患者"日落综合征"的发生。森林疗养基地布设鹅卵石步道，设置健身器材、花架、座椅、阅报栏等设施，老人可在这种环境中散步和休憩，小路由鹅卵石铺成，老人光着脚丫漫步其上，有较好的养生按摩穴位的功效，并能充分刺激老人的感官功能。并通过种植绿树、花草等，令老人在休息之余能享受劳作种植的乐趣，可改善老人的认知和动手能力。针对老人入睡困难的问题，在室内设计中添加自然元素，将卧室天花板设置为星空图案，在自然环境中能使老人感到放松，安抚老人心绪并缓解入睡困难，并使房间在天黑后不完全黑暗又可增添趣味。

7.2.6.2 面向压力人群的森林疗养

现代社会多数人口生活在城市，面对着来自各种环境的要求，这些要求会引发我们本能的心理和生理反应，这些本能的反应会影响人的神经系统，进而降低人的认知能力和情感状态，这就是人们通常所说的压力。随着社会、经济的快速发展，都市生活节奏越来越快，社会竞争因素、经济环境的变化、房价持续上涨、学业压力大、高考竞争激烈等都给都市人带来越来越多的压力。近年来社会上不断涌现的"奔奔族"、"蜗居族"、"捏捏族"等，也凸显出压力大已成为现代人的普遍问题，其直接的后果就是身体和心理的亚健康。压力本身不是一种疾病，但是长时间生活在压力状态下无法恢复会导致很多相关疾病的发生，且压力面向的人群范围非常广泛，因此压力是一个重要的健康问题。压力会导致如此多的健康问题，我们该如何调节呢？除了心理和社会层面的压力调节与管理，其实环境也可以影响压力水平。环境心理学家罗杰·沃尔里奇教授于 1983 年提出了压力缓解理论，认为当人们遇到那些感觉到对自己不利、有威胁或者有挑战的事件或情境时，会产生压力。而人们在某些环境中，如中等深度与复杂度、存在视觉焦点、包含植物和水的环境，注意力就被吸引到周围环境之中，可以阻断消极的想法，代之积极的情绪，使低落的认知行为、失调的生理得到恢复。该理论将环境偏好解释为人类进化的产物，对绿色环境的偏好是对早期人类赖以生存环境的天生反应。植物和水对人类的祖先而言意味着更好的生存机会，因此更受人偏爱，能让人们产生积极的情绪，具备较好的压力缓解作用。森林是人类早期生存的环境，是一种很好的缓解压力的环境。

生活习惯病是在城市紧张生活中，由不良生活习惯造成的亚健康状态，包括头痛、长期失眠、脱发、体重波动等。紧张性头痛是压力最普遍的表现之一。当身体处于压力之下，上背部及颈部的肌肉就会紧张起来，便会引起头皮肌肉紧缩，进而引起头痛。焦虑同样也能产生严重的偏头痛。受压力影响最常见的是失眠，很多年轻人感觉睡不着。白天工作太多，想得太多，神经绷得太紧，晚上难以休息下来。压力能引起脱发，荷尔蒙改变强迫毛囊进入停止阶段，阻止新的增长。严重的话，压力会引起秃头症。这种状况下身体的免疫系统影响毛囊，引起头发脱落。对于天生发量少的人而言，压力会加速头发脱落。压力能改变饮食方式，所以能引起体重变化。据华威大学医学院的研究者报道，尽管压力可以让人饮食不振，但通常长期压力会导致肥胖。因为压力降低了身体新陈代谢，让身体更容易储存脂肪。一项研究发现，暴食症通常与压力有关，尤其是在女性中。

据调查，北京地区平均每 10 个成人中，就有 5 个人受生活习惯病困扰。生活习惯病大多因为压力而产生，由心理问题传导为生理病态，而森林疗养可有效调节生活压力，森林疗养的预防属性主要针对生活习惯病，因此预防生活习惯病效果显著。日本相关研究表明，每月进行 3 天 2 晚的森林疗养，可有效预防生活习惯病。

1. 针对压力人群的森林疗养课程编制原则

在森林疗养中，我们要充分利用各种植物、水、阳光等平静安全的景观资源，使体验者能够获得压力的缓解。同时需要注意体验者情绪与环境的匹配性，那些与体验者的情绪状态相符合的环境，最容易产生恢复作用。人们越感到压力，越渴望简单的、熟悉的图像和形式，越会对消极的或者含混的图像感到困扰。在森林疗养的过程中，需要根据体验者的情绪状态及压力水平，选择与之相匹配的森林环境，以达到最好的恢复效果。

2. 针对压力人群的森林疗养课程编制目标

关于策划减压类森林疗养课程，有人提意见说，把体验者生活中所面临的问题解决掉，才是最治本的解压。"没钱给钱？没房子给房子？"。其实我们所说的压力，是一种心理紧张状态，也许表述成"焦虑"更为准确。打个比方，如果想要生二胎，将二居室换为四居室，而短期内财力不足，再拖几年的话，媳妇就是高龄产妇了。是否会感到一些焦虑呢？这种焦虑来自压力。森林疗养没有能力提供房子，而只是能缓解面临的心理压力，并预防心理压力演变为抑郁甚至是生理病变。

压力是普遍存在的，不同的人都面临着不同的压力。没有压力的状态对很多人来说就是"空虚"，而空虚本身也是一种压力。所以正确对待压力，换个角度看待问题，才是避免过度焦虑的治本之道。课程编制的目标是帮助压力相关人群进行精神康复，从而恢复到正常水平的精神强度；治疗压力相关疾病，提升目标人群的生活质量；帮助压力人群恢复自信心和正常生活的动力，更好地应对未来的挑战。

3. 针对压力人群的森林疗养课程编制内容

森林疗养为了取得好效果，其课程设计应考虑体验者诸多方面的实际情况，如工作生活现况、身体状态及心理诉求等。基于压力人群的森林疗养课程设计包含以下三方面内容。

（1）自由自觉性的体验课程。

森林疗养既需要借助疗养师的引导帮助，又需要让体验者自由活动，以进行自我自觉地调整修养，这也是体验者的心理诉求。当代人生活身不由己，整天被工作、交往应酬及诸多生活琐事充斥填满、拖累羁绊，身心俱疲，因此特别需要一个真正属于自己的时光，需要一个远离尘嚣干扰、安静舒适的地方，自我排遣安抚，让心静一静、空一空、歇一歇。疗养师的引导和自我疏导这二者应是相辅相成、不可替代的。或者从根本上说，来自疗养师等的外力，最终还是要靠体验者自觉的意识、行为才能直接起效，即自我心理疏导调养的意识和愿望愈迫切强烈，疗养体验时才会投入与配合，疗养效果才会更遂人意。另外，体验者如果是第一次来到一个陌生的森林中，肯定充满了新奇和兴奋，这就需要留给体验者一定的自由活动时间。在其熟悉考察森林环境的过程中，其实也在不知不觉地进行着自我的调节疏导，其体验效果也不可小觑。所以，在森林疗养过程中，疗养师应适地、适时地留出自由活动或独处的时间安排，让体验者做自己想做的事情，想怎样做就怎样做。"随体验者意愿，想躺就躺下，想洗脚就洗脚，想坐就坐下"，"倒是这样让体验者找到些感觉"。甚至不妨让体验者"来到森林之中，什么也不说，什么也不做，安静地发现自然和季节变化，感受森林给身体带来的改变"。

（2）作业疗法或体力劳作体验课程。

劳动是人类的本能，并且森林劳作是一种亲近大自然的劳作，有多方面益处。

在富含负氧离子、芬多精的林中劳作，能促进人体吐故纳新，更有益于生理上的保健、康复，甚至延年益寿。同时，淳朴或别有野趣的森林劳动，更能使心灵释然宁静、单纯淡泊、轻松惬意，并体悟人生的真谛。严重缺少劳动的现代都市人群，特别是长年、长时间伏案或身处办公室的脑力工作者，最需要和渴望森林体力劳作来活动四肢和筋骨肌肉，促进身体新陈代谢；同时缓解大脑疲劳，释放减轻过多负面的心理情绪，放松精神，激发灵感，防治职业病、文明病等。日本的森林疗养课程心理效果评估也证实了这一点，"人们更喜欢'森林午睡'、'森林劳作'和'找到自己喜欢的树'这3项森林疗养课程"。可针对办公室族、白领族等目标人群，策划和实施一些森林劳作课程，但要考虑体验人群的身体承受情况，要强度适中，形式适宜。种植、伐木、采摘、收割、除草、修理步道、提炼精油等劳动形式，还要结合森林疗养地的生态环境、资源与条件及季节等实际情况。总之，要科学合理、因地制宜地设计实施、搭配组合。

（3）表演性及互动性的体验课程。

依据心理学理论，人都有表现自我的欲望，希望被人们尊重敬爱、认可接纳。现代都市人，尤其是职场人士，为了生存和发展，不得不压抑自我，顺从忍受种种规矩和规则，个性才智难得表现和张扬。另外，人与人之间缺乏坦诚、友好的交往，相互羡慕嫉妒恨。这些都导致了现代人内心世界备受禁锢和煎熬，以致扭曲异化。这样的心理及情感，亟待释放宣泄和疏导矫治；这样的个体，迫切需要重新审视并发现另一个自我，需要重塑、展示一个真实而美好的自我。

最具表现表演性的体验课程就是才艺展示，诸如琴棋书画、吹拉弹唱、脱口秀等各种表演，厨艺秀及众多手工制作，等等。体验者可根据自己的爱好智慧，发挥自身特长，创作自编节目内容和形式，或自导自演，充分展示个人的才艺、品位和魅力。这样的策划和组织能够活跃气氛，促使体验者积极热情地参与，使得其在尽力表现、尽情娱乐中，忘却烦恼，不知不觉舒缓身心；在掌声和赞美中，感受自我的存在和价值；在相互了解交流、尊敬欣赏中，回归人性的真善美。

7.2.6.3 面向青少年的森林疗育

青少年处于身心生长发育的重要阶段，身心的不健康会对青少年的成长产生严重的不利影响。而森林疗养作为我国新发展起来的一种治疗模式，可缓解青少年的生活压力、缓解焦躁的情绪，同时培养良好的生活习惯、提高青少年身体素质、心理素质。应针对青少年的问题，以青少年身心健康康复、良好习惯养成、素质提高为目的设计森林疗养基地，包括拓展训练营、种植园、露营基地、阅读室等。

青少年为处于生理、心理快速发展的重要阶段，发展中的任何问题都可能对青少年的成长产生不利影响，所以保证青少年的身心健康对青少年的发展尤为重要。据调查研究，绝大多数青少年的身体健康状况良好，不易生病，但相对于青少年期的其他阶段，10～18 岁青少年身体健康状况表现得更为虚弱。在生活习惯方面，73%的青少年睡眠能达到 7～8h，但每天睡眠低于 6h 的比重为 20%；饮食方面，大多数青少年坚持吃早餐和不吃快餐，但有一定比例的青少年习惯不吃早餐或经常吃快餐；锻炼情况，1/3 的青少年能保持每天锻炼，而超过 50%的青少年很少锻炼或几乎不锻炼。在心理状况方面，通过问卷调查，7.1%的青少年表现出有较多心理问题倾向，并且整体对生活满意度不高，生活满意度得分为 19.91±6.40，为中性状态（余双好和马国亮，2010）。所以，青少年的主要特点是：身体健康状况总体良好，生活习惯有待改善，基础生理素质依然脆弱；心理健康问题出现比例少，有时有的心理问题比例较高，心理素质有待提升；对当前生活感到不满足，生活满意度总体不高，生活动力有待提升。

1. 针对青少年的森林疗养课程编制

青少年与其他年龄阶段人群的不同在于他们处于身心快速发育的阶段，在这个阶段，他们普遍不具有疾病等，对未知具有探索欲望，此外，青少年易受到外界干扰，易出现身心问题，影响青少年成长。根据青少年的特点设计森林疗养应根据青少年易出现身心问题这一特点，以青少年身心康复为主、素质提高为辅。常见课程设置如下所述。

（1）拓展训练。

根据自然环境，建造半天然半人工的训练基地，对青少年进行身体素质训练、团体游戏等。通过训练，可以提高青少年身体素质、磨炼意志、增强团体合作意识；相比于城市普通的训练基地，森林疗养半自然的训练基地，能够使青少年得到锻炼的同时体会到大自然的乐趣。

（2）种植。

开辟一片园区供青少年种植花、草等植物。青少年种植植株的过程中，不仅可以学到植物相关的知识，培养青少年爱护环境的责任感和使命感，更能收获到耐心的重要性，抚平焦躁的情绪。

（3）露营。

以露营为主的基地，需要森林疗养师带领。通过在野外的露营，满足青少年对大自然探索的欲望，培养青少年的团队协作能力、野外生存能力；野外的环境对青少年缓解压力、释放天性具有极好的作用。

（4）阅读。

森林疗养基地应当限制网络的使用，并设置阅读室。青少年，尤其是身心较不成熟的青少年的焦躁很大一部分受网络的影响，而阅读可以修身养性。

（5）森林环境教育。

美国学者 Coyle（2005）认为，使人们成为具有环境素养的人，需要通过环境教育来实现。所以，进行森林疗养时，除了引导访客在森林中进行森林漫步、参加多种多样的森林体验活动外，还可以开设森林环境教育课程，向参与者传播环境知识和环境保护技能，使受教育者增强环境意识、树立环境伦理观念并付诸行动。对于中学生：森林资源调查、野外体验，具体为测量树高、直径，树种调查，林间除草，植树，树木调查、树干截面分析。激发他们在森林活动和团队协作中的快乐，培养对森林保育活动的兴趣和理解，初步了解林业工作、进行职业教育；小学生：观察自然，如观察动植物、昆虫、土壤、树木年轮；发现自然界的色彩；采集和制作标本；采蘑菇等。调动参与者的各种感官，激发儿童对大自然的兴趣并关心自然，增强其对森林中树木、动物、溪流、地域等自然特征的认识和理解。

2. 青少年的森林疗养效果

森林疗养能向青少年提供自然的新鲜空间，有利于改变性格，让一些平素寡言、胆小的儿童在森林里逗留 1 周，能重塑他们的积极性和自信心。

（1）预防儿童心理问题。

森林是幸福教室，大树是毫无保留的教师，花草动物是活教科书，上课时还有小鸟鸣虫伴唱。不仅如此，森林也有包容度和同情心，能够平复孩子所受到的伤害，这里不排名次，也没有欺凌，出众不会被嫉妒，落后也不会被嘲笑。韩国中小学校非常注重利用森林来平复心理创伤，孩子们把森林称为"能给予幸运的福袋"。

（2）森林疗育。

在日本和中国台湾地区，森林中开展的户外体验疗法有一个专有名词，称为"森林疗育"。上原严在提出森林疗养之前，就针对逃学儿童做过 5 年的森林疗育工作，而现在日本有关森林疗育的研究已经非常成熟。"红灯亮起就握住橡胶球，黄灯亮起就松开橡胶球"，这种心理学实验被称为"go/no go"，通常用这种方法来调查人类的自我控制能力。2003 年，日本学者利用"go/no go"方法做了一次 6 天 5 晚森林疗育实验，受试者为 46 名三、四年级的小学生。研究者发现，森林疗育之后，孩子们握住和松开橡胶球的错误率大幅降低，自我尊重、自我肯定的情感得到提高，每个孩子看起来都很有活力，这也许暗示着森林疗育能够改善孩子的大脑机能。

（3）预防青少年近视。

据统计，60 年前国内人口的近视率只有 10%～20%，而现在 13～20 岁年轻人近视率高达 90%，近视已成为社会大问题。不过国人对近视问题已司空见惯，觉得近视不是什么大毛病。最近，北京同仁医院研究发现，高度近视是最主要的致盲因素，而提供相关干预措施已经迫在眉睫。2015 年，Elie Dolgin 在 *Nature* 杂志

上发表了一篇名为 *The myopia boom Short sightedness is reaching epidemic proportions. Some scientists think they have found a reason why* 文章，就世界范围内近视大流行问题进行了分析，他认为导致近视爆发的根本原因是孩子缺乏足够的户外运动。同年，首都医科大学联合北京疾病预防中心和北京市教育委员会开展了"延长户外活动时间对小学生近视预防效果评价"。研究选取 295 名小学生为延长户外活动时间干预组，以未选择任何干预措施的 311 名小学生为对照组，进行了为期 6 个月比较研究。结果发现，延长户外活动时间可以在一定程度上保护小学生视力，延缓近视进程，这种效果对小学男生尤为显著。关于户外活动对眼睛的保护作用，学者提出了许多假说。有人认为是光照强度差异的作用，室外与室内光照条件差别很大，户外活动中眼球可以接受更多自然光线，视物变得清晰，使眼睛得到充分的休息。有人认为近视和运动之间存在逆向促进作用，运动能够增加血流量，从而影响眼睛健康；而有些孩子可能因为戴眼镜不方便，因此不愿意到户外活动。还有人认为光照能够刺激视网膜多巴胺的释放，该物质能够阻止眼球伸长，从而避免近视。

7.3　森林疗养的流程

首先要调查基地里的什么东西可以作为资源，它是怎样作用于 5 种感觉的。然后，再考虑将该资源作为必选程序、选择程序，可以进行什么活动。关于人力资源方面，也要对实施程序的工作人员体制、可能合作的专家等问题进行研究。在此基础上，确定可以接受的对象、日程和招募方法等。

根据进行身心评估的方法，准备器械和专用纸张。例如，准备介绍森林疗养的宣传手册，准备记录摄入性调查面谈、疗养结束时面谈、个人记录等的专用纸张等，为实施程序做必要的准备工作。

在开始程序之前，首先进行摄入性调查面谈。森林疗养师一边倾听体验者的谈话，一边确认体验者的需求，进行身心方面的评估，并设定个别目标。然后实施程序，并在疗养结束时，进行回顾性面谈与身心评估。森林疗养的整个流程如图 7-4 所示。

首先，提前收集进行森林疗养所需要的信息。然后听取体验者的需求，制定程序，准备必要物品和合作单位。

体验者来到后，按照下列流程实施程序。

（1）摄入性调查面谈。

体验者来到基地后，首先进行摄入性调查面谈。确认当天的身体状态，进行身体监控。然后根据体验者的需要，设定此次治疗的个别目标。

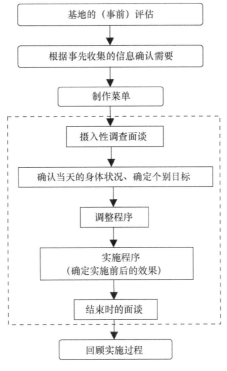

图 7-4 森林疗养的流程

（2）身心评估。

测定实施方案之前的身心状态。

（3）程序的调整。

将固定课程、可选课程重新组合之后制定菜单。然后根据菜单，对当天的情况进行必要的调整。

（4）程序的实施。

可以由森林疗养师来实施程序，也可以由向导来分担森林散步的工作。如果委托向导时，应该在进行摄入性调查面谈时，取得体验者的同意后，与向导共享体验者的信息，并制定委托书等，确定信息安全。

在程序实施过程中，应当监控体验者是否可以毫无问题地进行活动，并为其提供支持。如果出现问题和要求，则应当在每次出现问题和要求时修改菜单。

（5）身心评估。

测量治疗结束时的身心状态，比较前后结果后，进行结果反馈。

（6）结束面谈。

回顾体验过程，然后一并考虑怎样在日常生活中运用所获得的各种体验。倾听所有疗养体验者的感想与要求，使他们产生下次还要参加的愿望。

回顾运营过程，检查一下治疗的实施过程是不是存在问题，有没有更好的实施方法等。然后，森林疗养师会被要求开发以后的治疗程序，并努力提高自身的技能等。与其他森林疗养师交流、交换信息，可以重新发现可以采用的问题，并回顾自己的工作方式，这会成为一种良性刺激。即使治疗结束，也并不会弃之不顾，而是对治疗结果进行评估，并且反复加以改善，力求达到最好的治疗效果，这是非常重要的。

7.3.1　首次面谈（摄入性调查）

（1）什么是摄入性调查？

又被称为受理面谈或初次面谈。森林疗养以使用森林来维持、增进身心健康为目的。为了进行有效的治疗，分别根据每个人的情况制定菜单。因此，需要听取体验者的信息，掌握个人的需要。另外，还可以通过设定体验者与森林疗养的目标，成为增加参加治疗的动机、提高参加治疗的欲望、增强对森林疗养的期待感的手段。然后，使体验者同意参加疗养，直到最后签订合同。这就是摄入性调查。

（2）摄入性调查的目的。

1）正确掌握体验者的需要与主诉。

2）弄清楚前来参加森林疗养的理由与路径。

3）鉴定体验者的反应能力。

4）确认体验者是否有进行森林疗养的意思。

5）将本人的状态与基地的功能进行对照后，鉴定是否能对体验者制定并实施适当的菜单。

6）签订是否同意接受森林疗养师所属的机构提供的服务的合同。

（3）摄入性调查面谈的内容。

在与体验者打招呼、进行自我介绍、个人信息使用说明，以及进行摄入性调查目的的说明之后，询问下列情况。

1）今天的身体状况。身体是否有需要注意的地方。如果有，要确认是哪个部位、什么程度、什么状态。

2）关于现在正在治疗和服药的病情与伤病。如果有，要确认是否能够安全实施森林疗养。另外，还要确认是不是有主治医生的医嘱。

3）昨天的睡眠时间和睡眠质量。

4）关于日常生活。睡眠时间、睡眠质量、饮食、运动量、休息日度过方法等。

5）进行身体监控，确认身体各部分的感觉、感知方法。

6）来到森林疗养的理由与经过。

7）想在森林疗养中做的事情，希望得到的东西。

如果还有所属的森林疗养基地需要独自获取的其他信息，也可以另行添加内容。

（4）摄入性调查面谈的要点。

进行摄入性调查面谈的前提条件是：应缓和体验者的紧张与不安的情绪，对其说明会对谈话内容保密、不想说的话可以不说，努力营造出一个能够放心交谈的环境（消除紧张/不安，保障安全感）。而且，应当重视与体验者的见面，采取倾听、接受的态度，提高体验者参加治疗的欲望，形成相互信赖的关系。

（5）身体感觉的语言化。

森林疗养有一个特点，就是在森林中，通过五感来实现放松的目的。在进行摄入性调查时，包括一一询问身体状况的内容，这是捕捉身体感觉的练习。在日常生活中，会有很多并不关注自己的身体状态而一带而过的人。在摄入性调查中，滤除对自身的身体部位感觉，捕捉会产生什么感觉，再通过语言来传达。可以说从这个时点开始，治疗就已经开始了。

（6）摄入性调查的独立性。

摄入性调查面谈中的基本提问项目，在一定程度上是已经事先确定下来的。但是如果考虑自己所属森林治疗基地独有的摄入性调查方法，重视场所和空间，效果就会更好。如果进行摄入性调查的时间不多，采取事先让体验者在纸张上填写的方法也是一个很好的方式。但是在治疗前后，由森林疗养师进行个别面谈时，对于体验者来说会切实地产生一种为自己进行治疗的感觉，从而会提高满意程度。即使没有时间也不要省略，就算是短时间也必须实施。

7.3.2　结束面谈

实施方案后进行回顾，对于体验者来说是对体验的整理过程，而对于森林疗养师来说，在研究方案的效果方面具有重要的意义。在进行疗养结束面谈时，怎样把在森林疗养中取得的好的成果纳入到日常生活，并使之与日常生活联系起来，是进行面谈的要点。

1. 结束面谈的方法

在结束疗养时，我们对方案进行回顾。这时，我们会特别进行对 5 种感觉的回顾，即回忆并重新说出在森林中得到的感受，其目的在于让这种感受停留在记忆之中。人类的大脑在进行某种想象时，会与身体一起做出反应。进行回顾，是当我们在返回日常生活时，只通过在森林中的愉快的回忆，就会产生让身心感到愉悦的效果。

另外，在结束面谈时还要进行身体的监控，比较、确认身体在治疗前后发生的变化，这是在日常生活中也能进行的捕捉身体变化的练习。如果能够捕捉到身体的变化，就能够采取身体所必需的行动，如在感到疲劳时休息等。

在治疗前后进行测试的时候，应当反馈测试结果。对于以数值显示的结果，如果结果显示不清楚，体验者就会感到很失望。这时候重要的是要向体验者传达：这次的体验与以前是有一定联系的，要重视体验的过程，而不是结果。如果数据比开始的还要差，就应当向体验者传达：在短期内，有时候效果不容易以数据的形式表现出来，并确认进行治疗后身体是不是疲惫等，会不会对身体带来不好的影响等。另外，对于结果的测试不能只进行一次，而是需要持续性地观察效果。因此，为了进行下次测试，我们要将测试与能否进行更加有效的度过方法结合起来进行研究。

2. 有效的谈话倾听方法

当我们对治疗中的体验事项进行整理时，不是由森林疗养师马上提出建议，而是由体验者自己总结，并将注意事项说出来，这样做会更加有效。

此外，还要营造出不论是好事还是坏事都能自由表达出来的氛围，以此来加深对体验的回顾。如果由森林疗养师一一评价，体验者就不能自由地发表意见了。即使听了内容之后会有各种各样的想法，但是首先要表示接受体验者的意见，然后再通过"哦，××先生（女士）是这样感觉的啊！"来做出回应，最后在自己的脑海中进行整理。

3. 一起考虑在日常生活中发挥的方法

我们应该让体验者认识到在森林疗养中获得的体验是不到基地根本无法体会到的。例如，我们去按摩，在接受完服务后，按摩师会告诉你缓解酸痛部位的按摩手法。并且教给你在日常生活中，怎样做不会再酸痛，以及缓解才最重要等理念。同理，在森林疗养中，森林疗养师帮助体验者一起考虑怎样将在疗养中获得的体验融入日常生活中，才是重要的。例如，由于参加了治疗，体验者意外地发现了疲惫的自己。如果体验者在回顾自己的日常生活后，说："总觉得自己在被什么追赶着，没有时间松一口气"，然后也许会自己想出办法，如"试着在工作的间隙，喝一杯香草茶，给自己10min的放松时间"。这时，作为听者也不要将自己的想法强加给体验者，而是引导体验者自己想办法解决问题。例如，"在森林疗养中，您注意到什么问题了吗？""如果希望在日常生活中也能获得在疗养中获得的那种良好体验，您会想什么办法？"怎样将想法付诸行动，与其接受别人的建议，不如由自己想出自己想要做的办法，并付诸行动，这样可以提高付诸行动的动力。而且，在想办法时，并不是通过什么巨大的行动目标，而是推动体验者通过微不足道的、能够立即采取的行动开始付诸行动，这是非常重要的。

如上所述，在疗养结束面谈中，森林疗养师与体验者一起整理体验，并总结出将这些体验应用于日常生活中的办法，由体验者作为"特产"一道带回去。

7.3.3 森林疗养的效果

怎么表示森林疗养的"效果"呢？虽然有各种用于表示效果的方法，如身体指标与心理尺度等，可按照图 7-5 所示进行森林疗养效果的评估。

$$森林疗养的效果（Ef）= 环境（e）\times 软件（s）\times 个人（p）$$
$$\times 与目的的一致程度（a）$$

式中，环境（e）表示以该森林地区的历史与社会性背景为代表的树种、森林的年龄、密度、树高、直径、冠部高度、林床植被、养护程度、地形、气候、季节性、生物多样性、湿度、步行感触、芳香等；软件（s）表示实施的程序的明确性、唤起性、与疗养对象的能力的适合性；个人（p）表示以疗养对象的身心状态为代表的平时的生活习惯、既往病史、过去的森林体验、对森林疗养的动机、嗜好性等；与目的的一致程度（a），表示疗养对象的目的与程序的适合性，各个要素决定了森林疗养的效果（Ef）。当环境、软件、个人、与目的的一致程度 4 个要素均衡组合时，能够实施更加有效的森林疗养。

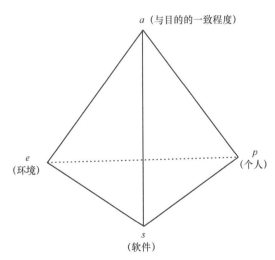

图 7-5　森林疗养的效果（Ef）

环境（e）：该森林的树种、年龄、密度、树高、直径、冠部高度、林床植被、养护程度、地形、气候、季节性、湿度、步行感触、芳香等；软件（s）：明确性、唤起性、与疗养对象的能力的适合性等；个人（p）：疗养对象的目的、身心状态、嗜好、过去的经验、动机、对森林的参与程度等；与目的的一致程度（a）：疗养对象的目的与森林疗养的一致程度。以三棱锥的形状显示森林疗养的效果（Ef）。在环境（e）、软件（s）、个人（p）等各要素的基础上，最后通过与疗养对象目的的一致程度（a）的高低，确定三棱锥的体积的大小，即效果的大小

7.4 心理减压效果的个体差异研究

7.4.1 森林环境印象评价的个体差异与个人特性

体验者是怎样认识环境、怎样对环境进行评价呢？每个人的自然环境价值观存在多样性，欲高度发挥森林疗养功能，则应针对体验者的个人特性提供最有效的"处方"。目前人们已经发现，森林疗养在降压效果方面存在很大的个体差异，因此如果让所有的体验者获得一定等级的森林疗养效果，则应根据体验者的个人特性，如根据体验者的性格与价值观、目前与森林接触的经验等，配备适合的森林环境及体验课程，以期高度发挥森林疗养的作用。因此，以调查体验者的个人特性与森林疗养心理效果之间的关系为线索，首先着眼于个人特性与森林环境认识方法的关系。

7.4.1.1 调查方法

1. 实验概要

选取 3 个不同的森林疗养基地。各森林疗养基地的受试者均为 10～12 名（合计 33 名）在调查地近郊大学读书的 20～25 岁男性大学生、研究生。将对森林环境印象评价及森林疗养的心理性效果与个人特性的关系进行调查。为了调查受试者的个人特性，本实验将在实验的前一天实施简历问卷调查、Neo-FFI（Neo five factor inventory）、GSES（general self-efficacy scale）、TBS-test（thompson and barton scale-test），并将回答结果设定为分析对象。在实施森林疗养实验时，会组织受试者开展步行（散步）与坐观活动，一般首先在上午开展步行活动，下午开展坐观活动。虽然在实际进行森林疗养期间，进行了各种实验与调查，但本节主要想利用在酒店实施的个人特性的调查结果，以及坐观活动结束后在现场使用 SD 法调查表统计分析得到的对森林环境印象评价的结果，研究体验者的个人特性对现场森林环境印象评价会产生怎样的影响。

2. 关于个人特性的见解

个性，是指描述个人的感情与思考、行动等一贯模式的个人特征。在进行实验时，必须考虑到各种个人特性，针对森林环境特有的制约与解决方法，设定可能的对应范围，同时针对有助于森林疗养的森林环境软件与硬件进行探讨，这需要首先提取与森林疗养心理效果密切相关的某些典型个人特性作为指标，设定分析对象。因此，要确定森林疗养的心理效果，应首先关注与每个人的性格、气质与日常的不安感、满足感有关的报告。另外，以附近森林为对象，根据所参加的具体体验活动情况，指出森林疗养的心理效果与个人的价值观、热心程度及与森林有关的经历等有很大关联，可以判断个人特性与森林疗养的心理效果密切相关。鉴于所述理由，在考虑不同的个人特性后，本实验从个人背景与经验、性格特性、对人生的满足感、价值观与关心度 4 个方面进行调查。个人背景与经验调查采用"简历问卷调查表"，以了解个人对森林的知识、爱好与居住地的自然环境好坏程度等经验与经历。为了掌握受试者的性格特性，使用了"Neo-FFI"；为了掌握受试者的自我效能感，使用了"GSES"；为了掌握受试者对自然环境的价值观、关心度，使用了"TBS-test"。

7.4.1.2 分析方法

如果可以调查每种个人特性的指标是否具有显示其会对森林环境印象评价产生何种影响的可能性，便可以更加合理且简洁地掌握森林环境印象评价与个人特性的因果关系。另外，如果可以将视觉与听觉等五感的形容词组分类整理，便可以更加解析性地描述森林疗养的综合效果。因此，将对全体受试者实施的 SD 法的 25 个尺度的得分作为客观变量，将个人特性的 17 个指标的得分作为说明变量，实施了复回归分析。然后按照形容词组的含义内容，将各形容词对在味觉以外的视觉（表 7-5）、听觉、触觉（皮肤感觉）、嗅觉（表 7-6）四感，以及物理环境的综合评价（表 7-7）、主观印象的综合评价（表 7-8）中分类以后，整理了形容词组×个人特性的因果关系。

为了尽量精确且简洁地掌握各个客观变量与哪些说明变量有关，进行分析时，使用复回归分析方法之一的分段依次计算法（step-wise method，变量选择法）将变量提纯。分段依次计算法，是一种通过回归分析，采取各添加、减少 1 个说明变量的方式选择最佳的回归式（预测值）的程序。

7.4.1.3 结果与分析

1. 森林环境印象评价与个人特性

使用分段依次计算法进行的简历问卷调查与森林环境印象评价的复回归分析，结果如下所述（表 7-9）。

第一，对于"是否喜欢森林"，喜欢森林，这本身会提高对森林"容易亲近"、"感觉良好"的印象。因此，是否喜欢森林，可能是提高对森林的亲近感及好感度的因素。

第二，"对森林有兴趣"，可提高对森林的"寂静"、"发出悦耳声音"的印象。因此，对森林有兴趣，可能是提高森林环境的寂静与发出悦耳声音这一印象的因素。

第三，"关于森林的知识量"丰富，并未对森林的印象评价产生特殊影响。如清楚掌握这一关系，可知体验者主观知识的多寡与进行森林环境评价基本没有关系。

表 7-5 复回归分析的结果（与视觉有关的形容词组与个人特性的指标）

变量名	视觉						
	明亮 (1) 一昏暗的 (7)	开放的 (1) 一封闭的 (7)	丑陋 (1) 一美丽 (7)	井然有序 (1) 一杂乱无章 (7)	光线柔和 (1) 一光线眩目 (7)	冷清的 (1) 一茂盛的 (7)	平面的 (1) 一立体的 (7)
是否喜欢森林							
对森林的兴趣							
关于森林的知识量							
过去接触自然的机会					0.356*		
过去的居住地周围的绿地数量	0.350*	0.254	0.415*			−0.525**	
现在接触自然的机会					0.311		
神经官能症倾向	−0.291		0.481*	0.283		0.433**	0.318*
外向性	0.261						
开放性					−0.251	−0.286*	
调和性			0.275				
诚实性							
对于失败的不安							
行动的积极性							0.228
能力的社会定位	0.357*		0.551**				
生态系统中心主义性							
人类中心主义性	0.648**			−0.531**		−0.800**	0.356*
对环境不关心				−0.227			
已修正确定系数 R^2	0.398	0.034	0.277	0.228	0.205	0.608	0.275
多重相关系数 R	0.702	0.254	0.606	0.548	0.529	0.810	0.585
复回归式	0.002**	0.154	0.010*	0.015*	0.022*	0.000**	0.006**

注：阴影部分是根据分段依次计算法（变量选择法）选择的个人特性指标的偏回归系数。显著的关系已标注星号。作为视觉评价的代表示例，着眼于"丑陋—美丽"时，得出了"过去居住地周围的绿地数量""多""神经官能症倾向"的得分高，"能力的社会定位"的得分高等，构成评价森林环境优美的因素。

表 7-6 复回归分析结果 [听觉、触觉（皮肤感觉）、嗅觉]

变量名	听觉 安静的(1)—嘈杂的(7)	听觉 发出悦耳的声音(1)—发出厌烦的声音(7)	触觉 温暖(1)—凉爽(7)	触觉 干燥的(1)—潮湿的(7)	嗅觉 有气味(1)—没有气味(7)	嗅觉 发出好闻的气味(1)—发出难闻的气味(7)
是否喜欢森林			0.368^*			
对森林的兴趣	-0.469^{**}	-0.286				-0.229
关于森林的知识量						0.399^{**}
过去接触自然的机会						
过去的居住地周围的绿地数量						
现在接触自然的机会		-0.266				
神经官能症倾向	0.488^{**}		0.679^{**}	0.295		
外向性			0.393^*	0.432^*	0.244	
开放性			-0.263		-0.324	
调和性		0.340^*		-0.406^*	-0.318	-0.471^{**}
诚实性						
对于失败的不安						-0.441^*
行动的积极性		0.352^*				
能力的社会定位		-0.323^*	0.544^{**}			-0.553^*
生态系统中心主义性						
人类中心主义性	-0.534^{**}			-0.399^*		
对环境不关心			0.350^*			
已修正的确定系数 R^2	0.417	0.366	0.386	0.293	0.160	0.439
多重相关系数 R	0.687	0.696	0.708	0.617	0.488	0.726
复回归式	0.000^{**}	0.005^{**}	0.004^{**}	0.008^{**}	0.045^*	0.001^{**}

注：阴影部分是根据分段依次计算法（变量选择法）选择的个人特性指标标的偏回归系数。显著的关系已标注星号。例如，①听觉方面，"对森林的兴趣"少，"神经官能症倾向"得分高，成为使"人类中心主义性"得分低，"森林环境更加安静"评价的一个因素；②皮肤感觉方面，"是否喜欢森林"的回答为喜欢，"神经官能症倾向"的得分高，"外向性"的得分高，"能力的社会定位"的得分高，"对环境不关心"的得分高，构成提高"森林环境更加凉爽"的得分的因素；③嗅觉方面，"森林环境气味"评价的因素，"调和性"的得分低，构成提高"讨厌森林环境气味"评价的因素。

表7-7 复回归分析的结果（与物理环境综合评价有关的形容词组与个人特性的指标）

变量名	物理环境的综合评价						
	人工的(1)—自然的(7)	有活力(1)—无活力(7)	沉闷(1)—清爽(7)	觉醒的(1)—镇静的(7)	神圣的(1)—普通的(7)	一般的(1)—有个性的(7)	健康的(1)—不健康的(7)
是否喜欢森林					-0.335*		
对森林的兴趣							
关于森林的知识量							
过去接触自然的机会		-0.402*		-0.311	0.318	0.414*	
过去的居住地周围的绿地数量							
现在接触自然的机会							
神经官能症倾向		0.479**				0.245	
外向性	-0.310	-0.447**	-0.281				
开放性							
调和性							
诚实性				-0.250	0.485**		0.331
对于失败的不安							
行动的积极性	0.272						
能力的社会定位	0.524**		0.369				
生态系统中心主义性							
人类中心主义性		-0.373*					
对环境不关心					-0.609**		-0.356
已修正的确定系数 R^2	0.296	0.367	0.078	0.065	0.342	0.151	0.104
多重相关系数 R	0.602	0.668	0.368	0.351	0.651	0.451	0.400
复回归式	0.004**	0.002**	0.113	0.139	0.003**	0.033*	0.073

注：阴影部分是根据分段依次计算法（变量选择法）选择的个人特性指标的偏回归系数。显著的关系已标注星号。作为与物理环境综合评价有关的代表性示例，着眼于"有活力—无活力"时，得出了由"过去的居住地周围的绿地数量"少，"神经官能症倾向"、"外向性"的得分高，"人类中心主义性"的得分低，等，构成"森林环境充满活力"评价的因素

表 7-8 复回归分析的结果（与主观印象综合评价有关的形容词组与个人特性的指标）

变量名	物理环境的综合评价				
	舒适的 (1) 一不舒适的 (7)	容易亲近 (1) 一难以亲近 (7)	不安的 (1) 一放心的 (7)	讨厌的 (1) 一喜欢的 (7)	坐立不安 (1) 一平静 (7)
是否喜欢森林	-0.279	-0.472**	0.294*	0.681**	
对森林的兴趣					
关于森林的知识量					
过去接触自然的机会	-0.421*		-0.324*		
过去的居住地周围的绿地数量	-0.237		0.451**		0.493**
现在接触自然的机会					0.232
神经官能症倾向		-0.294			
外向性			-0.380*	0.489**	
开放性					
调和性					
诚实性					
对于失败的不安					
行动的积极性		0.293		-0.343**	-0.385*
能力的社会定位	-0.332*		0.607**	0.532*	0.531**
生态系统中心主义性					0.309*
人类中心主义性					0.397*
对于环境关心				0.265	
已修正的确定系数 R^2	0.237	0.250	0.434	0.542	0.423
多重相关系数 R	0.577	0.566	0.723	0.784	0.729
复回归式	0.020*	0.010**	0.001**	0.000**	0.002**

注：阴影部分是根据分段依次计算法（变量选择法）选择的个人特性指标的偏回归系数。显著的关系已标注星号。作为与主观印象的综合评价有关的代表性示例，着眼于"讨厌的—喜欢的"的回答为"是否喜欢森林"的回答，"神经官能症倾向"的得分低，"能力的社会定位"的得分高，"行动的积极性"的得分高等，构成"更加喜欢森林环境"评价的因素。

表 7-9 个人特性的指标变化对印象对评价产生的影响的整理

个人特性的指标	个人特性的指标变化	对于森林环境印象评价产生的影响
是否喜欢森林	如果"是否喜欢森林"上升？	"容易亲近"、"好感度"的得分上升
对森林的兴趣	如果"对森林的兴趣"上升？	"寂静"、"发出悦耳的声音"的得分上升
关于森林的知识量	如果"对森林的知识量"上升？	并未特别影响对森林的印象评价
过去接触自然的机会	如果"过去接触自然的机会"上升？	"危险性"、"光线眩目"、"发出讨厌的气味"的得分上升
过去的居住地周围的绿地数量	如果"过去的居住地周围的绿地数量"上升？	"昏暗"、"无活力"、"美丽"、"放心感"、"冷清"、"平静"的得分上升
现在接触自然的机会	如果"现在接触自然的机会"上升？	并未特别影响对森林的印象评价
神经官能症倾向	如果"神经官能症倾向"上升？	"有活力"、"嘈杂"、"凉爽"、"茂盛感"、"立体性"、"好感度"的得分上升
外向性	如果"外向性"上升？	"无活力"、"美丽"、"凉爽度"、"危险性"、"潮湿感"的得分上升
开放性	如果"开放性"上升？	"茂盛度"的得分上升
调和性	如果"调和性"上升？	"发出讨厌的声音"、"干燥感"的得分上升
诚实性	如果"诚实性"上升？	"普通的"的得分上升
对于失败的不安	如果"对于失败的不安"上升？	"产生好闻的气味"的得分上升
行动的积极性	如果"行动的积极性"上升？	"发出讨厌的声音"、"讨厌的"、"无法平静"的得分上升
能力的社会定位	如果"能力的社会定位"上升？	"昏暗"、"自然"、"舒适"、"美丽"、"发出悦耳的声音"、"凉爽"、"放心感"、"神圣"、"产生好闻的气味"、"好感度"、"平静"的得分上升
生态系统中心主义性	如果"生态系统中心主义性"上升？	"立体的"、"平静"的得分上升
人类中心主义性	如果"人类中心主义性"上升？	"昏暗"、"无活力"、"寂静"、"清静"、"井然有序"、"干燥感"、"平静"的得分上升
对于环境不关心	如果"对环境不感兴趣"上升？	"凉爽"的得分上升

第四，"过去接触自然的机会"多，可提高对森林的"危险性"、"光线眩目"、"产生令人讨厌气味"的印象。因此，过去接触自然的机会多，可能是提高对森林的危险性、光线眩目、产生令人讨厌气味感的因素。过去的自然体验的多寡，未必对森林环境作出肯定性评价。而且根据以往经验，反而可能产生消极印象，如感到森林内非常危险等。

第五，"过去的居住地周围的绿地数量"多，可提高对森林的"昏暗"、"无活力"、"美丽"、"放心"、"冷清"、"平静"的印象。这是因为，与绿地数量少相比，如果过去居住地的绿地数量多，可以增进对包括森林在内的所有绿地的熟悉与理解。另外，除了提高安全感与平静度以外，该指标虽然可以提高对森林环境的美感等积极印象，但是，另外一方面，与其他消极指标相比，该指标还具有对众多评价产生影响的可能性，如会提高昏暗、无活力、冷清等印象。

第六，"现在接触自然的机会"的多寡，并未对森林印象评价产生特别影响。在所有的分析中，未发现其与森林环境印象评价有明显关系。虽然在开始实验时假设，如果现在接触自然机会多，便会对森林作出更加积极的评价，但是，实际上，与其他因素相比，现在接触自然的机会并未对印象评价产生我们所期待的影响。

2. 森林环境印象评价与性格特性

使用分段依次计算法进行的 Neo-FFI 与森林环境印象评价的复回归分析，结果如下（表 7-9）。

第一，"神经官能症倾向"的得分高，可提高森林环境印象评价中的"有活力"、"嘈杂"、"美丽"、"凉爽"、"茂盛感"、"立体性"、"好感度"的得分。神经官能症倾向是性格尺度中渗透最广的维度。一般情况下，与其他人相比，这个项目得分高的人，不善于应对压力。与此相反，得分低的人在精神方面比较稳定，即使身处多种压力之下，也可以沉着应对。因此，神经官能症倾向高，可能是提高对森林环境的活力、嘈杂、美丽、凉爽、茂盛感、立体性、好感度的印象评价的因素。

另外，因为受试者单独进行步行与坐观，所以，"有活力"的含义，并不表示是人与自然界的声响使森林环境处于嘈杂的状态，而是认为神经官能症倾向越高，越可以在树木与植物构成的森林环境中感受到活力，即可以感受到生命的跃动感。如上所述，神经官能症倾向高的人群，可能在森林环境中感受更加积极的印象。

第二，"外向性"得分高，可提高"无活力"、"凉爽"、"危险性"、"潮湿感"的得分。外向性是与神经性倾向并列的性格尺度的主要评估项目之一。外向性得分高的人，喜欢其他人或者大型集团或者大型集会，专断且活跃。与此相反，外向性得分低的人，谨慎、依赖性强、我行我素、好奇心旺盛。

外向性得分高，会成为提高森林环境的无活力、凉爽、危险性、潮湿感等的因素，但是，本项目特别着眼于活力，得出与神经性倾向相反的评价，即外向性得分高，会朝着感觉没有活力的方向作出评价。同时，如果外向性得分高，会对森林环境作出危险性更高、潮湿的评价。即外向性得分高的人，反而可能觉得森林环境无聊且缺乏活力、阴郁，可能形成森林是一种与日常环境不同的危险环境的印象。

第三，"开放性"得分高，可提高"茂盛感"的得分。一般认为，开放性得分高的人，具有积极的想象力与审美感，内在感受力强，喜欢多样性，具有独自的判断。另外，与此相反，一般认为开放性得分低的人，会在行动与外观上显得保守，喜欢熟悉的事物，情绪性反应略显谨慎。在本次实验结果中，开放性得分高，成为提高茂盛感的得分因素。但是，仅依据上述信息，难以指出开放性与森林环境印象之间的具体关联。

第四，"调和性"得分高，可提高"发出讨厌的声音"、"产生好闻的气味"、"干燥感"的得分。可以说"调和性"得分高的人，基本上都很无私，是受社会欢迎，心理健康的人。与此相反，可以说调和性得分低的人，缺乏协调性，与人作对，充满竞争性。但是目前已知在竞争性领域，这种性格特性常常会成为优点。

"调和性"得分高，成为提高发出讨厌声音、产生好闻气味、干燥感的得分因素。如前所述，可以说，具有高调和性性格的人，其"调和性"得分与其心理健康的程度有着很深关系。鉴于所述理由，调和性得分高的人，对森林环境产生讨厌声音以及感到干燥等消极印象，也许是因为他们其实并不需要在森林停留，享受减压效果，所以才产生了上述印象。但是，另外一方面，有时也会产生积极印象，如产生好闻的气味等，因此仍然难以显示出明确的倾向。

第五，"诚实性"得分高，可提高"普通的"印象。一般认为，诚实性得分高的人具有很强的目的性，非常坚强。在本次结果中，"诚实性"得分高，成为提高对森林环境一般印象的因素。但是，如果稍加考虑，便可以理解所述理由。例如，作为调查地的森林环境是为了进行森林疗养实验而修整的环境，即产生上述印象与可以感受到森林环境是具有一定程度的人工修饰感的环境有关。也就是说，不能否认，与到森林之前所怀念的印象相比，诚实性得分高的人可能会认为实际的森林不如想象中的森林那般神圣，是一种人工的，即所谓的普通环境。

3. 森林环境印象评价与自我效能感

通过分段依次计算法实施的 GSES 与森林环境印象评价的复回归分析，结果如下（表 7-9）。

第一，"对于失败感到不安"的得分高，可提高"产生好闻的气味"的得分。与气味敏感度的关系，虽然并不是一项意味深长的结果，但是，两者之间的因果关系，尚有许多不清楚的地方，今后需要进一步进行研究。

第二，"行动的积极性"得分高，可提高"发出讨厌的声音"、"讨厌的"、"无法平静"的得分。如果将行动积极性高的人设定为喜欢探索活动的人，与日常环境相比，他们会认为森林环境本身可以感受到高度的自然性，另外一方面，还会产生森林是过于单调，使人坐立不安、发出讨厌声音、不讨喜的环境等印象。

第三，"能力的社会定位"的得分高，可提高"昏暗"、"自然"、"舒适"、"美丽"、"发出悦耳的声音"、"凉爽"、"放心感"、"神圣"、"产生好闻的气味"、"好感度"、"平静"的得分。即可以说，能力社会定位高，是提高森林环境的昏暗、自然、舒适、美丽、发出悦耳声音与好闻气味、凉爽、安心感、神圣感、喜欢、平静等评价的重要因素。

综上所述，能力社会定位积极提升多种印象。首先，在自我能力的社会应用程度方面，能力的社会定位表示每个人具有的自信程度。即所述的心理方面的稳定感，使人在森林环境的内部开放五感，积极吸取森林环境要素，有意识地将森林疗养效果向享受的方向加以引导，最终提高对森林环境的积极印象。

4. 森林环境印象评价与价值观、关心

通过分段依次计算法实施的 TBS-test 与森林环境印象评价方差分析，结果如下（表 7-9）。

第一，"生态系统中心主义性"的得分高，可提高"立体性"、"平静"得分。即，可以说调查自然环境的价值观指标——生态系统中心主义性的得分高，是提高立体感、平静感的因素。也就是说，具有重视生态系统的价值倾向的人，可以感受到生活在森林中的生物气息，会参与到生存基础之一的森林环境之中，细心地、多层次地、立体地进行观察，并且认为，生态系统中心主义性的得分高的人群，对于可以感受到所述丰富生态系统的森林环境，产生平静的印象，是一种极为自然的过程。

第二，"人类中心主义性"得分高，可提高"昏暗"、"无活力"、"寂静"、"井然有序"、"冷清感"、"平静"、"干燥感"的得分。即用于调查自然环境价值观的另外一个指标——人类中心主义性的得分较高，成为提高昏暗、无活力、寂静、整齐感、冷清感、平静、干燥感印象的因素。综合来讲，人类中心主义性价值观，在进行森林环境印象评价时，具有提高井然有序、平静、安静印象的作用。打个比方，也许会具有一种像欣赏东山魁夷运用鸟瞰式构图法绘制的森林画，促进形成某种客观评价态度的效果。

第三，"对环境不关心"的得分高，可提高"凉爽"的得分。即已知对环境不关心，是提高森林环境凉爽的因素。一般情况下，并不认为不关心环境的人不会对自然环境与森林环境产生兴趣。也就是说，他们并不是不享受体验真实的自然环境与森林环境的机会。与关心与体验较多的人相比，为了进行本次的森林疗养实验被带入森林环境的人们，通过体验真正的森林，体验森林的多种功能之一的微气象调整功能（这时，森林比森林以外的空间凉爽），会意外地对森林内的凉爽程度作出反应。

7.4.1.4 结论

首先，对简历问卷调查的分析结果表明：关于森林的知识与现在接触自然的机会，几乎未与森林环境印象评价发生关联；对森林的兴趣与嗜好性，对森林环境的评价产生了积极的影响；过去居住地周围的绿地数量，与可以对森林环境产生放心的印象有关。但是，如果关注过去接触自然的机会，不仅会对森林环境产生积极的印象，也许还会因为充分了解对象，而产生森林环境原本具有的危险性与昏暗、无活力等消极印象。这作为引导计划制订人对所希望的森林环境作出评价的资料，非常有用。例如，如果事先已经了解是嗜好性与兴趣低的人，则可以通过配备可以激发上述人群的嗜好性与兴趣的森林环境设计与程序的方式，引导出对森林作出良好评价的策略，可能是更加有效的。

对于 Neo-FFI 的分析结果表明：神经性倾向与对于森林环境的多个积极印象有关；外向性，与消极印象有关；开放性，在感受性方面，与气味的感知方法与立体感有关；调和性，在有必要森林疗养这一点上，与消极印象有关；诚实性，由于其特性，可能对森林环境产生一般印象。在实验过程中，虽然让受试者独自在静谧的森林里进行体验，但是，实验得出了神经性倾向得分高，外向性得分低的结果。即认为对焦虑症高的受试者对森林环境产生更加有活力的印象。这是与神经性倾向得分低、外向性得分高的受试者完全相反的结果。因此，从性格方面考虑，也许神经性倾向得分高，外向性得分低的受试者是最能享受到森林疗养心理效果的体验者类型。

GSES 的分析结果表明：虽然在对于失败的不安与森林环境印象评价中，未发现过于明显的关系，但是在行动的积极性得分高时，显示对森林环境产生了消极印象；能力的社会定位得分高时，对森林环境显示出消极印象。实验对于行动的积极性进行了考虑，认为在实验中采用的森林疗养活动，对于行动积极性得分高的人意味着是一种过于平稳的活动。因此，虽然与森林疗养的定义略有偏离，但是，如果对行动积极的人群提供更加具有活动性的活动，也许会对森林环境产生积极的印象。另外一方面，在体验森林疗养之前测定森林疗养体验者的能力社会定位，并且可进一步掌握行动的积极性，便可能在某种程度上事先预测各体验者对森林环境产生怎样的印象。

TBS-test 的分析结果表明：对自然环境的价值观，反映在对森林环境产生的印象。但并未与关心产生太大的关联。人类生活的价值观较高时，出现了整齐、平静、安静等，宛如欣赏描绘在画卷上的森林一样，对森林环境进行评价。而已知的价值观较高时，受试者会凭借敏锐的洞察力对森林环境进行观察，并且在森林环境内表现得非常平静。因此，可以通过事先调查体验者的价值观方式，在某种程度上提高森林疗养的心理效果。如需实现上述目标，首先，调查各体验者的生态系统中心主义性与人类中心主义性价值观的各自保持程度，或者哪种价值观占有优势非常重要。然后在此基础上，掌握各体验者希望体验的种类与目的，在对上述内容进行综合考虑以后，提供组合式线路与程序，将有助于最高效地发挥森林疗养的心理效果。另外，如需实现上述多种体验，不仅需要准备多种程序，还应配备植被及人为介入等级各不相同，且可以进行各种体验的线路，建议配备可以根据需要进行适当选择的环境。

综上所述，特定的个人特性，对特定的森林环境印象评价产生了影响。但是，关于印象评价所形成的心理减压效果有关的情况，则需针对情绪变化等减压效果的调查指标的关联性，做进一步调查。

7.4.2　森林疗养减压效果的个体差异与个人特性

森林漫步者以往与森林接触的经历，由此产生的森林有关的知识与兴趣、目的、性别等不同的个人特性，个人享受森林疗养的效果上也存在个体差异，目前虽然尚未具体阐明，但是在解释森林环境时，可以假设存在一个森林认知体系。即首先森林疗养体验者不同的特性，在认知森林疗养时就如同不一样的过滤器，会反映在体验者有意、无意地选择的森林环境认识方法，并通过最终体验，反映在获取不同效果的质量与程度上，最终出现不同的森林疗养生理、心理效果差异。在考虑效果存在很大个体差异的森林疗养时，为了确保所有体验者均具有一定程度的效果，就必须根据不同的个人特性，配备可以更加高效发挥森林疗养减压效果的森林环境，并配套设置体验程序。因此，本节以调查体验者的个人特性与森林疗养减压效果的关系为线索，调查体验者的个人特性怎样反映在现场森林疗养的心理效果上，并尝试对两者间的关系进行总结。

7.4.2.1　调查方法

1. 调查个人特性的调查表

调查对象地及受试者与 7.4.1 节的内容相同。将使用简历问卷调查（个人背景与知识、经验）、NEO-FFI、GSES、TBS-test 4 个调查表实施的结果作为分析对象。

2. 调查森林疗养的心理效果的调查表

为了调查森林疗养的心理效果，在进行步行实验与坐观实验前后，在现场使用 POMS 短文版（以下称为 POMS）进行了调查。实验结束后，立即计算出 6 个尺度（紧张—不安、抑郁—消沉、愤怒—敌意、活力、疲劳、混乱）的 *T* 得分进行分析。实施 POMS 的时间点，如图 7-6 所示，共计 4 次，分别为步行实验前、后（步行前后），坐观实验前、后（坐观前后）。

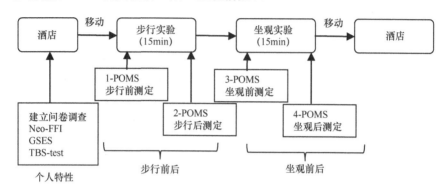

图 7-6　实施相关的调查的时机（个人特性×POMS）

POMS 在步行前后、坐观实验前后共计实施 4 次。将每个受试者的 POMS 各尺度的得分整理以后，用步行活动后的得分减去步行活动前的得分，作为步行前后的情绪变化得分。对于坐观活动也使用了同样方法，整理坐观前后的得分，并将其分数化

7.4.2.2　分析方法

如果可以调查每个人的特性指标是如何对构成 POMS 的 6 个尺度产生怎样的影响，即可更加合理且简洁地掌握森林疗养的减压效果与个人特性指标的关系。因此，本实验将步行活动前后及坐观活动前后的 POMS 的 6 个尺度得分差作为客观变量，将个人特性 17 个指标的得分作为说明变量，进行复回归分析。另外，在实施复回归分析时，为了掌握某种说明变量与客观变量的有效相关性，采用与前一节相同分段依次计算法，对变量进行了精简（表 7-10 和表 7-11）。另外，如果个人特性的各个指标在最后发生变化，将会对 POMS 的尺度产生怎样影响呢？

7.4.2.3　减压效果与个人特性的关系

1. 减压效果与知识、经验等

使用哪种简历指标，才可以代替作为森林疗养心理减压效果指标，即 POMS 各个尺度，并且进行最合理的说明呢？为了说明这一点，我们进行了复回归分析。结果如下所述。

第一，在步行前后，"对森林的兴趣"可使 POMS 尺度——"活力"得分明显上升，使"疲劳"与"混乱"得分明显降低。另外，"关于森林的知识量"，使"愤怒—敌意"与"活力"得分上升。"过去接触自然的机会"与"愤怒—敌意"形成了明显的负回归（表 7-10）。

表 7-10　步行前后的 POMS 的 6 个尺度与个人特性指标的复回归分析结果

变量名	紧张—不安	抑郁—消沉	愤怒—敌意	活力	疲劳	混乱
是否喜欢森林		-0.312				
对森林的兴趣				0.311*	-0.360*	-0.375*
关于森林的知识量			0.503**	0.319*		
过去接触自然的机会					0.232	
过去的居住地周围的绿地数量			-0.341*			0.210
现在接触自然的机会					-0.233	
神经官能症倾向		-0.417*	-0.605**			
外向性		-0.271		0.750**		
开放性				0.412**	-0.398*	
调和性	0.328			-0.506**	0.489**	0.476**
诚实性						-0.326*
对于失败的不安						
行动的积极性	-0.287			-0.748**	0.466**	0.670**
能力的社会定位			-0.281	-0.349*		
生态系统中心主义性						
人类中心主义性						
对环境不关心		-0.367*			-0.325*	-0.322*
已修正的确定系数 R^2	0.090	0.188	0.394	0.540	0.377	0.465
多重相关系数 R	0.383	0.538	0.685	0.800	0.716	0.752
复回归式	0.093	0.042*	0.001**	0.000**	0.006**	0.001**

　　注：阴影部分是使用分段依次计算法（变量选择法）选择的个人特性指标复回归系数。已标注星号的，是显著关系。典型范例：如 "对森林的兴趣" 及 "关于森林的知识量" 多，"外向性" 与 "开放性" 得分高，"调和性" 与 "行动的积极性"、"能力的社会定位" 的得分低，都可以认为是森林环境步行后，提高 POMS 的 "活力" 尺度的因素

　　第二，坐观活动前后，"对森林的兴趣" 使 "紧张—不安" 与 "抑郁—消沉" 的得分明显降低。但是，与此相反，"关于森林的知识量" 可使 "抑郁—消沉" 得分明显上升。另外，"过去接触自然的机会"，可使 "疲劳" 得分明显上升（表 7-11）。

表 7-11　坐观前后的 POMS 的 6 个尺度与个人特性指标的复回归分析结果

变量名	紧张—不安	抑郁—消沉	愤怒—敌意	活力	疲劳	混乱
是否喜欢森林	0.234				-0.266	
对森林的兴趣	-0.423*	-0.417*				
关于森林的知识量		0.460*		0.276		
过去接触自然的机会					0.441**	
过去的居住地周围的绿地数量	0.374*		0.499**		-0.272	0.351*
现在接触自然的机会			0.268			

续表

变量名	紧张—不安	抑郁—消沉	愤怒—敌意	活力	疲劳	混乱
神经官能症倾向					−0.360 *	−0.257
外向性		0.295				
开放性			0.365 *			
调和性						
诚实性		−0.482 *				
对于失败的不安			−0.245			
行动的积极性	0.382 *	0.403 *		−0.327		0.366 *
能力的社会定位						
生态系统中心主义性						
人类中心主义性				0.311		
对环境不关心		−0.456 **				
已修正的确定系数 R^2	0.287	0.308	0.268	0.193	0.383	0.152
多重相关系数 R	0.613	0.662	0.600	0.518	0.679	0.481
复回归式	0.009 **	0.014 *	0.012 *	0.026 *	0.001 **	0.051

基于上述分析结果，可得出下列结论：过去接触森林与绿地等绿色的机会多，以及居住地周围的绿地数量多的人，在进行森林疗养以后，不但没有获得心理效果，反而可能会形成压力。但是，这并非如表面所示的那样，或者可以解释为过去接触绿色经验少的人可获得更好的森林疗养心理效果，与其这样说，更多的是认为（降低步行活动前后"愤怒—敌意"得分的因素除外）森林疗养相对降低了过去接触绿色经验多的人享受森林疗养的心理效果。根据这一结果我们同样会联想另外的事实，即关于森林知识量多的人，在步行活动前后"愤怒—敌意"得分提高，坐观活动前后"抑郁—消沉"得分也得到提高，可能是一样的深层逻辑。

即在进行森林疗养期间，普通人会采用向整体森林环境开放五感、尽情享受森林疗养这一体验方法，这种方法本身绝不是一件坏事，但是，有知识与经验的人，他们更会参照自然与本身拥有的知识与经验，在森林内部积极进行观察活动，将精力集中在特定的树木与植被上，与其说他们是在进行放松，不如说他们是在进行一种活动。这一现象虽然并不是有意为之，但是根据复回归分析结果，在步行活动前后与坐观活动前后，"关于森林的知识量"同时也成为提高"活力"得分的因素，似乎也为上述理由提供了支持。

另外，作为平均提高森林疗养心理效果的主要因素，也可列举出"对森林的兴趣"这个指标。在步行活动前后，"对森林的兴趣"明显提高了"活力"得分，并且成为降低"疲劳"与"混乱"得分的主要因素。另外，坐观活动前后，也是明显降低"紧张—不安"与"抑郁—消沉"得分的主要因素。对此，我们认为在发挥森林疗养心理减压效果上，"对森林的关心与兴趣"是非常重要的范例。

应用上述观点，向拥有许多森林相关知识与经验的人，推荐开放五感、悠闲享受森林疗养的方案会更加有效。另外，可以在森林内的游客中心与区域内的道路车站等处，向体验者事先提供信息，进行讲解，以激发来访者对该森林的关心与兴趣，也可能是提高体验者森林疗养心理效果的有效处理方案。

2. 减压效果与性格特性

为了调查使用哪种 Neo-FFi 指标，可以最合理地说明 POMS 的各尺度，进行了复回归分析。

第一，在步行活动前后，"神经官能症倾向"明显降低了 POMS 的尺度——"抑郁—消沉"与"愤怒—敌意"得分。"外向性"明显提高了"活力"得分。"开放性"明显提高了"活力"得分，并且明显降低了"疲劳"得分。与此相反，"调和性"明显降低了"活力"得分，并且使"疲劳"与"混乱"得分明显上升。"诚实性"降低了"混乱"得分（表 7-10）。

第二，坐观活动前后，"神经官能症倾向"使"疲劳"得分明显下降，"诚实性"使"抑郁—消沉"得分明显下降。而"开放性"使"愤怒—敌意"得分明显上升（表 7-11）。

从这些分析结果可以发现，许多性格特性指标均具有统计学意义，并且对POMS 的各尺度产生影响。可以说，其中的"神经官能症倾向"是降低步行前后"抑郁—消沉"与"愤怒—敌意"得分，坐观前后降低"疲劳"得分的重要因素。另外，"外向性"得分高，可使步行活动前后的"活力"得分明显上升。但是，一般情况下，因为"神经官能症倾向"与"外向性"具有相反的特性，因此，即使进行相同的步行活动，神经官能症倾向高（外向性得分低）者可通过森林疗养获得身心治愈的心理效果，与此相反，外向性得分高（神经官能症倾向得分低）的人群反而获得"活力"等心理效果。在没有运动效果的坐观活动前后，"外向性"与明显提高或者降低 POMS 的所有尺度毫无关系。与此相反，"神经官能症倾向"却是明显降低"疲劳"的因素，这也为这些现象提供了大力支持。

另外，坐观活动前后，"愤怒—敌意"得分上升，对此虽然目前尚有许多不清楚的理由，但是"开放性"却是在步行活动前后使"活力"得分提高，使"疲劳"得分降低的主要因素，这也是一个值得深思的结果。一般认为，这是所谓的"开放性"得分高所致。即对他人开放的性格特性，在进行森林疗养时，会在森林环境中反映其特性，自发地进行身心解放，从而形成所述的效果。

"调和性"在步行活动前后可使"活力"得分降低，成为导致"疲劳"与"混乱"的主要因素。那么，"调和性"为什么会产生所述的心理效果降低的问题呢？这大概与"调和性"得分高的人比较无私，以及在心理方面非常健康有关。即相对来讲，与"调和性"得分低的人相比，"调和性"得分高者的压力低，因此，其通过森林疗养享受的心理减压效果相对少于压力高者，这样理解也是比较合乎逻辑。

最后，"诚实性"在步行活动前后降低了"混乱"得分，坐观活动前后，降低了"抑郁—消沉"得分。一般情况下，"诚实性"得分高，意味着严谨，拥有目标，意志坚强的性格特性。具有上述性格，每天不断接受挑战，为了生活而忙碌的人们，也许在不知不觉间积累许多的压力。本次实验结果显示，上述人群通过森林疗养，减少了他们的心理压力。

3. 减压效果与自我效能感

为了调查 POMS 的各尺度可以通过哪些 GSES 指标得到最合理的说明，进行了复回归分析。

第一，在步行活动前后，"行动的积极性"可使"活力"得分明显降低，使"疲劳"与"混乱"得分上升。另外，"能力的社会定位"虽然未达到"行动的积极性"的程度，但是明显降低了"活力"得分（表 7-10）。

第二，坐观活动前后，"行动的积极性"明显提高了"紧张—不安"、"抑郁—消沉"的得分（表 7-11）。

在 GSES 尺度中，与 POMS 的许多尺度具有明显关系的是"行动的积极性"。"行动的积极性"具有明确的方向，是提高"紧张—不安"、"抑郁—消沉"、"疲劳"、"混乱"得分，明显降低"活力"得分的主要因素。上述现象表示，"行动的积极性"得分高者，通过森林疗养可能获得心理效果，但是由于场合不同，有时反而会使人感到疲劳，降低活力，陷入混乱，提高不安情绪。也就是说，森林疗养也可能对身心带来负面影响。如上所述，"行动的积极性"得分高时，有时会感觉心理压力状态，但是，如果辩证地理解，"行动的积极性"越低，越会降低"混乱"得分，并且会提高"活力"得分。

4. 减压效果与价值观、关心

为了调查 POMS 的各尺度可以通过哪些 TBS-test 指标得到最合理的说明，进行了复回归分析。

第一，与 TBS-test 有关的指标方面，在步行活动前后，"对环境不关心"可使"抑郁—消沉"、"疲劳"与"混乱"得分明显下降（表 7-10）。

第二，坐观活动前后，仍然是"对环境不关心"导致"抑郁—消沉"得分明显下降。

观察分析结果以后，从价值观与关心的观点来考虑，"对环境不关心"似乎是提高森林疗养心理效果的主要因素。根据表 7-10 和表 7-11 可以认为，"对环境不关心"在步行活动前后及坐观活动前后,是降低"抑郁—消沉"、"疲劳"、"混乱"等得分的主要因素。事先曾经预测,对环境越关心,心理效果便会越高,但是,结果却与预测相反。这一点正如前文所论述的那样,对于自然环境不关心者,不会采取对自然环境感兴趣者可能采取的态度,他们不会因为拥有森林知识与关心,而在访问森林环境时去关注某一特定对象(树木及其他动植物等),也不会为了评价森林环境的好坏而陷入思考,他们会在非日常的森林环境中,悠然自得地解放五感,沉浸在森林提供的各种环境中,选择以自然的方式享受森林疗养的体验程序。

综上所述,与"知识和关心程度"无关,以放松为目的进行森林疗养,尽量放空大脑,解放五感,吸收森林环境的方法论,正是提高心理效果的有效方法之一。

7.4.2.4 减压效果与森林疗养中活动的关系

在森林内进行安静活动的范例,可以划分为两大类:散步等步行活动,静坐观看风景的坐观活动。因此,本节拟将本次实验划分为在森林内进行的两个活动,将 POMS 的各尺度作为轴,观察个人特性如何反映在减压效果中。

1. 减压效果与步行活动

首先,表 7-10 是将步行活动前后的 POMS 各尺度的得分作为客观变量(POMS后值–POMS 前值=客观变量),将个人特性的 17 个指标作为说明变量,使用分段依次计算法整理的复回归分析结果。观察该表,作为"抑郁—消沉"、"愤怒—敌意"、"活力"、"疲劳"、"混乱"的复回归式,分析结果具有明显的统计学含义(具有统计学意义),并且得出确定系数 R^2 值较高的结论。另外,观察已整理的表 7-12,会发现在森林内悠闲散步时,个人特性的各项指标对 5 个 POMS 尺度均产生了有意义的影响,尤其是对"活力"与"抑郁—消沉"得分产生强烈影响。

表 7-12　个人特性的指标变化对于情绪变化产生的影响的整理

个人特性的指标	个人特性的指标变化	森林疗养的心理效果与活动的关系	
		坐观活动	步行活动
是否喜欢森林	如果"是否喜欢森林"上升?		
对森林的兴趣	如果"对森林的兴趣"上升?	"紧张—不安"、"抑郁—消沉"的得分下降	"活力"的得分上升"疲劳"、"混乱"的得分下降
关于森林的知识量	如果"关于森林的知识量"上升?	"抑郁—消沉"的得分上升	"愤怒—敌意"、"活力"的得分上升
过去接触自然的机会	如果"过去接触自然的机会"上升?	"疲劳"的得分上升	
过去的居住地周围的绿地数量	如果"过去的居住地周围的绿地数量"上升?	"紧张—不安"、"愤怒—敌意"、"混乱"的得分上升	"愤怒—敌意"的得分下降

续表

个人特性的指标	个人特性的指标变化	森林疗养的心理效果与活动的关系	
		坐观活动	步行活动
现在接触自然的机会	如果"现在接触自然的机会"上升？		
神经官能症倾向	如果"神经官能症倾向"上升？	"疲劳"的得分下降	"抑郁—消沉"、"愤怒—敌意"的得分下降
外向性	如果"外向性"上升？		"活力"的得分上升
开放性	如果"开放性"上升？	"愤怒—敌意"的得分上升	"活力"的得分上升 "疲劳"的得分下降
调和性	如果"调和性"上升？		"活力"的得分下降 "疲劳"、"混乱"的得分上升
诚实性	如果"诚实性"上升？	"抑郁—消沉"的得分下降	"混乱"的得分下降
对于失败的不安	如果"对于失败的不安"上升？		
行动的积极性	如果"行动的积极性"上升？	"紧张—不安"、"抑郁—消沉"、"混乱"的得分上升	"活力"的得分下降 "疲劳"、"混乱"的得分上升
能力的社会定位	如果"能力的社会定位"上升？		"活力"的得分下降
生态系统中心主义性	如果"生态系统中心主义性"上升？		
人类中心主义性	如果"人类中心主义性"上升？		
对环境不关心	如果"对环境不关心"上升？	"抑郁—消沉"的得分下降	"抑郁—消沉"、"疲劳"、"混乱"的得分下降

　　在步行活动中，重新考虑每个POMS尺度与个人特性的关系，可以将对森林疗养减压效果产生影响的个人特性因素整理如下。

　　（1）紧张—不安。

　　虽然发现与开放性及行动积极性等的关联，但并不是特别重要的因素。

　　（2）抑郁—消沉。

　　喜欢森林、神经官能症倾向得分高、对环境不关心，这几种可作为降低抑郁与消沉的主要因素发挥作用。

　　（3）愤怒—敌意。

　　关于森林的知识量，可提高愤怒与敌意得分。另外一方面，过去的居住地周围的自然环境丰富，以及神经官能症倾向的得分高，可降低愤怒与敌意的得分。

　　（4）活力。

　　对森林感兴趣，知识量丰富，外向且开放，可作为提高活力的主要因素发挥作用。但是，调和性的得分高，行动的积极性、能力的社会定位得分高，却可能降低活力得分。

　　（5）疲劳。

　　通过体验森林疗养，对森林感兴趣，性格开放，对环境不关心等，可进一步降低疲劳得分。但是，与此相反，性格具有调和性，行动积极性高，也可能是提高疲劳得分的主要要素。

（6）混乱。

通过体验步行活动、对森林感兴趣、性格诚实、关心环境等，可进一步降低混乱得分。但是，与此相反，性格具有调和性，行动积极性高，在进行步行活动以后，反而会提高疲劳得分。

2. 减压效果与坐观活动

将坐观活动前后的 POMS 各尺度的得分差作为客观变量（POMS 后值–POMS 前值=客观变量），将个人特性的 17 个指标作为说明变量，使用分段依次计算法整理的复回归分析结果如表 7-11 所示。另外，仔细观察已整理的表 7-12 会发现，作为"紧张—不安"、"抑郁—消沉"、"愤怒—敌意"、"活力"、"疲劳"的复回归式，分析结果具有明显的统计学含义，并且可以得出确定系数 R^2 值较高的结论。即可以指出，在森林内悠然地欣赏风景时，个人特性的各项指标对于 5 个 POMS 尺度均产生有意义的影响。

关于坐观活动，也采取与步行活动相同的方法，重新考虑每个 POMS 尺度与个人特性的关系，将个人特性对森林疗养减压效果的影响整理如下。

（1）紧张—不安。

对森林感兴趣，可作为降低紧张与不安得分的主要因素发挥作用。另外一方面，通过进行森林疗养，过去的居住地周围的自然环境丰富，以及行动积极性的得分高，可能最终成为提高紧张与不安得分的主要因素。

（2）抑郁—消沉。

对森林感兴趣，性格诚实，关心环境，可作为降低抑郁与消沉得分的主要因素发挥作用。另外一方面，拥有森林相关知识，行动积极性得分高，可能作为提高抑郁与消沉得分的主要因素发挥作用。

（3）愤怒—敌意。

坐观活动中，过去居住地的自然环境丰富，性格开放，可能作为提高愤怒与敌意得分的主要因素发挥作用。

（4）活力。

虽然发现其与森林相关知识量，行动积极性，人类中心主义价值观等关联，但是，并不是重要的因素。

（5）疲劳。

过去接触自然的经验丰富，可能作为提高疲劳得分的主要因素发挥作用。另外一方面，神经官能症倾向的得分高，可能作为降低疲劳得分的主要因素发挥作用。

（6）混乱。

过去居住地自然资源丰富，行动积极性的得分高，可能作为提高混乱得分的主要因素发挥作用。

7.4.2.5 结论

为了调查个人特性对森林疗养减压效果的影响，本节在森林环境现场进行了调查情绪变化的实验。首先，使用 4 种类型的调查表，通过 17 个指标调查了个人特性，并且使用 POMS 的 6 个尺度，调查了森林疗养前后的情绪变化。另外，根据上述变化，计算出心理减压效果。然后，使用复回归分析，对个人特性与心理减压效果的关系进行了分析。

通过分析现已确认，森林疗养具有降低心理压力效果，同时，按照步行与坐观的活动类别，将对 POMS 各个尺度产生影响的个人特性指标，以及该影响的大小进行了整理。另外，已确认森林疗养可能对神经官能症倾向得分高、外向性以及自信得分低者更加有效，且森林疗养减压效果会因为个人状况、经验、知识、性格特性、自我效能感、价值观、关心等因素不同而异。另外，每个人的特性对森林疗养心理减压效果产生影响的机制，会因为步行活动与坐观活动等区别而异。综上所述，个人特性可能产生减压效果的差异，并且已显示出各自不同的特征。

但是，本次实验将通过有限的特定受试者所获取的结果作为依据，目前还存在无法仅通过本次结果断定的因素。今后需要对个人特性与森林的身心减压效果的关联进一步进行科学研究。如需实现上述目的，需要在相同实验条件下，进一步增加受试者的数量，进行追加分析。另外，还需要通过其他临床途径，使用调查 Neo-FFI 以外的性格特性调查表等，进行与森林疗养减压效果的关系调查，或者需要通过开展与个人遗传特性等生物学特性的关系等研究，进一步进行精确研究。

另外，为了明确讨论的范围，本节并未完全提及森林环境的所有物理性环境条件。但是，今后如需进一步考虑森林环境的设计、修整事宜，则有必要对深刻影响森林疗养减压效果的个人特性进行深入调查，并且对环境条件（森林的植被、气候、树木密度、森林内的亮度等）的关系进行深入探讨。

7.4.3 神经官能症倾向与森林疗养减压效果的关系

现在，因为各种社会压力增加，患有情绪障碍（重度抑郁、躁郁症）、焦虑症（广泛性焦虑症、强迫症、社交恐惧症）等精神疾病人群急剧增加。从疾病预防等预防医学观点考虑，如果可以在患病之前改善患病群体的精神、身体状态，便可以抑制不断上涨的医疗费用，并且可以期待将来有助于让更多患者维持并提高生活质量。因此，本节拟在非疾病的正常范围内，以性格方面具有高神经官能症倾向的体验者为研究对象，通过调查他们对森林环境的印象、评价及尝试森林疗养前后的情绪变化，以及最终对体验森林疗养后的感想进行调查，探讨具有较高情绪障碍与焦虑症，并具有较高焦虑症性格与特征的人群对森林环境有怎样的认知，以及其在降压方面有着怎样的关系。

7.4.3.1 调查与分析方法

1. 实验概要

实验概要包括调查地、实验对象、当天天气状况、实验条件等，与第 7.4.1 节和第 7.4.2 节相同。另外，与前面章节不同点是，本节在分析中使用了"感想问卷调查"。感想问卷调查是在结束森林疗养实验、返回酒店之前，在调查现场附近的休息室内，将感想问卷发给每位实验对象，由其分别回答。

2. 调查表

为了调查健康人群的神经官能症倾向，本节特别关注"性格特征"与"自我效能感"。首先，为了掌握实验对象的性格特征相关情况，采用"Neo-FFI"调查表。另外，为了掌握受试者自我效能感的相关思路，采用 GSES 调查表。通过上述两种调查表掌握各受试者在正常范围内的内在神经官能症倾向（Neo-FFI）与焦虑倾向（GSES）的特征，并且将该特征合并，定义为"神经官能症倾向"。

（1）Neo-FFI 特征。

Neo-FFI（Neo five factor inventory）是在临床现场使用的、用于测定健康人性格特征的调查表。Neo-FFI 可以通过 60 个项目测定 5 种性格的主要维度——神经官能症倾向（neuroticism）、外向性（extraversion）、开放性（openness）、调和性（agreeableness）、诚实性（conscientiousness）。可以对其中的"神经官能症倾向（neuroticism）"维度，根据在研究中设定为目标"神经官能症倾向"的程度，将实验对象进行分类。

（2）GSES 的特征。

GSES（general self-efficacy scale）是用于评定普通人自我效能感的代表性调查表之一。可以通过 16 个项目调查表，通过"行动积极性"、"对于失败的不安"、"能力的社会定位"等 3 个指标进行说明。一般情况下，神经官能症倾向指标下面设有"不安"、"敌意"、"抑郁"、"自我意识"、"冲动性" 5 个量表维度作为指标。但是，实验对于 GSES 的"对于失败的不安"，将神经官能症倾向作为与"不安"相关的指标使用，将实验对象分为 2 个组，即将"神经官能症倾向"高的人作为高焦虑组，将"神经官能症倾向"低的人作为低焦虑组，便于进行对照比较，且可以将焦点进一步提纯，对实验对象进行分类，所以选择 GSES 中的"对于失败的不安"作为指标。

（3）其他调查表的概要。

使用 POMS 调查表调查步行及坐观前后的情绪变化（心理减压效果）（a），以及采用 SD 调查表获得对森林环境印象评价时的调查数据（b）和最终森林环境体验的相关感想（c），并对调查获得的数据进行综合分析（图 7-7）。

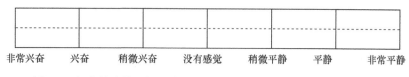

请您回想一下进行森林疗养时的情况。您的心情如何？
（选择后请划○）

非常兴奋　　兴奋　　稍微兴奋　　没有感觉　　稍微平静　　平静　　非常平静

图 7-7　与森林疗养后的"感想"有关的问卷调查（感想问卷调查）

7.4.3.2　依据神经官能症倾向进行实验对象分类

1. 实验对象的分类方法

第一，将 Neo-FFI 的"神经官能症倾向"与 GSES 的"对于失败的不安"两个方面的得分分别高于全体平均值的实验对象作为神经官能症倾向的"高分组"，将得分分别低于全体平均值的受试者划分为神经官能症倾向的"低分组"。

第二，为了调查神经官能症倾向"高分组"怎样进行森林环境印象评价，针对 SD 法结果，与"低分组"进行比较分析。

第三，为了进行神经官能症倾向的"高分组"对感受森林环境的心理效果调查，针对每个活动的 POMS 结果，与"低分组"进行比较分析。

第四，为了调查神经官能症倾向的"高分组"对森林环境产生怎样的最终感想，针对感想问卷调查结果，与"低分组"调查对象进行了比较分析。

第五，整理上述的分析结果，对森林环境印象评价→森林疗养产生的心理减压效果→最终感想流程，针对神经官能症倾向的"高分组"与"低分组"之间的不同之处进行了整理。

2. 实验对象的分类结果

在整理实验对象的神经官能症倾向（Neo-FFI 指标）与对于失败的不安（GSES 指标）的相关统计结果时，发现上述两种指标具有很高的相关性（相关系数 0.79）。因此，将神经官能症倾向及对于失败的不安的得分高于全体分数的实验对象作为"神经官能症倾向"的高分组（以下称为"高组"，$n=12$），将得分低于全体分数的受试者作为"神经官能症倾向"的低分组（以下称为"低组"，$n=14$），设定为比较分析的对象（图 7-8 和图 7-9）。

7.4.3.3　分析结果

1. 神经官能症倾向对森林疗养治疗前的情绪状态产生的影响

为了调查进行步行活动及坐观活动之前的分析对象情绪状态，分别针对

POMS 的 6 个尺度，分析了对应的"高组"与"低组"得分，并且在两个组之间进行了统计检验。检验结果显示，在步行活动中，发现"愤怒—敌意（P<0.05）"、"疲劳（P=0.05）"存在显著差异倾向，"混乱（P=0.08）"存在差异的倾向，即"高组"的这 3 个尺度在步行前便已经很高，即"高组"的压力状态高于"低组"（表 7-13）。

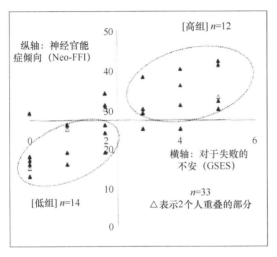

图 7-8　神经官能症倾向与对于失败的不安的得分分布

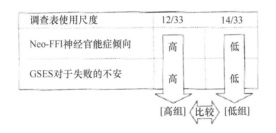

图 7-9　神经官能症倾向的"高组"与"低组"的分类方法

表 7-13　神经官能症倾向："高组"与"低组"步行活动前的相关比较

步行活动前的比较	紧张—不安	抑郁—消沉	愤怒—敌意	活力	疲劳	混乱
"高组" n=12	39.83	42.92	41.33	34.00	43.92	48.67
"低组" n=14	36.62	41.38	37.38	37.78	36.15	43.23
P 值检验	0.29	0.41	0.02	0.15	0.05	0.08

另外，坐观活动中，发现"愤怒—敌意（P=0.07）"存在差异的倾向，"疲劳（P<0.05）"存在显著差异，即"高组"在这 2 个尺度中的得分均很高。与步行前相同，确认"高组"的压力状态依然高于"低组"（表 7-14）。

表 7-14　神经官能症倾向："高组"与"低组"坐观活动前的相关比较

坐观活动前的比较	紧张—不安	抑郁—消沉	愤怒—敌意	活力	疲劳	混乱
"高组" n=12	39.25	44.25	40.08	33.08	47.00	49.08
"低组" n=14	36.62	42.15	37.38	34.69	37.23	44.31
P 值检验	0.28	0.44	0.07	0.43	0.02	0.16

2. 神经官能症倾向对森林环境印象评价产生的影响

为了调查神经官能症倾向与森林环境印象评价之间的关系，对于两组的 SD 法结果进行收集，利用统计检验，比较两组的结果（图 7-10）。检验结果显示，

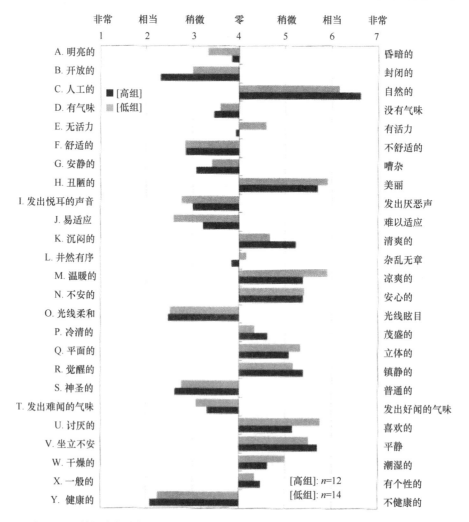

图 7-10　神经官能症倾向："高组"与"低组"对森林环境印象评价的相关比较

字母表示各形容词对的压缩符号

在"人工的—自然的"、"易适应—难以适应"、"讨厌的—喜欢的"3 个尺度中，发现两组之间具有评价差异的倾向。更加具体的情况为，虽然两组的实验对象均高度评价了森林环境的"自然性"，但是，相对来讲，与"低组"相比，"高组"作出了具有明显的"人工性"评价（$P<0.05$）。

3. 神经官能症倾向对于减压效果产生的影响

（1）步行活动前后，"高组"与"低组"的比较结果。

为了调查步行活动前后的分析对象情绪状态变化，以 POMS 的 6 个尺度为对象，将"高组"与"低组"的得分进行整理，在两组之间进行统计性检验。检验结果显示，在全部尺度中，发现"高组"具有减压的倾向，特别是在"愤怒—敌意"尺度上存在显著差异（$P<0.05$）（表 7-15）。

表 7-15　神经官能症倾向："高组"与"低组"的步行活动前后的相关比较

步行活动前后的比较	紧张—不安	抑郁—消沉	愤怒—敌意	活力	疲劳	混乱
"高组" n=12	−1.92	−1.08	−2.83	5.75	−2.75	−1.92
"低组" n=14	−1.31	0.15	0.54	2.85	−1.00	0.00
P 值检验	0.76	0.18	0.03	0.25	0.31	0.25

（2）坐观活动前后的"高组"与"低组"的比较结果。

为了调查坐观活动前后的分析对象的情绪状态变化，以 POMS 的 6 个尺度为对象，将"高组"与"低组"的得分进行整理，在两组之间进行统计性检验。检验结果显示，与步行活动前后相同，在全部尺度中，发现"高组"具有减压倾向。尤其是确认在"活力"（P=0.05）尺度上存在显著差异。与"低组"相比，在"疲劳"（P=0.09）尺度方面，也发现"高组"具有压力降低倾向（表 7-16）。

表 7-16　神经官能症倾向："高组"与"低组"的坐观活动前后的相关比较

坐观活动前后的比较	紧张—不安	抑郁—消沉	愤怒—敌意	活力	疲劳	混乱
"高组" n=12	−0.50	−23.00	−1.00	4.00	−6.50	−2.75
"低组" n=14	−0.23	−8.00	0.15	−0.92	−2.31	0.08
P 值检验	0.87	0.34	0.10	0.05	0.09	0.16

（3）神经官能症倾向对森林疗养体验后的感想产生的影响。

为了调查神经官能症倾向与森林环境认知的关系，对两组森林疗养后的感想问卷调查表结果进行了统计分析（表 7-17）。首先，调查两组森林散步后的感想，以"平静"为分析对象，调查结果为"高组"6 名，"低组"12 名。另外，以"兴奋"为分析对象，调查结果为"高组"6 名，"低组"1 名，以"无感觉"为分析对象，调查结果为"高组"0 名，"低组"1 名。另外，除"无感觉"组以外，两组之间在"平静组"与"兴奋组"之间，进行了"高组"—"低组"的统计检验，存在明显的统计差异（$P<0.05$）。

表 7-17　神经官能症倾向："高组"与"低组"对森林疗养后的感想相关比较

	兴奋组	平静组	无感觉组
"高组"（$n=12$）	6 名	6 名	0 名
"低组"（$n=14$）	1 名	12 名	1 名

	兴奋组	平静组	检验结果
"高组"（$n=12$）	6 名	6 名	*
"低组"（$n=14$）	1 名	12 名	

7.4.3.4　森林疗养前与森林疗养后的感想关联性

1. 感想关联性

在印象评价的比较中，与"低组"相比，"高组"得出的结果是"容易适应、喜欢，但是并没有高度评价自然性"。也就是说，神经官能症倾向"高组"，可能具有"对于森林环境产生易适应、更加喜欢等感觉"的倾向。另外，虽然对森林环境感受到相应的高自然性［6.17（得分）/ 7（满分）］，但是，与此相反，神经官能症倾向"低组"，评价是［6.62（得分）/ 7（满分）］，却得出了"相对较低的自然性"评价结果。这一结果表示，对于神经官能症倾向"高组"来说，因为森林环境是容易适应、比较好的对象，但是不能作为普通的自然环境来认识，相对抑制了对自然性的评价。

另外，在感想的比较结果方面，森林疗养实验结束以后，"高组"中各有 6 名"兴奋"与"平静"的分析对象，其数量相同。与此相反，在"低组"中，大部分的分析对象得出了"平静"的结果。在实验中实施的森林疗养体验方法，并不是积极地寻求某些目标效果的活动，而是一个人在森林环境中，使用五感，慢慢地进行体验，属于一种比较被动的活动。因此，可以说"高组"的一半分析对象产生"兴奋"的感想，是一种值得深思的结果。即这一结果表示神经官能症倾向"高组"，可能对森林疗养产生多种感受，如需对神经官能症倾向"高组"实施有效的程序与环境设计，就需充分留意这一点。另外，与此相反，神经官能症倾向"低组"总体比较"平静"，这个实验结果也是非常有意义的信息。

2. 神经官能症倾向与森林疗养心理效果及与身心的关联性

首先，从步行前与坐观前开始，"高组"分析对象的"愤怒—敌意"、"疲劳"、"混乱"等尺度方面的得分便高于"低组"，可以说是处于压力相对较高的状态。另外，在"高组"与"低组"之间，比较步行活动前后的分数差，发现在所有尺度中，"高组"具有减压的倾向，尤其是已在"愤怒—敌意"尺度中得出相对较高的降压效果。即对于神经官能症倾向"高组"来说，森林疗养的步行活动更加有效，尤其是认为具有很高的平复"愤怒—敌意"情绪的效果。

另外，比较坐观活动前后的分数差，发现与步行活动前后相同，"高组"在所有尺度方面均显示出减压的倾向。尤其是与"低组"相比，出现了"活力"得分上升，"疲劳"得分下降的倾向。这一结果表明，对于神经官能症倾向"高组"来说，森林疗养的坐观活动更加有效，尤其是具有很高的激发"活力"情绪，平复"疲劳"情绪的效果。

3. 印象评价、森林疗养的减压效果、感想的关联性

将上述的分析结果与调查整理如图7-11所示。通过进行森林环境的印象评价，得知神经官能症倾向"高组"更加"喜爱"、"容易适应"、"具有适度自然性"的森林环境。另外，感受上述森林环境认识方法的人群，在进行森林疗养之前，与神经官能症倾向"低组"相比，似乎处于较高压力状态之下。但是，在步行活动以后，上述人群进一步平复了愤怒与敌意情绪，并且坐观活动以后，获得了提高活力、缓解疲劳的结果。这一结果显示，对于具有进一步积极评价森林环境倾向的神经官能症倾向"高组"来说，森林疗养有时可能会更加有效。

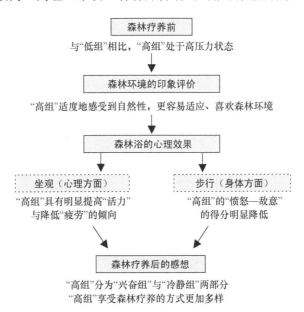

图 7-11　基于个体差异的森林疗养心理减压效果

7.4.3.5　结论

在本节中，以具有高焦虑症特征的"神经官能症倾向"为实验对象，把"神

经官能症倾向"作为指标，按照高低程度将对象进行分类，针对森林环境印象评价及森林疗养的降压效果、最终感想进行调查。调查结果显示，神经官能症倾向"高组"，对森林环境作出了更喜欢、容易适应、具有适度的高自然性的环境评价。另外，"高组"虽然从森林疗养开始之前便处于压力相对较高的状态，但是通过短时间步行活动，使愤怒与敌意情绪得到了平复；通过实施坐观活动，显示出可以激发活力、降低疲劳的可能性。另外，与"低组"不同，"高组"显示出可以将感想划分为"兴奋"与"平静"两部分，并且从坐观活动的效果出发，对该理由进行了整理。另外，本节使用了多种调查表，将实验对象的主观回答结果作为对象进行了分析，为目前的森林疗养效果评估提供了进一步的科学证据，但针对神经官能症倾向与抑郁倾向，也还需要进行有关的医学与生理学方面的研讨。

7.4.4　考虑个人差异的方案与森林环境整备方略的开展

7.4.4.1　实现更具实践性的管理

森林疗养作为一种预防医学，将其视为一种补充、代替疗法，由于每个人特性不同，森林疗养的生理或心理的减压或者放松效果等存在差异，这就要求森林疗养必须根据各体验者的来访目的、个人特性及体力等因素，最大限度地追求效率及时间经济性，高度发挥减压效果。这就要求可供森林疗养的环境设施必须达到如下要求：森林疗养能够找出体验者的主要困扰，并有效地消除或者缓和这些困扰。因此，事先必须要求森林疗养基地具备多样化元素构成的森林环境，该环境可针对具有各种嗜好、目的及个人特性的体验者，开发出能够发挥合理效果的活动及由多个活动组成的方案，或森林环境与方案的组合作为"处方"。此外，为了在实际情况中提供具体的建议，有必要针对充分考虑体验者个人多样性的森林疗养方案、环境设计等有关森林疗养软件及硬件的选项，事先整理出合理且客观的资料，对谁？做什么？采用什么样的方式？等等，进行深入讨论。因此，本节首先将对有关此前在森林疗养基地及森林保养地等现场展开的方案、环境设计信息，以及林学的研究领域中有关森林疗养的见解进行整理。下面将尝试以森林环境能够为所有人利用为前提，对相关的方案、环境整备方略进行提议，以期在不妨碍普通人利用的情况下，为那些身心健康但较高神经症倾向的体验者提高森林疗养效果。

7.4.4.2　对较高神经症倾向的体验者有效的方案及森林环境整备方略

针对身心健康但性格较高神经症倾向者，提出了更具效果的森林疗养环境课题。特别是，较高神经症倾向者和不存在这种倾向的人对环境的敏感度不同，这直接导致减压效果的不同。那么，对所有人特别是较高神经症倾向者都具有效果的方案等软件措施，或者作为硬件的森林环境整备方针等，该如何具体实施呢？下面，从软件方案和硬件环境整备（方针）这两个侧面进行探讨。

7.4.4.3 整理方法

为了从软件及硬件两方面进行探讨，我们通过什么人、在什么时候、以什么样方式进行分类整理，将更有助于理解。因此，此处采用一种 5W1H 的分析方法，分别尝试对软件及硬件方面进行整理。此处所说的 5W1H 分析，是指分别采取构成文章基本要素的 Why、What、Who、Where、When 的首字母得到 5W，再加上 How 的首字母 H，从这 6 个侧面对对象进行分析的方法。这是营销领域中经常会用到的分析方法，通过捕捉"为什么（Why）"、"做什么（What）"、"什么人（Who）"、"在哪里（Where）"、"什么时候（When）"、"怎么样（How）"等要素，在企业的战略制定、计划立案方面发挥有效作用。在上述 5W1H 的基础上添加一个"与什么人（With whom）"，采用 6W1H 进行分析。

7.4.4.4 方案

1. When（什么时候）

根据此前调查的较高神经症倾向者特性，特别是一个人独自进行森林疗养时，较高神经症倾向者，最好能够避开来访者较多的中午，中午森林散步步道中人流量较大，或者避开可过度引发不安感的夜里，最好选择早晨进行森林疗养。此外，出于上述考虑，最好能够选择可在早晨到达的场所进行森林疗养，或者停留多天，在早晨进行森林疗养，中午则无需森林疗养，进行其他自己感兴趣的活动即可。

2. Where（在哪里）

我们需要导入一种能够激活人们对森林环境产生较高亲近感的特性，进一步提高森林疗养效果的方案。具体而言，我们需要展开一种能够充分利用森林环境条件的方案，如让体验者能够在闷热的夏季中午，于树荫之下悠闲地躲避日晒进行休息，或者在春季或秋季的温暖时光里，一边运动，一边进行森林疗养，等等。

此外，夏季选择在阳光柔和、森林内变化较多的落叶阔叶林中散步、观赏风景及参加旅游团等体力消耗较少的方案，春季及秋季，则在上述的基础上，选择自然游戏、园艺、植树体验等具有运动效果的方案，这也是非常有效果的。

3. With whom（与什么人）

相对于会有固定人数的陌生人参加的集体性方案，参加可单独或者由少数人参加，并乐享其中的方案更为合适。例如，研究者认为，与不会夺取会话主导权的被动型导游一起行动，可以激发较高神经症倾向者的安全感和积极性。因此，有必要准备多种类型的导游，整理出一个能够让体验者轻易理解导游特点的信息提供方法，同时培育及配备一些可以理解较高神经症倾向者特性的导游。此外，在可行的场所，让体验者携带宠物犬等宠物同行，一起进行森林疗养，可以期待获得进一步的减压效果。

4. Who（什么人）

为了预防与神经症倾向有关的心脏疾病的深层因素，努力制定有效的方案是非常有意义的。为什么这么说？例如，如果较高神经症倾向者能够保持身心健康，从中长期而言，有助于减少焦躁人群数量，同时能够控制医疗费的增加。此外，随着森林体验者人数的增加，前往森林所在地区的来访者数量也会增加，通过直接及间接的联系，将有可能活跃地区经济。此外，通过实施方案，可以聘用导游及生活顾问，为当地增加许多新的工作岗位。

5. What（做什么）

首先，要求我们依据科学的见解，提供一些各方案能够为较高神经症倾向者带来怎样效果的信息。考虑到较高神经症倾向者特性，合适的方案主要为不伴随剧烈运动的步行（散步）、静坐、冥想、森林瑜伽等。此外，虽然目前日本国内大部分地方还没有积极采用这些方案，但是整备出一个能够在森林中实施艺术节及音乐会等静态活动的森林环境也是不错的选择。

此外，从疗养基地的角度来看，最好能够构筑一种体制，让体验者在进行森林疗养之前，可以获得森林疗养师或医师等的建议，从而可以了解体验者的心理状态及症状的严重程度，并为其提供合适的方案或疗程。为此，最好能够根据体验者的目的及状态，制定出具有效果的单独活动及由多个活动组合构成的复合方案。进一步与周遭的温泉设施及住宿设施等联合，通过与餐饮及温泉行业等服务业之间的合作，将进一步丰富选项，提供更多样化的方案。

6. Why（为什么）

在掌握较高神经症倾向者特性基础上，我们有必要提供一种方案，该方案应努力与运动目的及治愈目的相结合。具体而言，最好能掌握体验者的神经症倾向程度、压力状态以及其来访目的和希望，尽可能提供一种优化所有因素的方案，供其选择。

特别是，对身心放松具有较佳效果的活动，即芳香瑜伽健康旅游（一次预防）及心理保健（二次预防）等，可以有效消除"易清醒、敏感以及好兴奋"的较高神经症倾向者的压力，因此可以考虑将上述活动作为方案，积极运行。此外，关于以活动身体为目的的方案，最好能确保该行为本身不会形成压力，充分留意这些活动的强度是否合适。因此，由于存在多种选择，为了避免体验者在现场出现混乱，有必要事先向体验者派发手册，让其随身携带，提示在什么场所可以进行何种活动为佳。

7. How（怎么样）

较高神经症倾向者对来自环境的刺激比较敏感。因此，对于这种体验者，我们提供的方案，应尽可能避免其受到消极刺激，强化减压效果，令其感受积极刺激，激发其五感。具体而言，最重要的是了解体验者，是希望得到稳定平静的治疗，还是希望振奋精神和恢复兴奋，并提供与他们的期望相符合的方案。

采用能够与森林环境实现同步、同时放松身心的方案是非常必要的。例如，积极采用一些具有放松效果的拉伸运动及瑜伽等活动，也非常有效。此外，正如本书中所提到的，在初期采用有关步行活动，消除体验者的怒气及敌意，让其悠闲地沉浸在森林内的风景之中，可令其从疲劳中逐渐恢复，提高活力。而推广另外一种方案（体验树荫下的阳光、与流水的声音同步、与大树一体化等），努力使人感到特定舒服的刺激，也是有效的。但是，要想提供能够实现上述治愈效果的方案，必须做好充分的准备。例如，夏天时，应呼吁体验者自行准备长袖衣服、帽子及除虫喷雾或便携式除虫器，以防止日晒导致体力消耗、防止蚊虫叮咬等，同时建立一个现场出租服务的体制。此外，在可能出现水蛭的夏季长青树林中，应由管理森林的一方消除水蛭隐患，而秋天则有必要采取预防马蜂蜇伤对策。

第一，筛选（事前）：对象者的筛选→接收判断→评价与分类。

第二，界定（当天）：收纳面谈→菜单选择→健康与压力测试（before）→森林疗养的概念讲座。

第三，森林疗养实践。

[必选菜单]

a. 森林徒步（考虑运动强度、肌肉量、消耗能量的运动疗法、地形疗法等）；

b. 森林体验（呼吸法、自律训练法、借助自然环境与五感实现的自我咨询、气候疗法等）；

c. 饮食疗法、营养指导（考虑了能量的药膳、野菜、杂谷料理、长寿饮食等）；

d. 日常生活建议（工作、运动、休养、营养、睡眠的平衡与节奏、心理保健）。

[可选菜单]

a. 芳香疗法（芳香疗法、作业疗法等）；

b. 森林作业（运动疗法、作业疗法，间伐、除伐、植树、木头树枝搬运等）；

c. 温泉浴（温泉疗法、作为运动疗法的温水运动等）；

d. 森林内的即兴活动、体验；

e. 森林内咨询；

f. 林间小道慢跑；

g. 野菜、蘑菇生产收集；

h. 夜间远足；

i. 瑜伽、树林气功、太极拳、森田疗法；

j. 绘画、拍照、工艺、造型（传统民间工艺、拼贴画疗法等）；

k. 音乐、唱歌、乐器演奏；

l. 创作故事、俳句、短歌；

m. 其他单独方案。

第四，森林疗养评价（after）。

通过测定仪器进行效果测定：心率变异性、唾液中皮质醇含量、淀粉酶浓度、血压及脉搏测定等。

通过问卷等，进行效果测定：通过有关健康度（身体方面、精神方面、社会方面）的问卷等进行把握。

综合判断与评价、建议与意见：提出日常生活的建议、下次的目标设定。

7.4.4.5 森林环境整备方略

以下将尝试对环境整备方略进行探讨。关于这一点，并不是指专门为较高神经症倾向者制定的特别环境整备方略，致力于整备森林环境，确保含普通体验者在内的所有体验者都具有较好减压效果，增加森林环境的选择，确保能根据体验者的目的及特性，提供多样的方案供其选择。

1. When（什么时候）

特别是在夏季，早晨森林内植物杀菌素较多，比较凉爽，在森林内散步的人也相对比较少，因此对于较高神经症倾向者而言，早晨是森林疗养比较有效的时间段。在游客中心、森林入口及步道内，完善上述信息的图文宣传及标志（宣传板）等是行之有效的方法。

此外，有必要在步道的入口及长凳等休息设施附近，布置以落叶阔叶树为主体的低密度森林环境，诱导体验者前往使用，使其在早晨及中午能够感受到从树木间照射下来的柔和阳光，提高减压效果。同时，在熊的栖息地，有必要准备驱熊铃，或设置记载有关紧急时刻回避危机方法的指南板，确保体验者早晨在森林中不会遇到熊等危险野生动物。此外，为了方便体验者在阴雨天气下雨的情况下也可以在森林内散步，最好能够在步道内可能出现泥泞现象的地方铺设木屑。另外，考虑到散步时间，最好能够根据步道的距离，设置返回场所的指示及标识。

2. Where（在哪里）

最基本的目标，是致力于整备能够创造安全及安心的森林环境。为此，最好能够在强调各种森林环境所具有的独特原创性的前提下，对步道进行修整，确保体验者能够体验到尽可能多样的森林环境。例如，在森林内及其周边存在水流的地方，可以在乘凉的岸边设置长凳，在周围种植阔叶树，整备具有树荫同时通风明亮的森林环境。

此外，如果是相似的森林面貌，体验者容易感到厌烦，可开展的方案种类也会受到限制，因此管理与计划区域内存在多条步道的情况。例如，可以将其中一条步道设计成栎树、山毛榉等落叶阔叶树的森林，将另外的步道设计成杉树、桧树等常绿针叶树的森林，并实施长期且有目的的管理及整备。同时，计划区域内只存在一条步道的情况，通过将步道的沿途设计成从针叶树林到阔叶树林，然后再从阔叶树林到针叶树林的渐变风格，将步道沿途的森林面貌（由构成森林的树种、林冠的疏密度、树龄、树木的成长状态等因素共同描绘出来的森林整体像）整备成渐变拼图的形式，能够在一定程度上确保体验者获得多样的森林环境体验。

此外，如欲完善如上所述的森林环境，有必要进一步开发方案，实现更有效的环境利用。例如，可以着眼于有关森林疗养的最新研究成果，其中一种有效的方法，就是在相关场所或者相似的森林面貌及环境中，尝试通过指南板等方式，向体验者提供有关特定体验方案，有望实现身心的减压效果信息。

3. With whom（与什么人）

由于较高神经症倾向者对他人的存在会有过激反应，因此最好能够整备出通光良好、低密度的森林环境，确保体验者在森林内大体上能够轻易掌握到附近都有什么人存在。因此，基本上以通光性良好的阔叶树为主体，整备出树木密度较低的明亮森林环境是有效的方法。此外，即使是以针叶树林为主体，只要将密度控制在低密度，同样能够实现相同的效果。为了确保森林内视线清晰明亮，步道安全可靠，有必要对侵入到森林地表的野草等进行适度管理。

此外，最好能够有效设置相关的图文说明及指南板，对作用于五感的森林环境要素的内容和机制进行说明，确保体验者在没有导游的情况下进行森林疗养时，能够了解该场所中哪些方案是可行且有效的。同时，最好也能够事先在森林环境内整备好官方指南点，以便体验者与导游同行时，导游可以在现场为体验者进行简单示范。此外，单独享受森林疗养的情况，如果能够携带日常生活中与自己非常亲近的狗等宠物，想必体验者将享受到更高的减压效果。因此，最好能够积极地向体验者提供信息，告知可以携带宠物进入森林疗养步道，同时提示携带宠物时相关的注意事项。

4. Who（什么人）

考虑到管理以及整备的人力以及经济成本，即可创造出一般人都可利用及可享受的森林疗养减压效果，又对较高神经症倾向者有效的森林疗养环境，才是最合理的。在这个意义上，如上所述，与其专门针对较高神经症倾向者整备森林环境，更好的方法是在确保森林环境多样性的前提下，整备森林环境，使得一般体验者也有机会体验到多种多样的森林疗养。同时，如果能够完善这样的森林环境，对于较高神经症倾向者而言，也能够根据需要选择有效的森林环境。

此外，通过整备森林疗养的环境，从结果上而言，可以维持高度发挥多重功能的森林，因此也会产生与森林环境整备及设施维护管理相关的业务，为当地增加新的工作岗位。

5. What（做什么）

最好是确保森林环境基本上能实现各种各样的方案，尽可能在树种、树木密度以及空旷率方面整备多样的森林环境。研究表明，密度为 950～1300 株/hm^2（换算成胸高截面积合计值为 27～35m^2）的林分密度是最合适的密度。此外，关于具体的整备方法，可整备出宽广的林内广场等，以便让体验者在森林环境内部或者其周边坐下来实施冥想等活动。同时，在森林环境内设置一定的广场，将广场的树木控制在极端少的密度（50～100 株/hm^2）之下，留一些木桩供体验者坐下，可以在森林内举办艺术鉴赏或音乐会，这也是一种非常有趣的创意。

此外，关于步道的设计，最好能够整备出倾斜度较低的步道，避免体验者进行徒步活动时产生负担。最好也能够在适合静坐的风景良好的地方、存在水流的地方积极地设置体验者可以休息的设施（长凳、凉亭）。

6. Why（为什么）

基本而言，整备的森林环境如能做到运动目的和治愈目的两者兼顾，则该方案即是非常有必要且合理的。因此，这就要求我们整备出明亮、安全、高安心感、视线清晰的森林环境，以确保较高神经症倾向者可以悠闲放松，在森林中享受减压效果。

a. 与树木密度及森林里地表植被高度没有具体关系，是分散的。在运动、休息不能同时利用时，相对而言散步型的利用频率更高。

b. 红松林为 600 株/hm^2，栎树、麻栎林为 850 株/hm^2 以下（相对照度 30% 以上）。

c. 如果红松林为 300 株/hm^2，栎树、麻栎林为 500 株/hm^2 以下（相对照度 40% 以上），可以期待野生花草的增殖与开花。

d. 乔木层的植被覆盖度就会减少。

e. 枝下高 1.8m 以上。

关于具体的整备方法，必须配合具体方案，让体验者了解步道在哪里比较合适，可以在掌握步道内森林环境的基础上，设置图文说明以及指南针为佳。通过这样的方法，可以让较高神经症倾向者自己选择并实施能提高减压效果的方案。

此外，从运动目的的观点出发，最好能够以 0°～5°的平坦步道为基础，设置 5°～10°的缓坡或者偶尔设置 10°～15°具有起伏的步道等，供体验者根据自身的体力进行选择，从而实现适度调整运动效果的目的，用现有森林相貌的多样性，整备能够实施运动目的及治愈目的有关的多样环境是非常重要的。

7. How（怎么样）

与一般人相比，在性格方面较高神经症倾向者对来自环境的刺激较为敏感，因此在整备森林环境的过程中必须用心，极力排除消极的刺激，尽可能让体验者感受到积极的刺激。

具体而言，可以在湿气较重，可能因降雨而积水的地方铺设木屑，或者堆土，确保步道好走安全。此外，整备步道时，最好能够以体验者较多的夏季为主，掌握森林内的地形，考虑通风的方向，确保凉风能够进入到森林内。同时，通过去除森林内的野草，保证良好的通风，尽可能地防止蚊虫、牛虻、水蛭等虫害的发生。另外，在秋季至冬季森林内较为干燥的时期，可以考虑整备好森林内的落叶存量，让宠物可以埋进落叶中玩耍。

另外，考虑到在性格方面较高神经症倾向者的敏感性较高，可以认为其身体方面以及精神方面都比较容易疲惫。因此，最好能够在步道上整备可以用来休息的场所（长凳、凉亭等），以便体验者在森林内感到疲惫时，可以直接停下来休息。

7.4.4.6 结论

应用 5（6）W1H 分析方法，从软件方面的方案和硬件方面的环境整备（方针）这两个侧面出发，特别针对有助于较高神经症倾向者享受森林疗养的环境进行了研讨。关于本次研讨的目的，与其说是不可或缺的因素，不如将其视为一个参考会比较合适，在进行实际的森林疗养环境整备时，最好能够根据地区的特性以及森林的状况，设置单独的方案以及多种方案的组合，供体验者视自身情况自由选择。此外，实际整备时，对于消极的因素，最好能够采取改善对策，而对于积极的因素，最好能够尽可能地进一步发挥出其潜能。此外，为了顺利地实施上述整备作业，作为前提，必须打造现场的态势。例如，对于较高神经症倾向者，为了有效地实施方案，不应由体验者根据自己的判断选择方案，而最好能够由兼具医学知识以及有关森林方面知识的顾问或者森林疗养师进行判断。为此，有必要借助医师、护士以及临床心理师等对人类的身心情况非常了解的人士的力量。将来，不仅是森林疗养基地以及森林疗养之路，我们还可以期待周遭的森林同样能够配置积累了丰富经验的森林疗养师，以期获得专业的指导以及建议。

此外，不应仅局限于现有内容，今后我们也必须继续开发出令较高神经症倾向者能够在森林内更有效实施的方案。相对于需要实施大规模改变的森林环境整备，试验以及效果的验证是比较容易实现的，提供可进行修正的软件性材料，有助于在现场进一步有效地提高森林疗养的减压效果。另外，要想针对较高神经症倾向者实施有效的环境整备，如上所述，与其摸索对较高神经症倾向者有效的森林环境的理想状态，更好的方法是以提供给一般体验者多样选择为前提，整备出具有多样性的森林环境。对较高神经症倾向者特别有效的方案也可能得到实施，我们也可以更细心地进行整备。

7.5 一个森林疗养案例

近年来，在日本各地形成了许多连接森林、山林与市民的研究会与志愿者小组。这些小组通过实施各种活动，形成了以体验者为主，自由决定活动的方法与方向的"研讨会"，并且在各地进行研修与研究。研讨会，是指体验者听取专家的建议后举办的解决问题与课题的讲习会与研究集会。森林疗养的研讨会多采取实地来到森林，在实地研讨程序，并且由体验者一边体验效果一边考察的方式。研讨会的主要内容有辅导工作、放松、圆木搬运接力、发现学习、艺术制作等。各地还在森林里举办修整山林、观察自然、森林休养等研讨会。

7.5.1 森林是适合进行辅导的场所

听到"辅导"一词，会有许多人产生某种特殊的心理辅导类的印象。但是，虽然简单地称为辅导，其内容却非常广泛，从关于日常生活的闲谈形式，到严重的问题、特定的疾病等，多种多样。而且，辅导一词本身已深深地渗透到我们的生活之中也是一种事实。实际上，在学校和工作单位接受辅导的人数正在呈飞跃式地增加着。

辅导，一般来讲就是咨询在学校和工作单位中的烦恼，并寻求援助，以解决相应的问题。援助的一大特点是，是倾听并接受倾诉人的烦恼，而并非是一句空话。辅导一般在辅导室、咨询室进行。那么，果真有希望利用森林环境进行辅导的人吗？是的，的确有。

曾在长野县高中担任过 4 年的辅导员对学生或教员进行辅导，普通的校园辅导是在保健室、咨询室进行，或者根据学校的情况，在职员的休息室进行。但是，在学生、教员中有一些委托人（咨询者）希望到森林中，而不是在学校进行交流，而且人数每年都在增加。这一理由究竟是什么呢？

首先，这是一种希望移动到，或将地点变换为森林这一非日常空间的，或者从压力空间获得解放的要求。离开产生问题的地点——学校，到其他的地方，而且还是迥同于日常生活的世界——森林中，更能心平气和地交谈是理所当然的。在委托人中还有"自己不能在外面逗留一定时间以上"的不安障碍症状者，但是这些人在森林内步行时没有遇到任何问题，并顺利完成步行，实在令人不可思议。

另外，毋庸多言，森林是由多种生物形成的世界。森林虽然没有语言，但是仅仅是在森林中体验每棵树的动态、昆虫与鸟儿的鸣叫、从树叶空隙照进来的阳光发生的变化，吹过树林的风、潺潺的水声等，便可以听到森林所具有的"沉默的声音"，这时，森林环境便成了辅导员。其实，与随行的辅导员相比，在很多时候，"森林辅导员"会产生更大的效果。而且，置身于森林这一非日常空间之中，可以反省自己平时的生活，并促使自己客观地进行思考。

7.5.2 森林辅导研讨会的方法

在程序上，采用了总体说明（说明研讨会的宗旨）→步行引导→搭配（二人一组）→进行二人一组的森林散步→一人辅导→小组辅导的流程。

7.5.2.1 步行引导

为了大概掌握举办研讨会的森林环境的全部情况而进行的森林散步。

通过进行步行引导，即使是没有参加经验者，也可以在一定程度上习惯于森林环境，并且可以缓和不安感。

7.5.2.2 搭配

引导十几名至几十名的所有体验者，并使之成为一个整体是非常困难的，而且如果整体行动的时间多的话，体验者本身也会不满。所以，首先进行二人一组的搭配，创造以小组方式进行活动的时间。然后，让每个小组进行自我介绍，讲述参加研讨会的目的，并在此时提出倾听的方法，接受对方的重要性等方面的问题。

在进行搭配时采用让体验者与尽可能多的人握手，并且在经过一段时间以后，打断握手，说"请与现在与你握手的人组成一组"，然后进行搭配的方法。但是平时不太习惯握手的日本人对持续握手依旧怀有抵触情绪，当然也会有不希望参加这种活动的体验者。所以，现在按照生日与血型、出席顺序等划分小组后进行搭配，有时也会有人提出"为什么要将血型等没什么根据的事物用于研讨会"的质疑。但是因为在使用猜拳等胜负方式进行搭配时，会产生"因为我输了，所以才会与这个人搭配"等负面印象，所以还是研究如何使用不以胜负等因素决定的方法进行搭配比较好。

7.5.2.3 二人一组进行森林散步

搭配完毕，结束自我介绍以后，指示参加人员"请在森林中寻找对于自己来说比较舒适的地方"，然后以小组方式轮流寻找各自中意的地点。此时还要求在任意一方寻找中意的场所时，另一方要一直陪伴其寻找，并专心倾听对方的倾诉。通过这种方式感受对方陪伴自己在森林中散步，接受自己谈话的价值，同时也体会其中的难处。通过比较对方与自己各自要求的场所与已选择场所的差异，互相了解对方的个性也是目的之一。因为这是在步行引导之后进行的散步，所以即使是无经验者，也可以进一步习惯于森林环境。时间设定为每个小组 30min 至 1h。

7.5.2.4　一个人进行的辅导

小组行动结束以后，接下来设定进行个人辅导的时间。这时，分发写有"请将现在浮现在您脑海中的问题写下来""请写出解决该问题的方法""现在在森林中想起的是什么？""走出森林后，接下来想做的事情有哪些？"等简单问题的工作单，请体验者携带后在森林中步行，并在各自中意的地方在该专用纸上自由填写。关键是要事先通知不回收该专用纸，以便体验者可以轻松填写。

有许多喜欢个人行动的人也来参加研讨会，为上述人员创造这种可以一个人度过的时间也是非常重要的。在辅导领域，将这种对自己自身进行的辅导称为内观疗法。

如上所述，这虽然是一种不需要使用特殊工具，而是让体验者在春、夏、秋、冬各季节在森林中步行，互相倾听对方的倾诉，并重新审视自己的简单方法，但是，在面对实际委托人时，还可以将此方法用于烦恼与疾病的自助小组的活动中。

研讨会的体验者在结束各自在森林中步行，在各自发现的中意之地度过一定时间，进行自我审视等自我辅导以后，再次在森林中的集合地点集合。这次在上次组成的小组的基础上，进一步组成由 4 人组成的小组。然后，在该 4 人小组中，互相讲述并倾听在各自选择的场所和森林中度过一段时间的心情与感想等。上述在小组内互相分享其他体验者的体验，辅导用语称之为"共享（互相分享）"。体验者会分别发出"心情很好""非常安静""森林中非常凉爽（夏季）""出人意料地温暖（冬季）"等感想，还可以通过上述感想了解每个体验者的个性。例如，看上去好像不解风情的人其实非常浪漫，或者兴高采烈的少女竟然对森林的植物异常精通等。其中还有发表"虽然不明就里，但是流泪了""大树好像对我说，那样的我就很好"等感想的体验者。互相分享上述每一个感想，共同拥有在森林中的体验正是此研讨会的魅力。但是，实际情况下的客户，当然也有对这种在小组内进行自我表露感到不舒服，或者作为压力拒绝的（在研讨会上也一样）。因为原本的辅导基本上依然是生活顾问与客户以一对一的方式进行的，所以即使在研讨会上，也应当注意打造出尊重每个人的想法与立场的氛围，使每个人能自然地度过，这是非常重要的。

7.5.3 小组活动——搬运圆木与搬运接力

7.5.3.1 有效的程序

接下来，有效程序是什么样的程序呢？曾有与患有身心疾病的疗养者在故乡进行山林活动。当时，在森林散步以后最经常进行的活动是搬运圆木作业。在杉树、侧柏等种植园，以及在红松林与栎树林等地进行圆木疏伐与搬运香菇原木的作业。通过上述作业，提高了残疾人（智力、发育性残疾）的身体功能，促进了交流能力，表情也变得开朗起来，这些变化实在令人吃惊。

搬运作业，是将圆木从一个地点运送至另一个地点的简单明快的作业。但是，正因为其简单明快，容易确定目的，不需要精细的技术，所以便于倾注精力，且具有可以随时随地进行的优点。最近进行的心理学方面的研究显示，对于不适应工作单位与环境的"适应障碍"委托人，简单明快的作业疗法非常有效。因为任何人均可以参与，且结果浅显易见（圆木堆积成山），所以搬运圆木虽然简单，但却是具有出人意料效果的程序。适用对象主要为需要提高自我成就感与自我肯定感、自我接受感的委托人，另外还可以推荐给想消除缺乏运动、发泄精力的人士。

另外，还有一种不是个人搬运圆木，而是以小组方式进行的作业方法——搬运接力。这种接力具有提高团队合作，互相关心对方，并发现对方的个性等优点。例如，乍一看非常粗鲁的小组成员在传递圆木时会渐渐地互相搭讪："这个好重"、"这个很轻"等，或者为了能够顺利、高效地搬运圆木，会在小组内出现做出"这次这样摆放"、"那里多留些间隔"等指示的队长。而且，体验者还会对于在小组内的自己的个性大吃一惊，如"一直以为自己是听人发号施令的人，没想到却是个想摆架子的人"等。不久之后，当圆木最后堆积成山时，可以将其作为小组的全体成员的成果共有，比如，"哦，不知不觉地运了这么多了，组成小组搬运果然不一样啊"等，并且会自然而然地形成合作。

通过上述搬运圆木的活动，疗养者们吵架的现象大幅减少了。建议在企业等新员工研修工作中使用此圆木搬运与接力作业。

另外，重要的是，其实在日本全国，拥有丰富的、不知从何时起被闲置的杉树、侧柏、红松等圆木资源。在上述林地、山林的修整方面，圆木搬运接力也具有一些效果，并且还可以为不了解日本林业的实际情况的体验者理解林业现在面临的严重情况助一臂之力。

7.5.3.2 圆木搬运接力研讨会的方法

在结束上述辅导工作以后，并在形成某种程度的团队合作时，便可开始尝试进行下列的圆木搬运接力。

进行研讨会时，首先向全体人员说明进行圆木搬运接力的主要内容。然后简单说明为什么要进行圆木搬运，且不要过分勉强等事宜。对于患有脊椎分离症的腰痛病的体验者要特别关心，所以对圆木的搬运作业要备加关注。

接下来，标出搬运接力的起点与终点，一边拉开一定的间隔（根据人数而不同），一边确定进行接力的路线。当全体人员大致确定各自的位置以后，试验性地交给体验者一、两根圆木开始搬运，并进行增减间隔等调节工作。如果此时已经出现了跃跃欲试的体验者，有时便不会搬运几根即停止作业，而是会接连不断地搬运下去。

然后，待准备就绪后，便正式开始圆木搬运接力。这次将传递 20～30 根圆木。这时绝不能焦躁，重要的是要一边打造一种能够轻松舒适地度过时间的氛围，一边进行接力。准备从一个人能够简单搬运的轻型圆木，到必须两个人合力搬运的重量规格零乱的圆木也非常有趣。当出现了沉重的圆木时，由小组成员研究搬运人数与运输方法比较好。团队合作较好时，可以在瞬间做出切实有效的应对，并成功地跨越难关，反之，有时会在体验者中间滋生不满情绪。但是，大部分的成年人通过参加这种活动，唤起了童心，或者出现热火朝天的场面。接力的人数可以由 10～20 人组成，还可以组成 4～6 人的小组。

7.5.3.3 在森林里进行小组体验、活动的效果

在森林进行小组辅导与作业活动以后，在小组内会产生具有某种程度的连带感——合作。因为是全体体验者共同拥有相同的地点，共同进行相同的体验与活动，所以还会在心理上产生共鸣，还有人会产生一种"进入混浴的露天浴场的感觉"。

在日本全国各地曾实施过上百次上述研讨会，且不说不同的林相与地形等森林环境条件，即使实施的季节不同，也可以产生"可以在森林中寻回自己原本的步调，并加强体验者的小组的连带意识"的相同结果。通过上述结果，试想在森林里举办的研讨会对于企业和工作单位的新员工研修，以及职业棒球集训是否也会有效。曾经有过将集训的工作等安排在深山进行的棒球选手，即使是现在，也有使用自然步行道路进行跑步锻炼的足球运动员。也许还有运动员希望在森林中进行印象训练，或者自主训练以后，能够恢复自己原来的状态与位置。

7.5.4 在林床上进行的放松

7.5.4.1 "安静"的森林疗养程序

现在距离听到"现代是一个充满压力的社会"这句话，已经过去了 30 年的时间。而且社会上依然涌现出越来越多的新型压力。例如，原本应该非常方便的手机与手机短信，会在人际关系方面引起摩擦，或者导致严重的依赖关系等，或者，

当辛苦输入计算机的数据因为误操作而消失时的恼怒等，都是办公自动化（Office Automation，OA）机器带来的独特的压力。现在，您是不是会经常有种因为受到某种蛊惑，或者迫于某种因素，而产生压力的感觉？在工作单位，有许多需要以电子邮件般的速度快速处理的情况。

提起可以脱离上述现代压力综合征，进行心底疗养的环境，答案依然是回归自然——森林。不开展活动，只是在森林中平心静气地度过，也是森林疗养的重要的基本程序。

那么，在森林中平心静气地度过的程序包括哪些内容呢？其中之一便是"在林床上进行的放松"。

森林是由多种生物汇集形成的"生命环境"。除了昆虫与鸟儿，还有蛇、松鼠、鹿和熊等。另外，还是细菌和苔藓类等生物的生活地点。短暂影响上述生物群落的，便是躺卧在林床上进行的放松活动。可以说，放松的特点就是成为森林的一个部分、一个成员在森林中度过。

在进行研讨会时，首先让体验者各自选择可以躺卧的场所，并指示他们"那么，请您随便躺在林床上，也就是躺在森林的土地上，然后眺望上面的树冠。如果感觉有点凉，请您收集些落叶，然后坐在落叶上面"。然后，要求体验者不要说话，静静地度过一段时间，"从现在开始，请全体人员静静地眺望树冠，并请闭上眼睛，倾听风吹过的声音"，时间为 20～30min。当然会有觉得这个时间非常短暂，想再躺一会儿的人，还会有感到无聊的人。

一边注视着平时不太会重新眺望的树梢——树冠，一边静静地度过。有时，树冠的枝叶会因为风吹过树林而摇曳，并飒飒作响。树林中回荡着鸟儿与昆虫的鸣叫声，还可以听见有小溪在远处潺潺流过。然后会慢慢地感觉到森林拥有的上述"沉默的声音"。通过在森林中静静地度过的方式，会发现自己每天因为时间与工作而疲于奔命的方式非常"不自然"，而且自己也早已忘记了原来的自己。遥望树冠，会不知不觉地感受到一种母性，还能体会到好像被森林拥抱般的感觉。

那么，在林床上静静地度过，会产生什么生理变化呢？是的，会变得昏昏欲睡。因为副交感神经占据主动，带来放松的效果，最终导致了困倦感。但是这种困倦感非常平稳，而且非常自然。好像森林的声音在不知不觉间变成了摇篮曲似的。还有失眠或者对工作感到不安者，在参加研讨会以后，可以通过回想躺在林床上凝视树冠的情景，缓和上述症状的事例。

但是，此类研讨会还必须充分注意昆虫、漆树、黄蜂、扁虱、山蛭、蝮蛇等。另外，还会有不能在林床上随便躺卧的森林。出现这种情况时，选择"可以在那里放松的范围"即可。坐在树桩上，躺在森林中已备有的木制圆桌上，或者靠在树上均可。

7.5.4.2 其他程序

1. 体操·自我训练·瑜伽

森林环境的魅力之一是新鲜的空气。一边充分呼吸森林的新鲜且含有清新的芳香成分的空气，一边做体操、进行自我训练与呼吸方法，或者做瑜伽等，只是简单进行上述活动，便具有远远优于在室内放松身心的效果。自我锻炼法在住宿型研讨会的早晨和晚间或者在睡觉前进行，体操则在起床后，以及作为研讨会结束时的整理体操的一环进行比较好。

2. "发现自己的树木"

就像人与人之间有缘分一样，人与树之间也会有缘分。在研讨会上，让体验者寻找与自己有缘的树木。人工林与天然林均可，且不限树种。让体验者一边触摸树皮，或者抱住树干，一边寻找与自己有缘的树木。这个程序好像在女性体验者中比较受欢迎（男性也许会觉得难为情）。另外，如果发现了与自己有缘的树木，还可以让体验者思考一下认为那棵树好的理由是什么。"看似可以依靠"、"因为好像能保护我"等，可以反映当时自己的心情与感情。

3. 发现各种事物

确定各种目的、话题以后，在森林中分别寻找具有香气的美好的事物、可食用物品、令人怀念的事物、可以治愈自己的事物等的程序，这可以促进自立能力。

4. 艺术

在森林中，可以使用在森林中发现的事物制作艺术品。有时个人制作，有时还以小组的方式制作。内容也非常广泛，包括工作、造型、绘画、拍照等。关键是不论技能，以及能否做出来，只要能表现并映射出体验者自身的想法就足够了。严禁作出"好像是小孩子做出来的"、"好像是偷工减料的作品"等批评。

7.5.5 研讨会的总结

在研讨会前与研讨会后，让体验者以无记名方式，任意（禁止强制）进行由"紧张与兴奋"、"爽快感"、"疲惫感"、"抑郁感"、"不安感" 5 个项目组成的心情评估。

如果附近没有森林环境，利用城市公园等进行上述研讨会怎么样呢？今后需要进一步研讨将附近的城市公园等绿色空间，作为代用空间使用的事宜，而且同样可以考虑利用在附近的神社与寺院里发现的树林。

举办森林疗养的研讨会不需要特殊的工具与技术，使用简单的物品即可。耳目一新的物品不久便会心生厌倦。只要能够唤醒步行、触摸、聆听等人类的原有功能，并平复焦躁的心情，森林疗养的研讨会便圆满实现了其目的。

最后，在研讨会期间，应该遵守节制吸烟与饮酒的原则。如果在享受森林难得的新鲜空气时却被动吸烟，或者正在静静地度过时，被醉酒者搭讪打搅，便会影响森林疗养的效果。而且，这些人也许并非真正需要在森林中的治疗。

7.6 开展森林疗养注意事项

7.6.1 事前准备

森林疗养师要熟悉当地的历史民俗、动植物种类及特性、步道长度及应季景色等，无论被问什么问题都可以回答。只有森林疗养师熟知与森林颜色、形状、变化、摇动和现象等关联的地点和时间，才能制定出颠覆客人五感的疗养课程。另外，森林环境是会发生变化的。注意是否有倾倒的树和树枝，路边的倒塌情况，路边的灌木和杂草的割除情况，蜂巢的位置等，至少让疗养对象能舒适地进入到森林是非常重要的。尤其是平时没有进行过森林步行，第一次在森林中步行的体验者，许多人会对森林产生一种不安感。特别是初次的森林散步、体验可能会对以后的疗养阶段产生重要影响，所以，应当充分照顾体验者，使其尽量享受在森林中的清爽感。不过，即使不采取上述措施，根据不同的疗养对象，还会发现即使是第一次进入森林，也会有不介意原生态（未修整）的森林环境的体验者。

7.6.2 可选程序

这是指在程序中设置选项。不是强制体验者"您来得正好，那么，我们今天做这个"，而是以"这里有散步、使用5种感觉的体验、放松、辅导、劳动等，您想做什么？"的方式由疗养对象"自己选择"。通过这种方式，能够促成更加主动、自动的活动，还可以使体验者获得"自己这次选择了这个，进行了这个"的满足感。

7.6.3 人数

其实，有的情况不是一对一，组成团队进入森林的情况也许很多。但是，如果一次以20人以上的人数进入森林并开展活动，会产生小组前后的"时差"，难以进行彻底的意思传达，并且难以观察每个体验者的表情变化。最理想的状态是1个组由8名以下体验者（为了避免出现"被冷落者"，采取偶数）组成，并附带2名指导员，以便处理紧急情况。

7.6.4　对森林怀有不安感与厌恶感的人士的应对方式

以"因为这是森林疗养"为由，将讨厌森林的人强行带入森林是非常无理的。森林疗养在取得本人同意，以及本人希望的条件下才能成立是理所当然的。另外，还有许多讨厌虫子和熊的体验者。疗养师会事先向体验者进行下列说明：在资源丰富的森林中，共同生存着从小生物到大生物的各种生物，我们人类也是其中之一。而且，越是能够让各种生物栖息的资源丰富的森林，越充满了生命感，而且也是在环境方面非常出色的地方。

7.6.5　接纳

在实践过程中，从程序开始到程序结束，理解并接纳当时的疗养对象的真实状态是非常重要的。但是可以说，最困难的问题便是接纳。并非只有爽快者才能参加森林疗养。还能看到固执者、彻头彻尾的攻击者、报怨不公平者、依赖度非常高者等。有时进行指导、介绍的人也会想起回味不好的回忆。但是在自己认为进行了回味很糟的回忆时，有时对方会出乎意料地觉得心情很好。这是因为，通过向辅导员和盘托出自己的内心压力的方式减轻了自己的压力。

7.6.6　遵守礼仪

遵守与疗养对象的接待方面的礼仪，当然非常重要。使用郑重且温和的态度、不轻视对方、保密等是理应做到的事情。

7.6.7　应对突发事件

确保掌握最低限度的急救方法，在大自然中，受伤或生病的发生率较高，为了预防万一，应随时携带备有常用药品及救护用品的急救箱。开展森林疗养前必须制定好安全预案措施。必须认真对森林疗养场地进行检查，特别要注意是否有毒蛇、毒蜂等危险因素，确认无危险因素后，方可开展森林疗养。夏季户外活动，必须做好防暑工作，防止中暑。

参 考 文 献

蔡宏道. 1995. 现代环境卫生. 北京: 人民卫生出版社.

陈昌笃. 2000. 都江堰生物多样性研究与保护. 成都: 四川科学技术出版社: 11-14.

陈雅芬. 2008. 空气负离子浓度与气象要素的关系研究. 南昌大学硕士学位论文.

陈自新, 苏雪痕. 1998. 北京市园林绿化生态效益的研究. 中国园林, 14(1): 16-19.

程希平, 陈鑫峰, 沈超, 等. 2015. 森林养生基地建设的探索与实践. 林业经济问题, 35(6): 548-553.

春山茂雄. 1995. 脑内革命. 郑氏钦译. 北京: 中国对外翻译出版公司.

戴璐. 2014. 味觉对情绪的影响和调节作用. 云南师范大学硕士学位论文.

但新球. 1994. 森林公园的疗养保健功能及在规划中的应用. 中南林业调查规划, 1: 54-57.

邓三龙. 2016. 森林康养的理论研究与实践. 世界林业研究, 29(6): 1-6.

方震凡, 徐高福, 张文富, 等. 2014. 新时期发展森林休闲养生旅游探析——以千岛湖龙涧清心谷为例. 中国林业经济, 12(6): 68-71.

甘丽英, 刘荟, 李娜. 2005. 森林浴在健康疗养护理中的应用. 中国疗养医学, 14(1): 20-21.

高岩. 2005. 北京市绿化树木挥发性有机物释放动态及其对人体健康的影响. 北京: 北京林业大学硕士学位论文.

葛坚, 卜菁华. 2003. 关于城市公园声景观及其设计的探讨. 建筑学报(3): 58-60.

郭湘涛. 2010. 山地疗养空间景观设计研究. 西南大学硕士学位论文.

郭毓仁. 2002. 园艺与景观治疗理论及操作手册. 台湾: 中国文化大学景观学研究所.

郭毓仁. 2005. 治疗景观与园艺疗法. 台北: 詹氏书局.

何芳永. 1998. 浅谈森林浴的科学原理. 华东森林经理, (3): 24-25.

黄建武, 陶家元. 2002. 空气负离子资源开发与生态旅游. 华中师范大学学报, 36(2): 257-260.

黄甜. 2013. 森林浴场规划. 中国林业科学研究院硕士学位论文.

黄彦柳, 陈东辉, 陆丹, 等. 2004. 空气负离子与城市环境. 干旱环境监测, 18(4): 17-20.

蒋家望, 龙友本, 普英, 等. 1997. 昆明疗养地对1670例异地疗养员疗养效果的影响. 中国疗养医学, 6(1): 7-10.

景燕, 王俊凌, 牟林山. 2004. 都江堰疗养因子的综合分析及应用. 中国疗养医学, 13(3): 140-142.

李悲雁, 郭广会, 蔡燕飞, 等. 2010. 森林气候疗法的研究进展. 中国疗养医学, 20(5): 385-387.

李博, 聂欣. 2014. 疗养期间森林浴对军事飞行员睡眠质量影响的调查分析. 中国疗养医学, 23(1): 75-76.

李成, 王波. 2003. 城市物理环境与人体健康. 工业建筑, 33(7): 69-71.

李春媛, 王成, 贾宝全, 等. 2009. 福州国家森林公园游客游览状况与其心理健康的关系. 城市生态与城市环境, 22(3): 1-4.

李辉. 1999. 居住区不同类型绿地释氧固碳及降温增湿作用. 环境科学, 20(6): 41-44.

李明阳, 刘敏, 刘米兰. 2011. 森林文化的发展动力与发展方向. 北京林业大学学报: 社会科学版, 11(1): 17-21.

李明洋. 2011. "触摸"自然——五感综合体验在环境艺术空间中的应用研究. 山东师范大学硕士学位论文.

李璞. 1998. 感觉——视觉、听觉、触觉、嗅觉和味觉. 国外科技动态, 09: 24-27.

李卿. 2013. 森林医学. 北京: 科学出版社: 28-92.

李善华, 屈红林. 2007. 运动医学与运动疗法. 中国组织工程研究与临床康复, 45(11): 91-94.

李树人, 赵勇, 李相宽. 1995. 城市森林对热污染及人体舒适度影响的研究. 河南农业大学学报, (1): 11-19.

李响明. 2004. 森林浴及森林浴场的开发. 江西林业科技, 25-26.

励建安. 2003. 运动疗法的历史与未来. 中国康复医学杂志, 18(2): 68.

梁英辉, 穆丹, 戚继忠. 2009. 城市绿地空气负离子的研究进展. 安徽农学通报, 15(16): 66-67.

林冬青. 2010. 杭州 3 家疗养院植物群落空气负离子及景观评价研究. 浙江农林大学硕士学位论文.

林金明, 宋冠群, 赵利霞, 等. 2006. 环境、健康与负氧离子. 北京: 化学工业出版社.

林忠宁. 1999. 空气负离子在卫生保健中的作用. 生态科学, 18(2): 87-90.

刘斌, 余方, 施俊. 2009. 音乐疗法的国内外进展. 江西中医药大学学报, 21(4): 89-91.

刘华亭. 1984. 绿的健康法. 台北: 大展出版社: 125-127.

刘行光. 2012. 森林资源大观. 北京: 中国财政经济出版社.

刘亚, 李茂昌, 张承聪. 2008. 香樟树叶挥发油的化学成分研究. 分析试验室, 27(1): 88-92.

刘雁琪. 2004. 福州国家森林公园旅游静养区环境评价与建设研究. 北京林业大学硕士学位论文.

陆基宗. 2007. "森林浴": 治病·健身·休闲. 东方食疗与保健, 4: 67.

吕健, 徐锦海. 2000. 昆明世博园空气离子测定及评价. 广东园林, 2: 11-14.

南海龙, 王小平, 陈峻崎, 等. 2013. 日本森林疗法及启示. 世界林业研究, (6): 74-78.

庞广昌, 陈庆森, 胡志和, 等. 2014. 网络方法在食品体内功能定量化评价中的应用. 食品科学, 35(13): 293-302.

庞广昌, 陈庆森, 胡志和, 等. 2016. 味觉受体及其对食品功能评价的应用潜力. 食品科学, 37(3): 217-228.

郄光发, 房城, 王成, 等. 2011. 森林保健生理与心理研究进展. 世界林业研究, 24(3): 37-41.

曲宁, 周春玲, 盖苗苗. 2010. 刺槐花香气成分对人体脑波及主观评价的影响. 西北林学院学报, 25(4): 49-53.

邵海荣, 贺庆棠, 阎海平, 等. 2005. 北京地区空气负离子浓度时空变化特征的研究. 北京林业大学学报: 自然科学版, 10(3): 39-43.

邵海荣, 贺庆棠. 2000. 森林与空气负离子. 世界林业研究, 13(5): 19-23.

佘双好, 马国亮. 2010. 当代青少年身心健康发展的新特点与对策. 青年探索, (5): 85-91.

苏畅. 2012. 谈森林植物之美及其感受. 北京农业, (18): 124.

孙睿霖. 2013. 森林公园环境教育体系规划设计研究——以福州旗山国家森林公园为例. 中国林业科学研究院硕士学位论文.

陶名章, 李慧, 陈少周, 等. 2011. 人工空气负氧离子对高脂血症的临床疗效研究. 中国医药导报, 8 (11): 37-39.

田星. 2014. 论味觉经验的审美特性. 山东大学硕士学位论文.

汪荫棠. 1982. 空气离子疗法. 中华理疗杂志, 5: 48.

王国付. 2015. 森林浴的医学实验. 森林与人类, 9: 182-183

王红姝, 李静. 2008. 发展森林养生度假旅游探讨. 林业经济, 7: 58-60.

王洪俊. 2004. 城市森林结构对空气负离子水平的影响. 南京林业大学学报: 自然科学版, 28(5): 96-98.

王金球, 李秀增. 1992. 雾对海滨空气离子的影响. 中华理疗杂志, (3): 175-176.

王奎. 2009. 森林度假, 拒绝"麦当劳". 帕米尔, 5: 24-25.

王庆, 胡卫华. 2005. 森林生态学在小区绿化中的应用研究. 住宅科技, (2): 27-29.

王艳英, 王成, 蒋继宏, 等. 2010. 侧柏、香樟枝叶挥发物对人体生理的影响. 城市环境与城市生态, 23(3): 30-32.

王赞红, 李纪标. 2006. 城市街道常绿灌木植物叶片滞尘能力及滞尘颗粒物形态. 生态环境, (2): 327-330.

温静, 刘昕昕, 黄祥丰, 等. 2012. 风景游憩林对人们身心健康影响研究进展. 安徽农业科学, 40(24): 12116-12117, 12126.

吴楚材, 黄绳纪. 1995. 桃源洞国家森林公园的空气负离子含量及评价. 中南林学院学报, 15(1): 9-12.

吴楚材, 吴章文, 罗江滨. 2006. 植物精气研究. 北京: 中国林业出版社: 1-5, 37-58.

吴楚材, 吴章文. 1998. 森林旅游及其在我国的发展前景. 中南林业科技大学学报, (3): 96-100

吴楚材, 郑群明, 钟林. 2001. 森林游憩区空气负离子水平的研究. 中国林业科学, 37(5): 75-81.

吴楚材, 钟林生, 刘晓明. 1998. 马尾松纯林林分因子对空气负离子浓度影响的研究. 中南林学院学报, 18(1): 70-73.

吴楚材. 2000. 论生态旅游资源的开发与建设. 社会科学家, 15(4): 7-13.

吴佛运, 张华山, 李官贤. 1994. 室内空气负离子浓度及其改善措施的效果观察. 中国公共卫生, 10(3): 97-98.

吴焕忠, 刘志武, 李茂深. 2002. 住宅区绿化与空气质量关系的研究. 中南林业调查规划, 21(3): 56-57.

吴际友, 程政红, 龙应忠, 等. 2003. 园林树种林分中空气负离子水平的变化. 南京林业大学学报: 自然科学版, 27(4): 78-80.

吴建平. 2011. 环境与人类心理. 北京: 中央编译出版社.

吴立蕾, 王云. 2009. 城市道路绿视率及其影响因素: 以张家港市西城区道路绿地为例. 上海交通大学学报: 农业科学版, (3): 267-271.

吴明添. 2007. 森林公园游步道设计研究. 福建农林大学硕士学位论文.

吴文贵. 2006. "森林浴"确实有利健康. 养生大世界: B版, 5: 39.

胥玲. 2015. 对森林医学认识的探究. 北京农业, 22: 126.

徐启佑. 1984. 森林浴——最新潮的健身法. 台北: 中国造林事业协会: 15-18.

薛静, 王青, 付雪婷, 等. 2004. 森林与健康. 国外医学地理分册, 25(3): 109-112.

薛群慧, 包亚芳. 2010. 心理疏导型森林休闲旅游产品的创意设计. 浙江林学院学报, 1: 121-125.

闫俊, 崔玉华. 2003. 一次集体绘画治疗尝试. 中国临床康复, 7(30): 4160-4161.

杨建松, 杨绘, 李绍飞, 等. 2006. 不同植物群落空气负离子水平研究. 贵州气象, 30(3): 23-27.

杨进怀. 2012. 水土保持在治理北京空气可吸入颗粒物 PM2.5 工作中的作用及思考. 中国水利, (2): 21-23.

杨欣宇, 南海龙, 康瑶瑶. 2015. 世界名人与森林疗养. 绿化与生活, (07): 54-55.

叶晔, 李智勇. 2008. 森林休闲发展现状及趋势. 世界林业研究, (8): 11-15.

张福金, 陈锡林, 宋玲. 1988. 环境污染对空气负离子浓度影响试验观察. 中国康复, 3: 172.

张建中. 1995. 风靡世界的森林浴. 陕西林业科技, 2: 66-68.

张日昇. 2009. 咨询心理学. 北京: 人民教育出版社.

赵小宇, 马轶, 孙克南. 2014. 浅谈森林浴与森林浴场设计. 河北林业科技, 3: 47-49.

郑群明. 2011. 日本森林保健旅游开发及研究进展. 林业经济问题, 31(3): 275-278.

郑玉凤. 2015. "多感"视角下江南古镇旅游和景观体验研究. 北京林业大学硕士学位论文.

周彩贤, 张峰, 冯达, 等. 2015. 北京市以森林疗养促进公众健康对策研究. 北京林业大学学报(社会科学版), 14(2): 13-16.

周长亮. 2011. "触摸"自然——五感综合体验在环境艺术空间中的应用研究. 山东师范大学硕士学位论文.

周国文. 2017. 森林美学的可能与基础. 南京林业大学学报(人文社会科学版), 17(01): 53-61.

朱忠保. 1991. 森林生态学. 北京: 中国林业出版社.

大井玄, 宫崎良文, 平野秀树. 2009. 森の医学Ⅱ. 东京: 朝倉書店: 123-124.

宫崎良文. 1998. 感性に訴える木材—その生理学的評価と主観評価について—, 木材工業, 53(1): 2-6.

森本兼曩, 宫崎良文, 平野秀树. 2006. 森の医学Ⅰ. 东京: 朝倉書店: 26-43.

上原巌. 2007. 森林療養の手引き　地域でつくる実践マニュアル. 东京: 全国林業改良普及協会: 25-30.

上原巌. 2009. 森林療法最前線. 东京: 全国林業改良普及協会: 91-98.

上原巌. 2010. 著名人の森林保養. 东京: 全国林業改良普及協会: 131-139.

小山泰弘, 高山範理, 朴範鎭, 等. 2009. 森林浴における唾液中コルチゾール濃度と主観評価の関係. 日本生理人類学会誌, 14(1): 21-24.

佐藤方彦. 1994. 生活科学について話す. 日本規格協会.

Angioy A M, Desongus A, Barbarossa I T. 2003. Extreme sensitivity in an olfactory system. Chemical Senses, 28(4): 279-284.

Bakalyar H A, Reed R R. 1990. Identification of a specialized adenylyl cyclase that may mediate odorant detection. Science, 250: 1403-1406.

Burnett K M, Solterbeck L A, Strapp C M. 2004. Scent and mood state following an anxiety-provoking task. Psychological Reports, 95 (2): 707.

Coyle K. 2005. Environmental literacy in America: what ten years of NEETF/Roper research and related studies say about environmental literacy in the U.S. National Environmental Education & Training Foundation, 2005: 152.

Dando R, Dvoryanchikov G, Pereira E, et al. 2012. Adenosine enhances sweet taste through A2B receptors in the taste bud. Journal of Neuroscience, 32(1): 322-330.

De Vente W, Olff M, van Amsterdam J G C, et al. 2003. Physiological differences between burnout patients and healthy controls: blood pressure, heart rate, and cortisol responses. Occupational & Environmental Medicine, 60(Suppl 1)(3): 54-61.

Donglass R W. 1986. 森林旅游. 张建列译. 长春: 东北林业大学出版社.

GB 18871—2002 电离辐射防护与辐射源安全基本标准.

GB 3095 环境空气质量标准.

GB 3096 声环境质量标准.

GB 50011 建筑抗震设计规范.

GB 50021 岩土工程勘察规范.

GB 50413 城市抗震防灾规划标准.

GB 9664—1996 文化娱乐场所卫生标准.

GB/T 18005—1999 中国森林公园风景资源质量等级评定.

GB/T 26424—2010 森林资源规划设计调查技术导则.

GB/T 28951—2012 中国森林认证 森林经营.

Grahn P, Stigsdotter U. 2003. Landscape planning and stress. Urban Forestry and Urban Greening, 2(1): 1-18.

Hegel G. 1995. 美学. 朱光潜译. 北京: 商务印书馆.

Iwam A H, Ohmizo H, Furuta S, et al. 2002. Inspired superoxide anions attenuate blood lactate concentrations in postoperative patients. Critical Care Medicine, 30(6): 1246-1249.

Joan A T. 2007. Negative ions may offer unexpected MH benefit. Psychiatric News, 42(1): 25.

Kaplan R, Kaplan S. 1989. The experience of nature: A psychological perspective. Cambridge, UK: Cambridge University.

Lee Q. 2012. Forest medicine. New York: Nova Science Publishers: 25-34.

Mao G X, Cao Y B, Lan X G, et al. 2012. Therapeutic effect of forest bathing on human hypertension in the elderly. Journal of Cardiology, 60(6): 495-502.

Martin B, Maudsley S, White C M, et al. 2009. Hormones in the naso-oropharynx: endocrine modulation of taste and smell. Trends in Endocrinol and Metabolism, 20(4): 163-170.

Morton L, Kershner J R. 1990. Differential negative air ions effects on learning disabled and normal achieving children. International Journal of Biometeorology, 34(1): 35-41.

Namni G, Michael T, Jiuan S T, et al. 2005. Controlled trial of bright light and negative air ions for chronic depression. Psychological Medicine, 35(7): 945-955.

Ohira T. 2007. Aromas of forest and aromas of wood (in Japanese). Tokyo: 81 Publishing Corporation.

Olender T, Lancet D, Nebert D W. 2008. Update on the olfactory receptor (OR) gene superfamily. Hum Genomics, 3(1): 87-97.

Penuelas J, Llusia J. 2004. Plant VOC emissions: making use of the unavoidable. Trends in Ecology and Evolution, 19(8): 402-404.

Schmel G A. 1980. Particle resuspension: a review.Environ Int, 4: 107-127.

Seplaki C L, Goldman N, Weinstein, M, et al. 2004. How are biomarkers related to physical and mental well-being? J Gerontol A Biol Sci Med Sci, 59 (3): 201-217.

Shigemura N, Iwata S, Yasumatsu K, et al. 2013. Angiotensin II modulates salty and sweet taste sensitivities. Journal of Neuroscience, 33(15): 6267-6277.

Suzuki S, Yanagita S, Amemiya S, et al. 2008. Effects of negative air ions on activity of neural substrates involved in autonomic regulation in rats. International Journal of Biometeorology, 52(6): 481-489.

Terman M, Terman J S. 1995. Treatment of seasonal affect disorder with a high output negative ionizer. Journal of Altern Complement Med, 1(1): 87-92.

Watanabe I, Noro H, Ohtsuka Y, et al. 1997. Physical effects of negative airions in a wet sauna. Int-Biometeorol, 40(2): 107-112.

Yoshida R, Ohkuri T, Jyotaki M, et al. 2010. Endocannabinoids selectively enhance sweet taste. Proceedings of the National Academy of Sciences of the United States of America, 107(2): 935-939.

Zhang X H, de la Cruz O, Pinto J M, et al. 2007. Characterizing the expression of the human olfactory receptor gene family using a novel DNA microarray. Genome Biology, 8(5): 86.

Zhang X, Firestein S. 2009. Genomics of olfactory receptors. Results and Problems in Cell Differentiation, 47: 25-36.

附 录

森林疗养计划表   年   月   日（ ）制作

（1）评估内容	
◎ 关于客户：性别、年龄、住所、职业	
① 身体方面 整体： 是否有残疾：	
② 精神方面：	
③ 社会方面：	
④ 日常生活动作（ADL）、行为方面：	
⑤ 森林活动的经验：	
⑥ 生育史：	
⑦ 既往病史、过敏等：	
⑧ 嗜好、其他：	
⑨ 定期到医院接受治疗、服药情况：	
（2）因为森林疗养产生的目标	
• •	
※与医生、职业疗法专家、理疗学家、生活顾问等的合作内容：	
（3）森林疗养的方法	
① 活动场所（树种、植被、散步路线、距离、倾斜度等）：	
② 使用的工具：	
③ 具体内容（作业、散步、娱乐、医疗指导、时间等）：	
④ 实施体制（一对一、小组等）、合作体制（森林所有人、森林工会等）：	
⑤ 注意事项：	
（4）实施后的评估、反省（具体效果、遇到的困难、下次的课题等）	

效果 变化	身体方面：
	精神方面：
	社会方面：
	日常生活：
反省点	程序内容：
	实施体制：
课题	

（东京农业大学   上原严）

个别"疗养诊断记录"格式

住所	邮编		电话		
			邮件		
姓名（注意假名）		年龄	性别	血型	
主要的既往病史、是否过敏、定期到医院接受治疗、服药情况					
现在的主要疾患（或者身体、精神方面的状况）					
疗养时医生的说明					
对疗养的希望					
·运动方面					
·疗养方面					
·营养方面					

疗养程序的内容、时间
森林辅导（辅导、小组工作）
森林医疗指导
森林浴、休养、其他
散步路线

续表

在疗养住宿地的度过方式
其他、摘要
下次的疗养效果　（能够认识到的、能够改善的）
对下次疗养的希望
医生的说明

填写日期　年　月　日

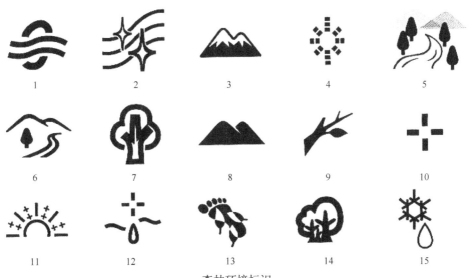

森林环境标识
（森林医学Ⅱ）

1. 可听到流水的声音	2. 可看见阳光洒在水面上
3. 可看见远处山顶积雪	4. 可感受明快的光照
5. 流经森林的小溪	6. 山岳景观
7. 附近有巨树	8. 山峦叠嶂
9. 独特的树枝	10. 能晒太阳
11. 日出	12. 特别清澈的水
13. 适宜光脚体验	14. 保存较好的天然林
15. 雪水融化